全球狂銷**700**萬冊，授權**65**種語言 【最新增訂版】

不同血型不同飲食法

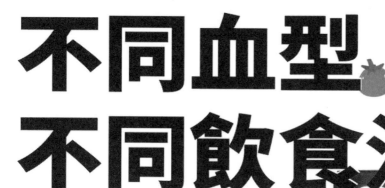

血型不只決定人格，
更決定你吃什麼才能更健康！

打造專屬你的完美健康手冊！
4種血型Ｘ4種飲食Ｘ4種運動方案Ｘ4種生活計畫

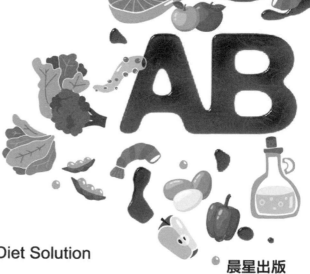

彼得・戴德蒙 博士
Peter J.D'Adamo

凱薩琳・惠妮 ——合著
Catherine Whitney

王幼慈、劉秋枝 ——合譯

Eat Right 4 Your Type:
The Individualized Blood Diet Solution

晨星出版

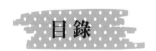
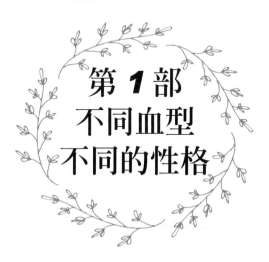

第 *1* 部
不同血型
不同的性格

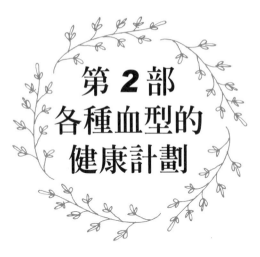

第2部
各種血型的
健康計劃

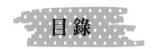
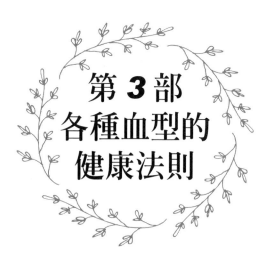

第 **3** 部
各種血型的
健康法則

21 世紀的飲食法

　　《不同血型不同飲食法》已經 20 多歲了，對於我和數百萬購買這本書的讀者而言，這是一個快樂的周年紀念日；這本書開啓了一切。最讓人驚訝的是這本書的壽命，20 年後在飲食類型的書籍中，仍維持其一定的銷售實力。每個時令季節總有新的飲食方法誕生，但進入市場洪流後，卻又在下一個季節裡被另一個新的飲食潮流所取代。雖然血型飲食通常會被懷疑主義者貼上「時尚」的標籤；但所謂的「時尚」是指某個事物在某個當下對於流行的啓發，而且會快速消失。但此書經歷 20 年了，我想大家都贊成《不同血型不同飲食法》絕對不是流行過後就沒了的時尚。

　　回顧 1997 年我將一生的分享獻給了這本書。當時許多人都不知道自己的血型，而世人是否接受它，坦白說我內心感到忐忑。學校習得的血型重要性或許僅止於輸血。當時我卻提出一個激進的想法：**血型是遺傳的強力後盾，充分影響免疫系統、新陳代謝，以及消化過程，而且不同血型有其食物適配的偏好。**事實上，了解自己的血型不僅是緊要關頭的救命符，對終身健康也是相當重要的。

　　我用簡單、易懂的文字寫了《不同血型不同飲食法》這本書，不僅讓人能輕鬆掌握書中所要傳達的內容，對有興趣想進一步探討的人，書中也有更多科學相關研究的論述。《不同血型不同飲食法》的目標只是介紹飲食的基本理念。但很多人一開始就被它吸引，因為它的科學性似乎解釋了許多關於減肥的困難與併發症的謎團。所以他們嘗試做了血型飲食發現有效之後，口耳相傳，於是這個名詞就開始

流傳。《不同血型不同飲食法》打破時下飲食減肥書的所有規則，它不是一時的暢銷書，**截至目前全球已經發行 65 種語言，銷售突破 700 萬冊**，銷售穩定成長。這本書的成功不是僥倖，而是基於證據、科學以及結果。

《不同血型不同飲食法》榮登《紐約時報》暢銷書籍排行榜；當書籍銷售出第一百萬本時，從眾多的電子郵件、信件和電話湧進，我能感受到讀者身上已有明顯的變化；人們對於自己在飲食上的經歷感到激動。

他們談到孩子的慢性耳部感染突然消失，母親終身性結腸炎以及父親的類風濕關節炎症狀消失，以及一位朋友不再服用降低膽固醇或血壓藥，而且體重減輕了。他們都表示體會到前所未有的美好感覺，精力更充沛，吃完食物後，也不再覺得臃腫。有一群實驗室的人談到體檢的結果，震驚了他們的醫師——許多醫生和提倡自然療法的醫生採納《不同血型不同飲食法》為患者治療。

在一些以團體為對象的巡迴演講中，經常有些聽眾淚述如何克服多年纏疾所忍受的醫藥及挑戰。他們經常提到自己如何嘗試各種方法，卻無法減重，而且賠上健康生活，直到嘗試血型飲食方法之後，才開始脫離一生苦難，其正向的成果，是成功的唯一保證。大部分流行的節食方法都速效且短暫；而我們發現血型飲食不僅容易執行，也很適合做為長期飲食和生活的準則。

不僅在傳統營養界未曾聽過我所提出的論點，包含其他寵物理論也受到我的理論威脅；儘管巨大的反彈聲仍存在著，但不可否認，這股如虹氣勢銳不可擋。

我可以在牆上貼滿那些聲稱血型飲食無效的文章，而且其中大部分是有缺陷的研究、莫名的怨妒、或是對新發表與未知事物一副無法苟同的態度。2014 年一項研究聲稱揭穿了「血型飲食」沒有那麼屬害

的面具，但這個研究的結果卻無法支持其結論。在檢視這篇研究之後，我們發現參與者並沒有依循所寫的飲食建議執行。其中一個樣本，實驗者還吃了洋芋片、三明治、披薩、起司通心粉、薯條，以及加工的肉製品，至於血型飲食指南中所建議的食物只占 13.7%。這項研究或許揭穿了一些事情，但這不是血型飲食。

　　一國人民吃什麼是一門大生意，為了維持機構和財務的現狀及延續，他們銷售過時的觀念，像是「食物金字塔」或者恪守「好」和「壞」食物的誡條。而這些錯誤資訊提供者往往是那些合格的營養師、保健專家，以及希望保有現狀的社會和經濟利益者。無論當前的規範如何，他們鼓吹飲食智慧，彷彿它來自山之巔：吃肉不好、可以吃魚，脂肪會致你於死地。他們唯一不承認的事就是，個體的差異化造就多元飲食是合情合理的事實（這也說明血型飲食為何歸納為異類的原因）。當我在寫《不同血型不同飲食法》時，「營養基因體學」（食物影響基因表達的方式）一詞尚未出現，但這是歷史事實，血型飲食確實是第一個基因營養學飲食系統。在這個人們習慣「一體適用」的社會中，**血型飲食之所以獨特就在於它展現了營養個人化**。但我相信，隨著人們對遺傳學、生物化學及腸道細菌的了解愈多愈深，營養個人化就會是未來的顯學。血型飲食在這方面也成功開創了一種將人視為個體的新方法。

　　過去 20 年科學已證實血型是觀測疾病指標之一；將血型和另一種醫學聯結的研究每年都有新發現（附錄六）。2016 年的其中一項評論甚至提到「B 組代表像是 AB、O 血型及劉易士等人，在精準醫學領域中具有相當的指標意義。」值得注意的是，這 20 年來血型飲食的宗旨並沒有改變，但醫學和科學界對血型飲食的接受度卻與日俱增，人們也愈來愈重視血型。雖然血型飲食的發展較基因成為顯學的時間更早，但對生物多元化的演化發展卻僅止於方法的可行性。

　　若以研究的嚴謹度來說，評論者爭論認為血型飲食本身並沒有經過嚴格的雙盲研究。的確如此，但雙盲研究比較適合像是藥物或某特定療程的單純進出實驗的介入或單一療法；對於依據血型飲食的測試理論邏輯，在執行上有其困難度。首先它必須先招募數千位患者，並且要嚴格控管飲食；試問患者會堅持規定的飲食嗎？就算他們遵守這些規範，此項實驗仍需要花費多年的時間才能看出在患者身上所發展出的效果。此外，血型飲食還牽涉到數百種食物，4 種血型，每種血型都要分別進行測試嗎？如果血型飲食未經過大規模、雙盲，以及安慰劑測試會對你產生困擾的話，那麼或許你也應該知道，有四分之一市售的處方藥也是缺乏類似的實驗證明。

　　這並不是說我們沒有證據，一開始我建立了血型結果資料登錄庫，有數千名節食患者做了記錄，可以從他們的觀點來看自己所經歷的改善程度。此外，相同的個體在實驗室及醫生報告中的明確數據資料，也補充佐證了改善的程度。多年來，我們在社交媒體和網站上，針對成千上萬的血型飲食追隨者進行體驗調查，結果顯示滿意度高達八成五至九成。讓人感到有趣的不在於它的高滿意度，因為這是主觀的數字；有趣的是這 4 種血型團體數據的一致性，畢竟每一種血型人都必須遵循量身訂做的血型飲食。

　　我希望你也能成為這項研究的其中一員，這對你沒有任何傷害，因為 4 種血型飲食的每種食物基本上都是有益健康的。時下許多流行的飲食食譜中也可以看到針對個體所調配的類似建議，不同之處在於它們被眾人推廣。但血型飲食還提供了一項簡單的要素，就是**它讓你知道 4 種基本健康飲食中，哪一些食物是特別針對你的血型**。

　　最讓人驚訝的是血型飲食社區的發展，因為它已經蔓延到全世界。如何吸引、提供指導和支援這些人是一項挑戰；在 20 年前網路還未普及的年代，我們成立了一個簡單的線上論壇，隨時間推移，它發展成一

個線上資源索引，內容包含促進健康成份（所謂的類藥劑營養品）的食物、保健品、訓練，以及網站上最複雜的支援。隨著網路的發展，血型飲食的社群媒體也與時俱進開發設計網路智能手機應用（app），幫助人們可以連結、學習並更輕鬆遵循飲食。美國橋港大學自然療法學院一項突破性的臨床實驗，讓我有機會培訓新醫生，將血型飲食和基因個性化運用到患者身上。

隨著數以百萬計的人遵循血型飲食，我們認為 20 年後，此時發表更新版本是最佳的時機。**隨著更新的研究，20 週年版的《不同血型不同飲食法》修訂版本內容增加了協助人們飲食的新資訊，新增有關血型飲食減重章節，血型與微生物群的最新研究、血型與疾病連結的更新，以及採用許多全球支持社區所提供的訊息。如果你對節食還是有所遲疑，舉足不前的話，「十天血型飲食挑戰」（10-Day Blood Type Diet）或許可以讓你在短時間內就能自行判斷這些飲食是否適合你。**

我懷抱感激之心，以孤獨的聲音開始了這一個旅程，提出一種新的飲食和生活方式。科學論證搭配我的臨床經驗，對我來說相當具有說服力；但血型飲食後續的發展和壯大，能獲得如此廣大的迴響，卻是我始料未及。你們信任我並作為我的發表佐證後盾，讓一個從前在飲食界的無名小卒，躍身成為現代營養界的新生力。改變就這樣發生了。

隨著新版的發行，我的目標是下一個 20 年，誠摯地邀請你加入我的奇幻旅程。

彼得·戴德蒙（2017 年元月）

兩代接力的研究工作

我相信地球上沒有兩個人是一模一樣的。不會有相同的指紋、唇紋或聲紋的兩個人，也不會有完全相同的兩片葉子或雪花。我知道每個人都是獨一無二，因此我認為人們吃不同的食物是合乎邏輯的。既然每個人都寄住在一個特別的軀體，有不同的強項、弱點和營養需求，那麼針對每個病人給予獨特的需求，才是正確的保健與治療之道。

我的父親
—詹姆斯·戴德蒙

血型是一把鑰匙，它能打開健康、疾病、長壽、活力與情緒的神祕之門。它決定你對疾病的易感染度、適合吃的食物及運動的方式，是一種影響活力指數的因子，它對你燃燒熱量的效率、面對壓力的情緒反應，乃至於個性都有影響。

談到血型與飲食之間的關聯，或許有人會覺得過於牽強，但這是有它的道理的。長久以來我們都知道，在通往健康幸福的道路或疾病纏身，都有著難以理解的一環。尤其在飲食研究和疾病發生之間的矛盾，箇中必定存在某些原因。**為什麼有些人吃某些特定食物能減重，有些人卻不行？有人到了晚年還是活力旺盛，有些人卻是心理和生理都每況愈下**——這些狀況一定有個合理的解釋。「血型分析」就是提供我們一種方法，去解釋這些矛盾，我們愈深入探索，就會愈加清楚血型與飲食間的關聯。

血型是生物的根本基礎。就廣義的邏輯性來看，血型循著一條完整的路線，從人類被創造的那一刻起延續至今。它就像是我們的古代祖先，在不可磨滅的歷史卷軸上所留下的簽名。

今日，人類已經開始運用血型作為細胞的「指紋」，揭開健康路上的許多謎團。這項工作是近來人類 DNA 突破性發現的延伸，我們對血型的了解讓基因科學再次向前邁進一步，並且能斬釘截鐵地說：每個人都是絕無僅有、獨一無二的。**生活型態或飲食沒有所謂的對錯；唯有根據每個人的基因密碼慎思，才能做出正確的選擇。**

發現血型與食物關聯的契機

研究血型相關領域的這項工作，不僅是我父親，也是我畢生的職志。我是第二代自然療法醫師，父親詹姆斯·戴德蒙醫師，於 1957 年畢業於自然療法學院（四年制的學士後計畫），之後在歐洲幾個重要的水療中心做研究。他發現有許多病人對「精進料理」的金字招牌，也就是嚴格的素食與低脂飲食的反應良好，但對某些病人的情況卻不見改善，有些甚至反應不佳，身體反而變得更糟。父親是個敏感的人，受過完整的教育訓練並具備敏銳的觀察力，他推測其中應該有某種特定的藍圖，可以讓他用來判定病人對膳食需要的差異性。他認為既然血液是身體營養的基本來源，或許血液在某個層面上，能幫助辨別這其中的差別。於是父親決定檢視這套理論，他開始鑑定病人的血型，並依此觀察每個人對不同飲食的反應。

經過多年的觀察、記錄無數的病人後，一個模式逐漸浮現——他發現 A 型病患似乎對大量肉類高蛋白質飲食，反應不佳，但對植物性蛋白質，如大豆和豆腐等，反應良好。乳製品容易產生大量的黏液進入 A 型人的鼻腔和呼吸道；如果要 A 型人增加活動量和運動，他們通常會感到疲累和不舒服，可是當 A 型人採取如瑜伽等較輕緩的活動時，他們反而覺得有精神、有活力。

相反地高蛋白質飲食卻能讓 O 型病患活力旺盛；此外，激烈的運動

如慢跑和有氧舞蹈，更會讓O型人生氣勃勃。我父親愈深入觀察與記錄，愈對這個假設深信不疑──**不同血型的人都有屬於自己的健康之道。**

「一個人的食物，是另一個人的毒藥。」這句話啟發了父親，他將自己的觀察與飲食建議，濃縮在他的著作《一個人的食物》（OneMan'sFood）這本書裡。1980年這本書發行時，我還是西雅圖約翰貝斯特學院大三的自然療法學生。在這段期間內，自然療法教育有了革命性的收穫，貝斯特學院的目標就是要培育完整的另類醫學醫師，不僅在智慧與科學上能和一般醫師相當，更要具備專業的自然療法訓練。這是第一次拜現代科技所賜，自然療法的技術、程序和本質，能夠進行科學性的評估。我一直在等待機會研究父親的血型理論，我想親自確認這個理論具有經得起檢驗的科學價值。1982年，就讀大四時，機會來了。因為診所實習的需要，我開始翻閱醫學文獻，尋找各種血型與某些疾病之間的關聯，希望能藉此支持我父親的飲食理論。由於父親的書是以他對血型的主觀印象為根據，而非藉由客觀的評估方法，當時我不確定能否找到相關的科學根據，沒想到結果令我大為驚訝。

我的第一個突破是發現了胃部的兩大疾病都和血型有關。第一種是「消化性潰瘍」，這種病往往和胃酸濃度高於平均值有關，據報導，O型人比其他血型的人更容易罹患這種疾病。我立刻被這項報導所吸引，因為我父親的確觀察到O型病患對肉類及蛋白質飲食反應良好──這類食物都需要較多的胃酸才能適當消化。

第二個關聯是A型人和胃癌的關係。胃癌往往和胃酸濃度低有關，而另一種較常見於A型的疾病──惡性貧血，也是如此。**惡性貧血和缺乏維生素 B_{12} 有關**，後者需要有效的胃酸才能吸收。

研究這些事實之後我發現：**O型人容易罹患和胃酸過多的相關疾病；反之，A型人卻容易罹患胃癌與惡性貧血這兩種和胃酸太少有關的疾病。**

這就是我一直在尋找的環節——父親的觀察絕對有其科學根據。於是我開始研究血型科學與人類學之間的關係。之後，我更發現父親最初對血型、飲食與健康三者關係的研究，遠比他當初所想像的更有意義。接下來幾年，科學研究將強化我的最初發現——**許多研究發表幾乎都提到了血型與新陳代謝和免疫系統有密不可分的關係。**

　　父親一直活在我的心中，他於 2013 年去世之前仍自我力行，提倡營養個體化的概念。他在去世之前的一篇著作中，以他獨特的熱情和堅定寫道：

　　「經過五十年的實踐，我的號召依然：所有人都是獨特的個體，是由雙親的兩對遺傳基因所創造，由他們的文化、社會、成長和生活的地理區域塑造而成，並且由他們的主導思想所指引著。」

　　「最最重要的是——一個人的血型，無論是 O、A、B 或 AB——是自然界個性化飲食需求最可靠的指南。」

四把打開生命奧祕的鑰匙

　　我的家人大部分都是 A 型；因爲父親工作的關係，我們的飲食以素食爲基礎，包括豆腐、蒸煮蔬菜和沙拉。小時候我常感到尷尬甚至困窘，因爲我的朋友都不吃豆腐這類奇怪的食物。相反的，他們開心地大啖另外一種橫掃 1950 年代的「飲食革命」食物，其中包括漢堡、熱狗、油膩的薯條、棒棒糖、冰淇淋和各種汽水。

　　我現在的飲食方式還是跟小時候一樣，而且也喜歡這樣的食物，每天滿足的吃著我的「A 型需要食物」。

　　本書中，我將說明血型和飲食之間的基本關係，也會提出幫助不同血型的人過得更好的生活型態。血型關係的本質基於以下幾點事實：

- ◆ 無論你是 O、A、B 或 AB 型，血型都是一種有力的基因指紋，能像 DNA 一樣確認你的身分。

- ◆ 只要善用血型特色當作飲食和生活的指標，自然就會變得更健康，達到理想體重，也會減緩老化的速度。

- ◆ 比起種族、文化或居住的地理位置，血型是更可靠的身分分類法。它是一種決定生理特徵的基因藍圖，也是教你活得更健康的嚮導。

- ◆ 我們可以在人類進化的故事中，找到決定血型關鍵的蛛絲馬跡： O 型出現在生存主義的祖先中：狩獵採集者；隨著農耕社會的演化出現了 A 型；當人類北移到更冷、更艱苦的環境時，B 型也隨之出現；而 AB 型是最能適應現代社會，也是不同族群融合的結果。

- ◆ 血型演化的故事，與今日各種血型的飲食需求息息相關。

血型究竟是什麼？

　　血型是醫學上幾種差異辨識法的其中一種，它就像頭髮或眼珠的顏色一樣。這些差異辨識從指紋圖形，到更近期的 DNA 分析，都廣泛的被法醫、犯罪學家以及研究疾病因果的人所應用。血型和其他差異選項一樣重要，從許多方面來說，它是更有用的方法。**血型分析是一套邏輯系統**，其資訊容易被了解也不難追尋脈絡。我把這套系統教給許多醫生，他們都告訴我，遵循這套系統指示的病人都有不錯的成果。現在我要把血型分析的原則教給你，你可以為自己和家人打造最佳的飲食方式。你能精確的找出那些會讓你生病、導致體重增加或慢性疾病的食物。

　　早期，我就發現「血型分析」是一個有效的方法，讓我們可以解讀個人的健康與疾病的變化。儘管有許多相關研究顯示血型對人體健康確實有影響，但是血型卻沒有得到它應得的重視。

現在，我準備提供這些資訊——不只給我在醫界的科學家朋友與同事，也要讓各位讀者知道。

乍看之下，血型科學似乎令人生畏，但我保證它就像生活一樣簡單又基本。我會告訴你血型進化的歷史軌跡（跟人類歷史的故事一樣迷人），揭開血型科學的神祕面紗，並且提供簡單明瞭的計畫讓你遵循。

「血型科學」對多數人而言是一種全新的概念。即便血型是一種強大的基因力量，卻很少有人想過自己的血型帶有何種意涵。A、B、O 血型不僅控制你的血型，而且還影響其他許多過程；特別是調節壓力和消化的基因會依據個體特定的血型，將 ABO 打開或關閉。

即使科學辯證如此篤定，你也可能不太願意涉及如此陌生的領域，不過我希望你能做到三件事：開始之前先跟你的醫生討論，查出你的血型，以及嘗試專屬你的血型飲食至少十天。我的大部分病人在這段期間內都會感受到一些效果，他們體力增加，體重減少，消化問題減輕，氣喘、頭痛和胃灼熱等，這些慢性毛病也都獲得改善。

給你的血型飲食一個機會，我已親眼見證這種飲食型態改變上百萬人的生活，希望這套方法也能讓你變得更健康。你將可以親身體驗並了解，血液不僅供你身體的養分，也是引領你邁向未來幸福健康的工具。

第 **1** 部

不同血型
不同的性格

O型：最古老也最基本的血型，是食物鏈頂端的倖存者，有強壯頑固的免疫系統，只要一有機會，她會很樂意並也有能力摧毀所有人，無論敵友。

A型：第一批移民，被迫遷離家園，採取農耕式的飲食與生活型態。他們更有合作的特質，以便能在人口繁多的社會裡生活。

B型：同化者。能適應新的氣候並與人群融合；展現出更多足以平衡內心壓力與免疫系統需求的天性。

AB型：精緻的後繼者，比較罕見。融合了忍受力強的A型人與曾經剽悍但後來趨於平衡的B型人兩者之血統。

第 1 章

血型的演化

　　血液是生命的泉源。它啟動了人體能量與生命之謎，也造成了疾病、戰爭與死亡的恐懼。整個人類文明是建立在血緣的聯繫上，部落、宗族和君主制度都因此而生。不論是以實質或象徵意義來看，沒有血液人類就不可能存在。

　　血液是神奇的，血液是神祕的，血液也是煉金術，它以深奧的宗教與文化象徵，穿越人類的歷史。古人飲用混合的血液，表示相互結盟與效忠；早在最遠古的年代，獵人會為了取悅被獵殺的動物亡靈而在舉行的儀式上，祭獻出動物的鮮血，並將血液塗抹在自己的臉和身體上；埃及的猶太奴隸會將羔羊血抹在門上當作記號，以求死亡天使放過他們；摩西將埃及的水變成鮮血，以此要求法老王釋放以色列子民；近兩千年來，象徵性的耶穌基督之血，是基督教最神聖儀式的核心。

　　血液會激發出豐富又神聖的想像力，因為它確實就是如此非凡。它不僅供給每個生命體一種不可缺乏且複雜的傳遞與防禦系統，也提供人類社會一個可以遵循的蛛絲馬跡、回溯過去歷史的基礎。

　　過去數十年來，我們利用像血型這種生物指標，勾勒出祖先的遷移與群聚，了解早期人類是如何適應不斷變遷的氣候，以及面對病菌與食物所形成的挑戰，並藉此漸漸地了解自己。血型是一個牢不可破的組織，將我們彼此緊密地結合在一起。

　　血型的差異最後會反應在人們適應不同環境與挑戰的能力上。最重要的是這些挑戰會衝擊到消化與免疫系統，因為一塊壞死的肉可能會要人的命，一道割傷或擦傷也可能會引發致命的感染。人類在艱困的環境中存活下來，其中的原因和我們的「消化系統」與「免疫系統」之間，

有著密不可分的關係。不同的血型之間也有顯著的差異，也都呈現在這兩個系統上。

人類的歷史

人類的故事就是生存的故事。更進一步來說，人類的故事內容包括人們生活的地方，還有他們可以在那裡吃到什麼？一切都關乎食物——人如何尋找食物以及移居覓食。我們仍不確定人類進化是從何時開始？尼安德塔人——我們能辨認的第一種猿人，可能是在 35 萬到 50 萬年前發展出來的，或許更早。

但我們能確實知道，人類的史前歷史始於非洲，我們在那裡演化成像人的生物。早期人類的生命短暫，生活險峻又殘酷。人類的死因很多——意外感染、瘟疫、動物攻擊、骨頭斷裂、分娩——而且都壯年早逝。

在那種野蠻的環境下，早期人類肯定受盡折磨。他們的牙齒既短又鈍，並不適合攻擊；而且不同於食物鏈上多數的競爭對手。他們在速度、力量或敏捷度上，也毫無特別出色的能力。最開始，人類擁有的特質只有與生俱來的狡猾，後來即發展成理性思維。

早期人類吃的可能像是野草、昆蟲和掠食性動物所留下的獵物殘骸等粗食。他們更像是獵物而非掠食者，儘管後來他們成為了不起的獵人。相較於現代乾淨整潔的生活，傳染病和恐慌症已是日常生活的一部分。事實上，在古人類學家發現一種新的人類糞粒體（一種糞便化石）並拿到實驗室中進行分析，並對這些藏在人體中為數龐大的寄生蟲汗蠕蟲感到驚訝。對 O 型的人來說，他們的優勢之一就是有特殊的抗體，使得許多寄生蟲、蠕蟲、吸蟲和傳染性微生物不會刺激到他們的免疫系統。因為打從出生，他們就已具備抵抗外來的抗原能力。隨著生活四處遷移，人類的飲食被迫適應變化多端的環境條件。新的飲食也會刺激消

化道與免疫系統做出必要的調適，唯有先求生存，才能在新棲息之地蓬勃茁壯。這些生物學上的變化反應在全球血型的分佈中有明顯的差異，每一種差異似乎都在人類發展的關鍵時刻中出現。

提到血型人類學時，判別分子（基因）和流行病學（人口）的歷史是很重要的。分子歷史指的是 ABO 基因的故事——決定個體血型的基因。實際上，ABO 基因的歷史已經超越了人類，儘管晚期智人（現代人類）是唯一擁有這四種 ABO 血型的物種。但這不足為奇，因為構成 ABO 血型的化學物質沒什麼特別，因為從無脊椎動物到池塘浮渣，它們無處不在。值得著墨的是，基因不是靜態的，基因變化和改變功能的動態與速度，遠超乎我們之前所認為。**如果你改變習慣或飲食，你的身體某些基因也會為了適應這些變化隨之關閉或開啟**；有時候這些改變會延續到你的後代，這就是所謂的**表觀遺傳學**（science of epigenetic）。

我們也不要因為我們與另一個物種共享相同的 ABO 基因，就誤以為這兩物種 ABO 基因會做相同的事情。例如，O 型會使某物種中的豬隻呈現黑色毛，但顯然並非所有 O 血型的人類都擁有黑頭髮；這是因為不同物種會將各種其他基因連結到 ABO 基因上，這種現象稱為「**基因連鎖**」。而事實證明 ABO 基因在人類消化功能的連結遠多於頭髮的顏色。

但就分子的歷史角度來看，情況又有所不同。以人類遷徙的觀點來看，O 型應是最古老的；然而就分子意義而言，　反倒是 A 型最古老，因為 O 型與 B 型的突變皆源自於它。**遺傳學家稱此為「野生型」或「祖先型」基因**。組成 DNA 的構件是由四個核苷酸鹼基——腺嘌呤（A）、胸腺嘧啶（T）、胞嘧啶（C），以及鳥嘌呤（G）——以其英文字的第一個字母 A、T、C、G 所代表。而 B 型突變簡單地取代了 ABO 與其他基因的 DNA，遺傳學家稱之為**單核苷酸多態性**（SNP）。但 O 型突變則更有趣了，它是因為 ABO 的 DNA 完全少了一個字母所導致，這種情況就像是鐵路運送貨物的棚車少了一節，以至於其他節車廂順勢往前串接；這種類型的

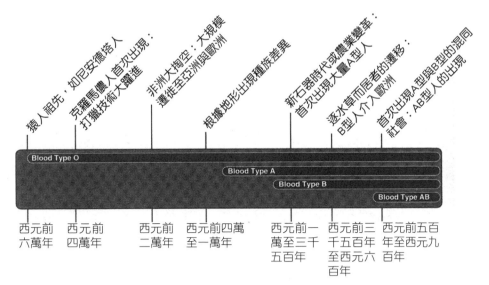

血型──人類學年表

從最古老的年代開始，表中突顯各種人類發展與血型引入的關係。有趣的是，血型的演進變化簡直就是按照聖經上的時間框架。在人人都是O型的時期（最長的一段時間），他們擠在密集的生活空間裡，吃同樣的食物、呼吸同樣的空氣，沒有做任何進一步變化的必要。不過，人口增加以及隨之而來的遷移，加速更多的變化。隨後的A型人與B型人歷史不超過一萬五千到二萬五千年，AB型則更是接近近代才出現的。

突變稱之為「移碼」。最令人驚訝的是，所有基因組中的移碼突變都是致命的，但如果你是O型，反倒是個驚喜。

儘管A型是分子的祖先，但它似乎在很久以前就從人類中消失，然後在三十萬年前又「復活」了。這就是我們現在討論人口歷史中，故事開始變得有趣的地方。

過去20年中，我編寫了許多關於基因的軟體，也看過很多病人。雖然基因在血型故事中扮演著重要的角色，但是你的祖先的所作所為，影響更大。也就是說，早期人類與環境之間，氣候、食物供給、微生物和其他因素的互動與互動的方式，造成了我們今天還能看到的血型因子的進化發展。

接著就是活下去的問題，所謂「適者生存」。如果祖先們沒有足夠的衛生知識或對微生物學完全不瞭解，就容易遭受疾病的襲擊。本書將進一步探討不同血型在個體的免疫系統，以及與環境互動時，有何差別。其一就是不同血型所攜帶的抗體。儘管抗體相同，但在進行某些血型的輸血，卻是行不通的。

如今大自然之母顯然沒有提供我們抗體來干擾輸血，儘管與一些醫生交談時，可能偶爾會產生這種印象。然而這些抗體是微妙系統的一部分，**從敵人中定義朋友，從非自己中定義自我**。大多數權威人士都認為，我們擁有抵抗其他血型抗體的主要原因在於，它可以做為一種抵禦特定細菌和病原體的防火牆，而時間點就發生在其他血型重組的時候。有證據顯示，折磨我們祖先的每種傳染病都偏愛一種或兩種血型。如此看來，大自然只是在做任何所謂賭徒愛做的事情：對沖她的賭注。

優秀的賭徒總以為自己握有一手好牌（這種情況下為O型），原因很簡單，因為數字二顯然比一大。O型是唯一具有兩種不同抗血型的血型抗體。O型產生抗A抗體，這就是為什麼它不能從A型捐血者那裡取血；同樣地，面對B血型的人也是如此。儘管這種雙重抗體確實限制了O型人的輸血選擇，但它卻產生了一種廣域的免疫保護；因此有更好的免疫保護網，O型凌駕於其他血型之上──包括A型，如同我所說的，它是一種變異形式──正如獨裁者約瑟夫・史達林所觀察到的那樣，**「數量本身就是一種品質」**。

在這種情況下，血型的故事可以總結如下：

◆ 生存、擴張，人類成為食物鏈的頂端（O型最極致的表現）。
◆ 從狩獵採集變成更居家的農耕生活型態（原始A型的進化）。
◆ 不同種族的融合與遷移，從非洲家園進入歐洲、亞洲與美洲（原始B型的進化）。
◆ 不同群體的近期混合（AB型的出現）。

　　每種血型都隱含著祖先們在飲食與行爲上的基因訊息，雖然這些歷史年代久遠，但這些特質依然影響著我們。了解這些天性將有助於我們了解血型飲食的邏輯演繹。

O 型代表古老

　　早在 6 萬年前現代人類可能就已經出現在非洲之外的地區，儘管當初其他人類祖先肯定已經遍佈整個亞洲和歐洲，並且具備了狩獵採集技術和控制火的能力。約同一時間，人類認爲因應眞正的語音和交流需求，發展了語音的多樣性。這些技能將人類推向食物鏈的頂端，使他們成爲地球上最危險的掠食者。他們開始有組織的狩獵，在短時間內製造精進武器和使用先進的工具；這些重大發展讓他們超越了自然能力的力量和優勢。

　　這些早期強壯而熟練的獵人，不再畏懼任何勁敵動物。由於沒有更優越的天敵，因此人口激增。蛋白質的來源——肉類，是他們的燃料，基因很可能在這時候發揮功能。除了雙重抗體之外，另外還有一個觀察的結果顯示，在此期間基本上都在談論 O 型。

　　1940 年代至 50 年代之間，遺傳學家亞瑟・穆蘭特研究了全球 ABO 血型的分佈。穆蘭特的研究之所以如此被重視，是因爲內容提到了土著人民的血型分佈。研究現代人口的血型分佈基本上是無用的，因爲在過去千年中，人類已經充分混雜在一起。

　　穆蘭特的發現非常有趣。在幾乎每一位長期與世隔絕社會的土著居民（例如因紐特人或美洲印第安人）中，O 血型的百分比呈直線上升，有時達到人口總數的九成以上；而這些人在可能的情況下，仍然追求狩獵——採集的生存方式。

　　基因可以根據環境的變化來改變其功能：習慣長期養成之後，身體

也會改變基因以消化這些變化的結果。正如我們即將要介紹的，O型人擁有許多能夠有效狩獵採集者所需要的消化特性。

肉食讓人類茁壯，這些早期人類能在短時間內，在狩獵範圍中將獵物殺光。證據顯示這些舊石器時代的獵人相當健康：骨骼化石證明他們的身高比祖先還高。人口激增是狩獵採集社會長期存在的問題，為了日益減少的食糧以及餵飽更多張嘴，遷徙勢在必行。

遷移通常導致衝突，尤其是你這個外來者佔領了其他準備要遷移到這塊土地上的人。於是獵人開始戰鬥並殺死其他人，他們侵犯了他們所謂的專屬狩獵場。和往常一樣，人類發現自己最致命的敵人就是自己；好的狩獵場變得稀有，人類的遷移就此展開。

成群的獵人為了尋找肉食，愈走愈遠。季風的改變使得非洲撒哈拉沙漠原本肥沃的狩獵土地變得乾涸，原本冰凍的北部地區變得更加溫暖時，人們開始從非洲遷往歐洲和亞洲。

這個遷徙讓O型人沿途繁衍基本人口，直到今天O型仍是最主要的血型。

西元前兩萬年人類已經完全進入歐洲和亞洲，大肆捕殺獵物迫使他們不得不向外尋求其他食物以填飽肚子。在每個新區域中搜索任何可能食用的東西，野莓、昆蟲、堅果、樹根以及小動物，人類很快地就成為雜食動物。沿著魚類和其他食物豐富的海岸線、湖泊和河流，人類逐食而居。到了西元前一萬年，除了南極洲以外，人類占領了地球上所有主要陸地。

在人類往溫度較低的地區遷移的過程中，他們的膚色開始變淡，骨骼結構也不再粗大，頭髮也比較直順。隨著時間的流逝，人類自然地適應其所居住的地球上的各個區域。人們向北移動，發展出較淺的膚色，因為在嚴寒地區淺膚色較深色皮膚更具有保護力；此外，在晝短夜長的地區，淺色皮膚對維生素D的新陳代謝效果也比較好。

　　舊石器時代的狩獵採集者終究自食惡果，他們的成功簡直就是一場惡戰。人口過剩很快地就耗盡可用的狩獵場，曾經看似取之不竭的獵物供給急遽減少，為了爭取僅存的狩獵場，因此競爭不斷上演。而競爭導致戰爭，戰爭促成再度的遷徙。

　　有趣的是，幾乎每個社會都在其歷史上留下了最終淪落並被驅逐出境的故事。許多民間傳說專家認為，這些故事都源自於遙遠的記憶，自由和富裕的太平年過後，緊接著就是短缺和掙扎的時期。如果你是O型，那麼在你的遺傳記憶裡應該都是美好的天堂。

A 型代表農業

　　石器時代的衰落和出現農業技術的時期並不是很明確；然而，就像一個人一隻腳踩在船上，而另一隻腳踩在碼頭上一樣，我們可以得出結論，這中間不是很穩定。我們可以假設某些雜亂無章的事情在日常生活

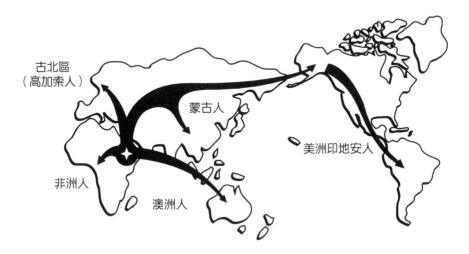

古北區
（高加索人）

蒙古人

非洲人

澳洲人

美洲印地安人

從他們在非洲祖居的基地開始，早期的O型狩獵採集人走遍整個非洲，進入歐洲和亞洲，尋找新的獵物區。當他們遭遇了變化的環境條件，便開始發展出近代的種族特性。

中上演，這也許和我們今天在飢荒地區所看到的情況沒有什麼不同。飢餓時我們會想吃，或者嘗試去吃任何可以吃的東西。

但是，西元前兩萬五千年至一萬五千年之間的亞洲或中東某些地區，人們開始認識到植物能量可以控制甚至優化。所謂的**新石器時代革命就此展開，從事農業和馴化動物是這個文化的特徵**。這種新的技術可能源自於一種臭名昭彰的苦豆科植物（野豌豆），然後轉移到不同的穀物上；簡單地說，改變就是從野草開始的。

正如花粉症患者告訴你的那樣，草是自然界中最容易引起過敏的事物。事實上，**植物性食品通常比動物性食品更容易引起過敏。這是免疫系統所面臨的兩難處境：**一個人如何從可能引起過敏反應的食物中獲取營養呢？和其他許多難題一樣，解決的方法就是「容忍」它的存在。

從某種狀況來說，協商無疑是解決的方式之一；而良好的協商通常會被認為是兩造對最終結果不滿而離開談判桌。如果你研究 A 型的生理學，可能很快就會發現，它是一種試圖與他人相處的血液類型，不過你的發現通常也會很快被否定。

穀物的種植改變了一切。**不同於動物蛋白需要簡單且功能強大胃酸和蛋白質消化酶的混合物；植物蛋白需要更緩慢，更細微的方法。在進行新陳代謝之前，首先你要了解如何使它們不傷害免疫系統**。為了擺脫勉強餬口並且維持生命，人們開始建立穩定的社區和永久的生活結構。這種截然不同的生活方式，使飲食和環境有了重大的變化，也因此導致新石器時代人民的消化道和免疫系統出現了全新的改變——**這些變化使得人類能攝取更多元的穀物以及農產品的養份**。A 型備受注目；證據明確顯示，耕作技術的進步在地理上與古代 A 型人的分佈十分相似。

定居在永久性的農業社區帶來了新的發展挑戰。以往結伴打獵所需的技能如今轉換成另一形式的合作社會。農業可以讓人口無限增加，使其專業化和分工。這是人類史上的第一次，當某個人執行某項特定技能

時，同時也必須仰賴其他人技能的支援。例如，磨坊工人仰賴農夫耕作的農作物，而農夫則需要磨坊工人碾磨穀物。人們不再認為食物僅只為營養的直接來源或是偶爾才能得到的東西。田地需要播種和耕種，才能期許未來有所收穫。與他人共同計畫和合作已經成為日常定律。**這就是A型的優越特性——或許也可以說是適應環境的結果。**

農業也需要集中資源，這也導致城市的產生，再次驗證了血型在世界地圖上的分佈。穆蘭特的地圖清楚地說明，A型在全球歷史悠久的城市中佔有相當高的比例。

A型人數快速增長的原因為何？答案就是「生存」。為了在擁擠的社會中求得最適合的生存方式。由於A型者對人口密集區的傳染病抵抗力較強，所以城市與工業化的社會迅速成為A型人的天下。即使在今日，鼠疫和霍亂的倖存者仍顯示出A型優於O型。

最終，印歐民族帶著A型基因散播到亞洲和中東，並擴及西歐。這些人是游牧民族，深入新石器時代前的人群，為我們大多數人奠定了現代語言的基礎。

時至今日，A型在西歐仍是最常見的血型。和古代的遷徙模式消退的路線相符，A型的機率從西歐逐漸向東遞減。A型人群高度聚集在地中海、亞得里亞海和愛琴海一帶，尤其是科西嘉島、撒丁尼亞、西班牙、土耳其和巴爾幹半島。在日本，A型人口高居東亞之冠，至於B型人口數也不少。

A型人口的飆升是因為從古石器時代的狩獵——採集生活方式，轉變為新石器時代的城市農業革命而引起的變化，飲食的改變和這種生活方式帶來了新的疾病。就像大自然之母在爭議無窮的飲食根源交叉路上的指引路標：左邊是原始／高蛋白飲食，右邊是亞洲／地中海飲食。這兩種強勢的飲食配方，是傳統一體適用的飲食指南標準；但事實證明，血型的豐富和複雜度遠超乎我們想像。

B 型代表平衡

B 型在西元前一萬至一萬五千年之間，出現在喜馬拉雅山高地一帶，現今巴基斯坦和印度的一部分。其發展特性可能是因爲氣候變化。有趣的是，它的許多生理特徵似乎都隨著海拔高度而有變化：有研究顯示，B 型女性的身高更高，月經就來得愈早，壽命也愈長。

在所有 ABO 血型中，B 型在世界地圖中的分佈最不尋常，但也最具體：從北到南橫跨整個歐洲與亞洲交會的區域。B 型人口從日本、蒙古、中國、印度，向北延伸到歐亞交界的烏拉爾山逐漸增加；往西，一直到歐洲的最西端，數量則逐漸遞減。

傳統上，這裡是高加索人和蒙古人部落混居的地區，B 型象徵著曾經是歐亞草原的主宰者。

隨著草原民族橫掃亞洲 B 型基因也隨之傳播。這些人向北擴散追求仰賴放牧與馴養動物的文化，這也反應在吃肉和乳製品的飲食習慣。

隨著游牧民族湧入亞洲，出現兩個截然不同的 B 型族群：居住在南方和東方享受安定農村生活的族群，以及征服北方及西方好戰社會的遊牧民族。遊牧民族擁有精湛的騎術，深入東歐地區：就像海邊的浪花一樣；在東歐可以輕易發現 B 型人口，但隨著愈往西方則迅速消散。

一項針對英國血型群族型態的研究顯示，儘管 B 型在該國並不普遍，但他們集中在內陸河流區域，這說明了挪威人侵略和商業入侵的路徑，他們可能從突襲中搶到了現在的俄羅斯。

同一時間，整個以農業爲基礎的文化遍及中國和東南亞。由於他們選擇耕種的土地特性，以及這個區域氣候的獨特性，這些人創造並採用了先進的灌溉和耕作技術，展現了創造力、智慧和工程的驚人結合。

北部的好戰部落與南部的和平農民之間的分裂根深蒂固，在南亞的料理中至今仍鮮少看見他們使用乳製品。在亞洲人心中，乳製品是野蠻

人的食物，這一點很可惜，因為他們採用的飲食並不適合 B 型人。

古西歐的少數 B 型，代表亞洲遊牧民族的遷徙。最典型的範例就是西歐最東端的德國人和奧地利人，相較於其他西歐鄰國，B 型在這兩個區域人身上的出現率特別的高。德國人 B 型出現率最高的地區在易北河上游和中游一帶，在古代，這裡就是所謂文明與野蠻的分界線。

現今的次大陸印度人屬高加索人種，是全世界 B 型出現率最高的地區之一。而北方的中國人和韓國人也都有非常高比例的 B 型和非常低比例的 A 型。

人類學家一直對各種猶太群體的血型特色感興趣。基本上，不論國籍或種族，B 型的猶太人比例都有比平均值高的趨勢。德系猶太人與西

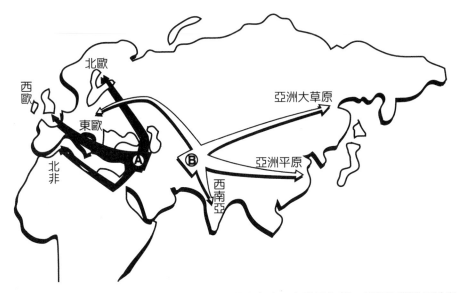

A 型和 B 型的源頭與遷徙，最早在亞洲和中東，印歐民族將 A 型基因帶進西歐與北歐；其他遷徙者將 A 型帶進北非，再散布到非洲撒哈拉。源始於西喜馬拉雅山區的 B 型被蒙古人帶進西南亞及亞洲平原或大草原；另一群 B 型人遷徙進入東歐。這時，地球海平面上升，淹沒了連接北美與亞洲間的陸地，阻止了 B 型進入北美洲，使得當地的早期人類維持唯一的 O 型。

班牙系的猶太人，這兩大猶太支系都有大量的 B 型，顯然差異不大。在大流散之前的巴比倫猶太人，和伊拉克（聖經中巴比倫所在的）原始的 O 型阿拉伯人，大不相同，他們大多數是 B 型，以及少部分的 A 型。

不同於 O 型和 A 型的消化特性，我們可以透過淺顯易懂的概念來描述它們，例如「高蛋白飲食」和「植物性飲食」；**但適合 B 型的飲食似乎很難描述。多年來，我能提出最好的形容就是「異質性雜食」。**

就某種意義上來說，「雜食」是指 B 型可以與動植物界的食物搭配得很好；而「異質性」則說明只有 B 型人才能明顯感受到這些食物類別的優缺點。許多關係似乎違背了邏輯——例如雞肉是有問題的食物，但火雞肉卻不是，儘管對大多數人而言，這兩者之間似乎沒有什麼差別。本書稍後會介紹食物凝集素的概念，再來探索這些引人入勝的關係。

AB 型代表現代

在遺傳學中，血型似乎是按照自己的規則在發揮作用。正如我們看到的 O 型，通常它可以發生致命的突變，然後轉換成不同的血型。A 型則擁有一個古老的基因，因為不明原因而消逝，然後又自行復活；而 B 型的生理機能則會隨著海拔的變化而改變，但對於 AB 型來說，大自然之母卻將最好的東西保存到最後一刻才拿出來。

如同大多數基因，ABO 血型以一種顯性——服從關係的存在。某些變異，如眾所周知的對偶基因，比其他變異來得更強。例如：如果父母一方為棕色眼睛的對偶基因和另一方藍色眼睛的對偶基因，在這兩種對偶基因的組合下，下一代很可能會出現棕色眼睛。因為棕色眼睛是顯性特徵，而藍色眼睛則是順從或是隱性的特徵。

就像其他基因一樣，血型以其獨特的方式運作著。有所謂的顯性對偶基因（A 和 B）和隱性對偶基因（O）；這是一個簡單的數學習題：如

果你從父母其中一方獲得 B 或 A 型對偶基因，另一方為 O 型對偶基因時，你將成為 A 型或 B 型人；只有當父母雙方都提供你 O 型對偶基因時，你才能成為 O 型。但因為隱性 O 比 A 或 B 更普遍，所以 O 型人佔人口的多數。

如果父母一方給你 A 對偶基因，而另一方提供 B 呢？答案很明確，你就是 AB 血型的人。血型配對就像猜謎遊戲一樣有趣。

就像 O 型突變打破了所有血型的突變規則一樣，AB 型也是違反另一個規則的人。以遺傳學的角度（建立良好關係的標準）來說，A 和 B 對偶基因具有共顯性，簡單來說就是兩者互相依賴、共存共榮。

因此，我們得出了 AB 型的基本本質：不同於 O、A 和 B 型是順應氣候、飲食和疾病而發展出來；相反地，它是透過 A 和 B 血型的碰撞結合而形成。或許這一點對你來說一點都不驚訝，但是，請記得我們之前所說的，A 型和 B 型各居地球兩端，直到最近一千至兩千年兩者才有進一步的互動。

在十到十二個世紀以前，AB 型尚未出現。後來「蠻夷之邦」大肆侵略羅馬帝國各地，造成東方入侵者與搖搖欲墜的歐洲文明結合。而在西元九百年至一千年前，東方人大舉西進，雖沒有證據顯示這個血型在此之前曾經向外擴張。但在西元九百年以前的歐洲墓地，很少看到 AB 型的死者。針對匈牙利史前墓穴開挖的研究報告顯示，西元四到七世紀明顯缺少這種 AB 型血型。這似乎表示直到那個時間點，歐洲的 A 型和 B 型都沒有一般性的接觸，或者說並未融合或通婚。

由於 AB 型同時承襲了 A 型與 B 型的忍耐力，他們的免疫系統有更強的能力，製造出更特殊的抗體以避免細菌感染。既沒有抗 A 也沒有抗 B 抗體的特性，大大減少了 AB 型人發生過敏與其他自體免疫疾病的機會，例如關節炎、發炎和狼瘡。然而 AB 型人也比較容易出現某些癌症，因為 AB 型會把任何似 A 或類 B 的東西視為「自己人」，也因此不會製造出對抗的抗體。

AB 型代表一種多面、有時卻令人困惑的血型。它是第一個接受免疫特性融合的血型，這些特性有的讓他們更強壯，有的卻會起衝突，或許 AB 型就是現代生活貼切的寫照：複雜且不安定。

融合的背景

血型、地理性和種族相互交織，形成了不同的人種。我們或許有文化差異，但如果從血型來看，就會發現那些差異是多麼的膚淺。你的血型比你的人種還古老，也比你所源自的民族更基本。血型不是基因隨機活動碰運氣的行爲，每個新血型都是一種革命性的回應，反映古代環境變動的一連串劇烈連鎖反應。雖然早期的種族變化好像發生在一個幾乎 O 型獨大的世界裡，但種族的多樣化──加上飲食、環境與地理上的適應──卻是革命動力的一部分，最終造就出其他血型。

有些人類學家相信，將人類按照種族分門別類是過度簡化的作法。**在個體性與相似性上，血型是遠比種族更重要的決定因子**。例如：A 型的非洲人和高加索人可以互相輸血和捐贈器官，也有更多相同的資質、消化功能與免疫結構；但同族 B 型人並不能分享這些特色。

以膚色、民族習俗、地理家鄉或文化根源作爲基礎的種族分類，並非辨認人類的有效方法。人種之間的共通性，可能遠比我們認爲的還要多得多。我們都有可能是潛在的兄弟姐妹──至少在血液上是如此。

◆ ***O* 型**：**最古老也最基本的血型，是食物鏈頂端的倖存者，有強壯頑固的免疫系統，只要一有機會，它會很樂意、也有能力摧毀所有人，無論是敵是友。**

◆ ***A* 型**：**第一批移民，被迫遷離家園，採取農耕式的飲食與生活型態。他們更有合作的特質，以便在人口繁多的社會裡生活。**

◆ **B**型：同化者；能適應新的氣候並與人群融合，展現出更多足以平衡內心壓力與免疫系統需求的天性。

◆ **AB**型：精緻的後繼者，比較罕見。融合了忍受力強的 A 型人，與曾經驃悍但後來趨於平衡的 B 型人，兩者之血統。

　　今日回顧這段驚人的進化革命，我們的祖先顯然有張獨特的生物藍圖，使其在面對環境時，能補充不足。這堂課讓我們對血型有了最新的認識，祖先的基因特性就活在今日我們的血液裡。

第 2 章

血型的密碼

血液是一種自然的力量，打從不可考的年代開始，它就是維持人類生存的生命動力。一滴小到肉眼看不見的血，包含了人類所有的基因密碼。DNA 藍圖無止盡地在我們體內保存與複製，而這所有的一切都是透過我們的血液進行。

我們的血液也包含了無數的基因記憶，從祖先傳下來的各種特定功能，都儲存在基因之中，至今仍等著我們去探究，其中一種密碼就藏在血型裡。也許血型就是解開血液奧妙最重要的密碼，而血型本身對我們的存在也扮演著決定性的角色。

以肉眼來說，血液看起來都是性質相同的紅色液體，但在顯微鏡下，即可看出它是由許多不同元素所組成的。大量的紅血球包含特殊型態的鐵，我們身體用它來攜帶氧氣，因此產生血液特有的鏽紅色。而白血球的數目遠比紅血球少，像永遠保持警戒的巡邏隊一樣，穿梭在血液之中，保護我們不受感染。

在這個複雜又活躍的液體內，還包含遞送養份給組織細胞的蛋白質、幫助血液凝結的血小板，以及內含免疫系統的血漿。

血型的重要性

除非你挽袖捐血或曾經需要輸血，否則你有可能不知道自己的血型。大部分的人都認為血型對身體來說，是一種被動的「惰性因子」，只有醫院急救時，它才會扮演重要的角色。但在聽過以上精采的血型進化故事後，你應該已經慢慢了解，血型一直都是人類生存的動力，它持

續在改變並適應新的生活條件、環境以及食物供給。

血型爲什麼會有這麼強大的力量？從過去數千年到現在，血型在人類的生存史上又扮演著哪些不可或缺的角色？

血型是整個身體免疫系統的關鍵；各種病毒、細菌、感染、化學物質和壓力等，可能危害免疫系統的入侵物與狀況，其所造成的影響也都是由血型來控制。

免疫（Immune）這個字源自拉丁文 Immunis，指的是羅馬帝國一個不需要繳稅的城市（眞希望血型也能提供你這樣的豁免權）。**免疫系統的工作是定義「自己人」並摧毀「異己」。**這項功能很重要，缺少這項功能，免疫系統可能會因爲誤認而攻擊自己的組織，或讓危險的有機體進入身體的重要部位。**免疫系統雖然複雜，但大致上可以歸納出兩個基本功能：「認出我們」**和**「殺了他們」。**簡單的說，你的身體就像一個大型的受邀派對；如果客人拿出正確的邀請函，警衛就會讓他進來開心地玩；如果沒有邀請函，或邀請函是錯的，這位客人就會被強制驅離。

血型入門

我們的免疫系統天生就有一套非常精密的方法，能判斷體內的物質是不是外來物。其中一個方法和化學標記有關，這個化學標記**叫做「抗原」**，存在於身體的細胞裡面。每一個生命形態，從最簡單的病毒到人類，都有獨特的抗原，並因此構成它化學指紋的一部分。**人體中最厲害的抗原之一就是決定血型的抗原。**不同的「血型抗原」都很敏感，**當它們有效運作時，就是免疫系統裡最厲害的保全系統。**免疫系統一旦發現可疑份子（例如外來抗原），最先找的幫手之一就是你的血型抗原，並告知它這個入侵者是敵還是友。

每種血型都有不同的抗原，各自帶有特殊的化學結構；你的紅血球

裡所帶的血型抗原，就是你的血型名稱的由來。

如果你的血型是	你的細胞裡就擁有
A型	A 型的血型抗原
B型	B 型的血型抗原
AB型	A和B 型的血型抗原
O型	無抗原

把血型的化學結構想像成某種天線，從細胞的表面，向外發射。而這個天線是由一種叫做**岩藻醣**（Fucose）**的重複糖長鏈所組成**，它本身就能形成最單純的血型：O 型。早期發現血型的人稱之為「O」，是要讓我們聯想到數字「0」或「沒有抗原」。而這個天線也是其他 A、 B 及 AB 血型的基礎。

　　‧A 型的形成是在 O 抗原（岩藻醣），加入另一種糖類 N- 乙醯半乳醣胺。所以岩藻醣加 N- 乙醯半乳醣胺就等於 A 型。

　　‧B 型也是以 O 抗原（岩藻醣）為基礎，但加入另外一種 D- 半乳醣胺。所以岩藻醣加 D- 半乳醣胺就等於 B 型。

　　‧AB 型則是以 O 抗原（岩藻醣）為基礎，外加兩種糖類 N- 乙醯半乳醣胺和 D- 半乳醣胺。所以岩藻醣加 N- 乙醯半乳醣胺和 D- 半乳醣胺就等於 AB 型。

　　此時你或許也會對其他血型符號感到好奇，像是陽性與陰性。通常大家被問到血型時會說「我是 A 型陽性」或「我是 O 型陰性」，這些血型家族裡的變化（或稱亞型）扮演比較不重要的角色。90% 以上和血型有關的因子，都和你的主要血型：O、A、B 或 AB 有關。但另一種影響力也就是分泌的狀況，可能更重要，本書稍後將予以探討。現在，先讓我們聚焦在 ABO 血型本身。

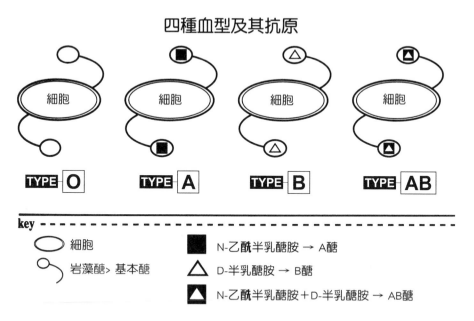

四種血型及其抗原

key ----

○ 細胞

◗ 岩藻醣> 基本醣

■ N-乙醯半乳醣胺 → A醣

△ D-半乳醣胺 → B醣

◤ N-乙醯半乳醣胺＋D-半乳醣胺 → AB醣

四種血型與它們的抗原：O型即岩藻醣；A型是岩藻醣加 N-乙醯半乳醣胺；B型為岩藻醣加 D-半乳醣胺；AB型是岩藻醣加 A醣和 B醣。

抗原產生抗體（免疫系統精靈炸彈）

　　當免疫系統感應到外來抗原進入身體時，它所做的第一件事情就是對那個抗原產生抗體。這些抗體是由免疫系統的細胞製造出來的專門化學物質，目的是要附著並標示出外來抗原，予以消滅。

　　抗體相當於空軍戰鬥機上的精靈炸彈。免疫系統的細胞會製造無數種抗體，每一種都有專門設計用來辨識並連結某一種外來抗原。當免疫系統和入侵者之間進行一場持續不斷的戰鬥，這些入侵者會想辦法變化或突變它們的抗原，變成新形態，好讓身體系統認不出來，而免疫系統對這項挑戰的回應，就是不斷地創造新的抗體。

　　大多數的抗體都是簡單的分子，由免疫系統所產生，就像活動扳手

一樣，爲了要扭動鎖頭，會改變其大小以符合各種尺寸的螺帽。同樣地，免疫系統也會調整抗體以適應入侵者抗原的形狀。這些類型的抗體（如大家所熟悉的免疫球蛋白 G；IgG）可以輕易地標示出外來物。當入侵者和這些抗體結合之後，免疫系統的巡邏細胞便會發出警告並移往入侵者處，附著在抗體上，然後攻擊摧毀它。

然而，ABO 血型所製造出的部分抗體卻是不同的。這些抗體（稱爲免疫球蛋白 M；IgM）像雪花一樣，是非常大的分子，具有多個附著點，而且不會刺激免疫系統。**當遇到類似對立的血型抗原時，它們會將形狀從雪花變成類似螃蟹；使它們能產生一種稱之爲「凝集」（字面上來說就是「黏合」）的反應。**這類蟹狀型的抗體附著在外來抗原上，並讓它變得非常黏稠。當細胞、病毒、寄生蟲和細菌凝集時，它們會粘在一起並結塊，方便身體清除它們。這就是爲什麼輸錯血型容易致死的原因。抵擋錯誤血型的抗體會攻擊輸入的血液並且產生大量的凝集，進而導致休克或死亡。

「對抗其他血型」的抗體，是我們免疫系統中最強的抗體，它們會團聚——凝集——不同血型的血球，威力強大到用肉眼就能立刻觀察到載玻片上的變化。我們體內其他的抗體大部分都需要某種刺激（像是預防接種或感染）才會產生，但血型抗體卻不一樣：它們會自動產生，通常人一出生時就會出現，並在四個月大的時候達到近乎成人的水準。證據顯示，抗體會被開始棲息在新生兒腸道中的第一種細菌所刺激，因此，**吃下的第一種食物會刺激抗體的情形**，也就不足爲奇了。

由於微生物必須依靠其狡猾的躲避能力，因此相對地，凝集就具有非常強大的防禦機制。就像將罪犯戴上手銬，他就不會像可以自由走動時那樣具有危險性。抗體能掃除奇怪的細胞、病毒、細菌和寄生蟲，並將這些不良物聚集在一起，使其更容易辨識並且消滅。

除偵測微生物與其他入侵者外，血型抗原與抗體系統還有其他功

能。在近一百年前，傑出的奧地利物理學家暨科學家卡爾·蘭德施泰納博士（Karl Landsteiner）發現，某些血型之間也會彼此產生抗體。他革命性的發現，並解釋了為什麼有些人可以互相輸血，有些人卻不能。在蘭德施泰納博士的那個年代，輸血是一件碰運氣的事。有時血液會被「接受」，有時則不會，沒有人知道為什麼。多虧蘭德施泰納博士的發現，我們今日才能知道哪些血型會被身體視為朋友，哪些又會被視為敵人。蘭德施泰納博士發現：

· 血型 A 型帶有抗 B 型抗體，所以 B 型會被 A 型拒絕。
· 血型 B 型帶有抗 A 型抗體，所以 A 型會被 B 型拒絕。

因此 A 型和 B 型不能互相輸血。

· 血型 AB 型不帶抗體，它是全接受者。但因為它同時帶有 A 型及 B 型抗原，所以會被其他各種血型拒絕。

因此，AB 型可以接受任何人的血液，卻不能輸血給別人。

· 血型 O 型帶有 A 和 B 型抗體，所以 O 型會被 A 型、B 型和 AB 型拒絕。

因此，O 型不能接受 O 型以外的所有人的血液；但 O 型因為不具備 A 和 B 型抗原，因此可以輸血給任何人；所以 O 型是全適供血者。

如果你的血型是	你的細胞裡就擁有
A 型	B 型的血型抗體
B 型	A 型的血型抗體
AB 型	無抗體
O 型	A 和 B 型的血型抗體

凝集的故事還不僅於此。我們也發現許多食物會凝集某種血型的細胞（簡單的說就是類似排斥），但對某種血型卻不會；意味著對某個血型的細胞可能有害的食物，對另一種血型的細胞來說可能是有益的。而

且不意外這些食物裡的抗原，許多都具有類似 A 或類似 B 的特性，這項發現提供了血型與飲食之間的科學連結。更令人驚訝的是，這項革命性的意義，在本世紀卻遲遲沒有被認真對待，直到近期一群科學家、醫生和營養學家開始探索其中的關聯才逐漸被重視。

凝集素：血型與飲食的連結

你的血液、血型和你吃的食物之間，會產生一種化學反應。這種反應是你基因遺傳的一部分。說來神奇但事實確是如此，在 21 世紀的今天，你的免疫與消化系統，依然保有你的祖先血型對食物的偏好。

我們知道原因出在一種叫做「凝集素」（lectins，拉丁文字義微為「我所選」）的因子。凝集素是在食物中發現豐富多樣的蛋白質，具有凝集性，能影響血液和組織。凝集素也是讓有機體互相連結的好幫手，許多病菌，甚至我們自己的免疫系統，都會善加利用這種超強的黏著劑。比方說，在肝臟膽管裡的細胞表面就有凝集素，可以幫助身體揪出細菌和寄生蟲。細菌和其他微生物的表面也有凝集素，它的功用比較像吸盤，讓它們可以附著在身體滑溜的內襯黏膜上。**而病毒或細菌的凝集素往往也有血型針對性與偏好，因此某些病毒或細菌，可能對某種血型的人來說格外難以對付。**

食物中的凝集素也是如此。簡而言之，當你吃到一種食物，它所含的蛋白質凝集素和你的血型不相容時，凝集素會附著在消化道壁上，引起發炎，甚至穿透腸壁進入循環系統。

舉一個凝集素在體內凝集的例子，如利馬豆（皇帝豆）在胃裡經過酸水解過程後會被消化，但 A 型人對它的反應不佳；利馬豆凝集素蛋白質 A 型人的酸水解具有抵抗力，所以它不會被消化，而是保持原狀。它可能會和胃或腸道的內襯直接起作用，也可能和被消化的利馬豆養分

一起被吸收到血液裡。**因為不同的凝集素會以不同的器官與身體系統為目標。**

　　一旦這個完好無缺的凝集素蛋白質，在體內的某個地方安頓下來，它就會對那個區域的細胞產生磁效應。它會把細胞凝聚在一起，讓它們變成被摧毀的目標，彷彿它們也是外來的入侵者。這種結塊可能會造成腸躁症，破壞健康細菌的平衡，甚至阻止其他食物的吸收。有關於此議題，有些學術權威甚至推測，第三世界和發展中國家食用富含凝集素的食物，可能就是造成人民貧血的主要原因。

凝集素：危險的黏著劑

　　還記得道喬吉 · 馬可夫（Gyorgi Markov）於 1978 年在倫敦街頭被離奇刺殺的事件嗎？馬可夫在等公車時，被不知名的蘇維埃 KGB 特務殺害。一開始解剖驗屍時並無法指出歹徒是如何行兇的，經過徹底檢查才發現有一枚小小的金珠嵌在馬可夫的腿上。這枚金珠被滲入了一種叫做蓖麻毒素的化學物質，這種成分是從蓖麻萃取出的有毒凝集素。蓖麻毒素是很強的凝集素，即使是微乎其微的份量，都可能讓身體的紅血球迅速轉化成大團塊而堵塞動脈，殺人於瞬間。正因蓖麻能在剎那間致人於死，因此曾經被當成恐怖手段之一（幸好這種手段至今仍未成功）。據說美國總統歐巴馬也收到內含蓖麻毒素的信函；此外蓖麻也常出現在電視劇裡《絕命毒師》。

　　幸好，在飲食中發現的凝集素大多不會危及性命，但它們還是會造成很多問題，尤其在血型上有針對性的時候。我們的免疫系統多半都在保護我們不受凝集素的影響，從基本飲食中吸收到的凝集素有 95% 都會從身體排出去，但吃下去的凝集素至少有 5% 會進入血液，在紅血球及白血球互相作用下被摧毀。而消化道裡的凝集素活動可能更強烈，它們

往往會使敏感的腸道黏膜產生嚴重的發炎，這種凝集作用也可能模擬食物過敏。即使是微量的凝集素，如果對應到某種血型，也可能會造成大量細胞的損傷。

血型 —— 特定食物的凝集素作用

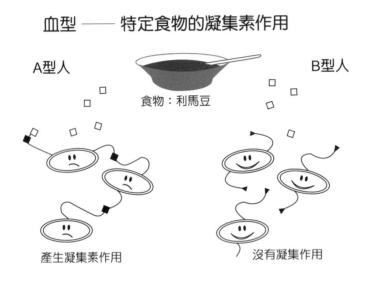

A型人

食物：利馬豆

B型人

產生凝集素作用

沒有凝集作用

由於每種血型抗原都擁有獨特的形式，許多凝集素會和某一種血型互相作用，因為它們與那一種血型的形態相符。在上述以利馬豆為例子中，食物凝集素會和 A 型細胞（圖左）互相作用並凝集，因為它們符合 A 抗原的形態。B 型抗原（圖右）具有不同形式的另一種糖分子，並不會受到影響；相反地，另一種食物凝集素（如蕎麥）就會附著並凝集在 B 型細胞上，而就不會和 A 型起作用。

　　這並不是說你應該對自己吃的各種食物感到恐懼，畢竟豆類、海鮮、穀類與蔬菜都有豐富的凝集素，很難全數避開。**關鍵在於迴避那些特別會黏結你的細胞的凝集素——這點必須視你的血型來決定**。比方說，在小麥與其他穀類中最常見的凝集素「麩質」，會和小腸黏膜黏在一起，使某些血型的人——尤其是 O 型人，產生嚴重的發炎和疼痛。

　　凝集素依照來源不同而有廣泛的變化。例如：小麥裡的凝集素和大豆裡的凝集素就有不同的形式，而且會附著不同的醣類組合，這些食物

都各自對某些血型構成危險，但對其他血型卻是有益的。

一般而言，**神經組織對食物凝集素的凝集效果很敏感**，這或許可以解釋為什麼有些研究人員認為，**避開過敏食物對於治療某些例如過動之類的神經失調毛病是有效的**。俄國研究人員也發現，精神分裂症患者的腦部，會對某些常見食物的凝集素的連結比較敏感。事實上在瑞典有一項研究將 1940 ～ 1945 年之間，瑞典精神分裂症個案數的減少與戰時小麥禁運，導致麵包缺乏有關聯。此外，凝集素與影響肥胖因素之一的瘦素阻抗有關。

將扁豆凝集素注射到沒有過敏的兔子的膝關節腔，會造成和類風濕性關節炎幾乎相同的關節炎。許多患有關節炎的人都覺得避開茄屬植物如番茄、茄子和白番茄，似乎有助減緩他們的關節炎。這種說法並不令人意外，**因為大部分的茄屬植物都有很高的凝集素。**

食物的凝集素也能和身體白血球表面的受體互相作用，讓它們迅速繁殖。這些凝集素被稱為**有絲分裂原**，因為它們會導致白血球進行「有絲分裂」這種**細胞複製的過程**。它們不會把細胞黏在一起形成血液團塊；它們只會附著到某些東西上面，就像狗狗身上的跳蚤。急診室醫生有時候會碰到白血球數量很高、病得很重，但外表看起來顯然很正常的孩子；雖然大家第一個想到的通常就是白血病，但精明的醫生還是會問父母：「小孩有在院子裡玩耍嗎？」如果答案肯定，醫生會接著問：「他有吃野草或是把植物放進嘴裡嗎？」得到的答案往往是孩子吃了**美洲商陸**（Pokeweed）的葉子或嫩芽，這種植物所含的凝集素會刺激白血球的繁殖。

最後，當凝集素滲透到人體的腸道防禦系統並循環到全身時，它們就會附著在最初身體激素（荷爾蒙）設計用來接受訊息的細胞受體上。有時候凝集素會棲息在受體上，阻止所需的激素附著並發揮其作用；其他時候，凝集素可以刺激受體，使細胞誤以為可以製造激素，但實際上

卻非如此。從這些訊息可以做一個結論，**只要透過簡單的智能飲食就可以治癒荷爾蒙失調的情況。**

個人生態系統

你的飲食習慣就是你體內生態活動的溫床，其互動的程度足以媲美一座小城市。人體消化道估計包含多達一百萬億個微生物，而腸道中可以容納多達一千種以上的細菌。我們愈來愈常聽到並且閱讀有關微生物的重要性：友善和不友善的微生物生態，無論好壞，它們都共同分享我們的身體。

新的研究更揭示了腸道微生物群是如何與我們共同進化，以及如何以互利的方式影響著我們的健康系統。我們也開始了解細菌是如何有效的運作、改善與整合我們全身的消化系統和功能，例如肥胖者的微生物特徵。**肥胖是遺傳、環境、飲食和生活方式等多種因素的綜合影響，導致能量消耗和儲存之間的失衡（脂肪過多）。腸道中微生物與細菌的組成和相互作用，被廣泛認為是人類肥胖的潛在因素。**

微生物群是健康界的熱門話題，但並非每個人都有相同的生態系統，這也是為什麼血型會被探討的原因。血型對腸道細菌的影響非常很重要，因為你的血型抗原在消化道中是非常突出的，幾乎有一半顯示出某些血型 A、B 或 O 型。因此，在談論適合你的血型飲食時，消化道中的許多細菌實際上都使用血型分子作為食物首選。

簡單來說，**不同血型的人具有不同的腸道細菌。** 某種血型的人其細菌數量可能比另一血型多出 5 萬倍；這源自於我們的祖先，為了適應某種飲食而發展出的消化道，其中血型扮演著對那些細菌應該拒絕或是共存具有控制的角色。事實上，我們的血型僅會刺激那些可以使用我們血型抗原的細菌菌株來做為食物來源，進而在腸道中繁殖。而對攜帶其他

血型抗體的細菌，抗血型抗體則會採取攻擊的行動。

人的糞便中含有微生物群細菌產生的**酶**，這些**酶**會降解消化道內 ABO 血型抗原，並將其轉化爲能源供自己使用。製造血型降解酶的糞便細菌的數量與宿主的血型具有高度的關連。因爲很多食物都有類似血型的抗原，因此我們有理由認爲這些食物會受微生物系統的青睞。

食物中有害的凝集素會刺激問題菌株的生長，造成吸收不良，損害腸內膜，並引起「腸漏」（leaky gut）；這也是爲什麼選擇適合血型的食物是治療消化道和建立健康微生物群的第一道支援防線。

分泌型 Vs. 非分泌型

我們已討論過血型抗原作用於細胞和組織上標記的角色。但實際上，**血型抗原還分爲兩種形式，一種是我們目前仍在討論的存在於人體血液中的「結合」形式；另外一種則是漂浮在分泌物中的形式，如眼淚、消化液、汗水和精液等，稱之爲「未結合」形式。**每個人都有能力製造血型抗原的結合形式，同樣地，未結合形式也可以製造，但少數人很明顯就是缺少了這個基因而喪失了該能力；**可以同時製造結合和未結合能力的稱之爲分泌型，反之則爲非分泌型。**分泌型佔人口總數比例約 80%；另外 20% 則爲非分泌型。

如果您知道執法的情況，或許就會熟悉分泌基因的概念。比方說，從強姦受害者那裡獲得的精液樣本有助於判斷強姦罪犯犯行是否成立；但前提必須有強姦事實，並且確定其血型與精液中的血型相符。但是，如果他是非分泌型的少數族群之一，則無法從除血液之外的任何液體中辨識出他的血型，因爲他的身體不會產生未結合形式的血型抗原（從實際的角度來看，儘管血型匹配是了解您走在正確軌道上的快捷方式，但現在 DNA 測試的進步已經不再像過去那樣麻煩了）。

那些無法在血液以外的液體中分泌其他血型抗原的，稱之為非分泌基因。**分泌型或非分泌型與血型無關；它是由不同的基因所控制**，某個 A 型人可能是分泌型；但另一個 A 型人卻可能屬於非分泌型的人。

分泌基因會產生結合和非結合血型抗原的能力，因此相較於非分泌基因來說，擁有更多的空間可以擺放這些抗原。分泌基因在人體上具有更多的血型「表徵」；這給它帶來了很大的優勢，特別是在腸道細菌凝集素的活動力方面。因為分泌基因產生的自由漂浮的血型抗原可以充當誘餌，並且在有害的凝集素與血液相互作用之前，附著在組織和細胞上的抗原就會吸收它們。分泌基因對有害凝集素的防禦能力遠強於非分泌基因。隨著外來環境威脅——細菌、污染和病原體——挑戰更形複雜，分泌基因抵禦能力也相對升級，讓身體的免疫系統更能適應它。

透過 ABO 血型和分泌基因的分解，可以讓我們了解並預測我們和微生物共享共容的特殊關係。例如，非分泌基因更可能是白色念珠菌酵母的載體，如果是 O 型血則會產生持續性的念珠菌感染問題。有一項研究顯示，在第二型糖尿病患者的口腔載體中，無論哪種血型的非分泌型，其中44%都有這種酵母。消化道的發炎症、過敏、碳水化合物不耐症（腹瀉、腹脹、脹氣等）和自體免疫問題，更是常見於非分泌型。

確認自己是否為分泌型不像檢查血型那樣簡單，最常見的方法就是檢測唾液中的血型活動是否存在（相關測試請見附錄六）。**了解分泌物狀況可以為你的健康生活的提供另一種工具；特別是如果你患有健康的問題或因體重而掙扎，這一點更為重要。如果你是屬於非分泌型，那麼建議你更要嚴格執行血型飲食。**

如何偵測對個人有害的凝集素

我常聽到病患堅稱他們嚴格遵守血型飲食，絕對有遠離那些以他們的血型為目標的凝集素，但是事實並非如此。當我一提出質疑，他們通常都會放棄抗辯，驚訝地問：「你怎麼知道？」

我知道是因為凝集素在不同血型上的作用，不只是理論而已，而是有科學根據的。無論是在臨床上或實驗室裡，我對所有常見的食物都做過血型反應測試。我從花生、扁豆、肉類或小麥等食物取得獨立的凝集素，結果在顯微鏡下清楚可見：我可以看到它們在被影響的血型中凝集細胞。但我警告你，千萬不要嘗試將食物滴在血液上，然後看會發生什麼事情。許多凝集素具有微妙的作用，只有在受控條件下進行更複雜的測試才能確定這些作用。自己動手做測試只會產生無數的假陽性和假陰性的結果。

透過以下簡單的測驗或許可以幫你確定，目前的飲食對你的血型是否含有過高的反應性凝集素：

- 是否患有消化道絞痛、腸炎或大腸激躁症？
- 飯後 30～60 分鐘是否感覺脹氣？
- 若你患有關節疼痛、痠痛和僵硬，是否通常在進食後感覺更糟？
- 攝取糖份 30～60 分鐘後症狀會加劇？
- 是否被告知患有纖維肌痛症？
- 是否患有花粉症或季節性過敏？
- 飯後 30～60 分鐘，是否會感到困惑？
- 是否患有痤瘡、酒糟鼻、牛皮癬或濕疹？
- 是否患有甲狀腺功能低下？
- 經過一整天之後是否感覺疲憊？

- 即使減少卡路里的攝取，體重還是持續上升？
- 即使消耗更多熱量，體重還是降不下來？
- 進食後仍然會出現過敏症狀？
- 飯後 30 ～ 60 分鐘是否感覺到鼻子充血、鼻塞，持續性清喉嚨或鼻涕倒流？
- 紅血球或白血球數目是否偏低或低於正常值？
- 是否患有自體免疫性疾病？
- 女性：月經來時是否感到過疼痛或有偏頭痛？
- 女性：如果是更年期，否有一些實際症狀（例如熱潮紅等）？
- 男性：是否遭遇勃起功能障礙？
- 男性：曾經被告知患有前列腺肥大？
- 兒童：有被診斷出學習障礙嗎？

　　如果以上問題你的答案是「是」，且超過至少 4 個（含）以上，那麼表示你目前食用食物的凝集素可能對你的健康有所影響，遵循屬於你的血型飲食，可以提供你安全有效的矯正方法。相反的，如果以上你的回答少於 4 個「是」，那麼恭喜你，但是功課還是要繼續堅持。

　　採取血型飲食可以保證不會再遭遇不舒服或不愉快的效果。

一堂血型課：拉比的故事

多年來，我親眼見證許多血型飲食所造成的**轉變**。但很少有像住在布魯克林的這位睿智拉比（Rabbi，波蘭猶太教哈西迪教派的長老職稱），深刻啟發我，並令我動容。

1990 年初，我接到紐約市一位敬重我研究結果的醫生的緊急來電，問我是否能過去看他的一位病人，一位臥病在床的哈西迪教派拉比（Hasidic，為 18 世紀創於波蘭的猶太教派）。

「雅各拉比是一位很特別的人。」他告訴我：「這對你來說應該會是個滿特別的經驗，希望對他來說也是。」他說那位 73 歲的拉比，有多年的糖尿病史，一直靠著注射胰島素勉強控制病情，在一次大中風導致他部分癱瘓。

當我來到雅各拉比位於布魯克林的家，發現他的確令人印象深刻，能帶給人一種平和的感受和惻隱之心。曾經又高又壯的拉比，如今憔悴疲憊地躺在床上，茂盛的白色鬍子幾乎垂到了胸口。儘管病成這樣，他的眼睛仍然清澈、和善，充滿生命力。他最大的希望就是能夠下床，如此才能繼續工作，但我看得出來他痛苦萬分。他告訴我，早在中風前，他的腿就已經有些問題。血液循環不好導致他的雙腿水腫發炎；每當要走路時，就會因痛苦而搖晃、發麻，且有針刺感。現在他的左腳已經不聽使喚了。

得知雅各拉比是 B 型後，我並不訝異，這個血型在美國比較不常見，但在哈西迪猶太人之間卻很普遍，他們大部分都是從東歐移居而來。

我知道想要幫助雅各拉比，必須先了解他的生活型態和飲食，在猶太傳統中食物和儀式有著密切的關係。

我和雅各的太太及女兒坐下來聊，她們兩位對自然療法並不熟悉，

不過她們都想幫助拉比，也渴望學習。

「跟我說說拉比的飲食習慣。」我說。

「他通常每天都吃一樣的食物。」他女兒告訴我。那些食物包括煮雞肉、喬倫特（Cholent 馬鈴薯豆子燉肉）、卡沙（Kasha 蕎麥糊），蕎麥加蝴蝶結義大利麵，這些都是很常見的食物。「卡沙是怎麼做的？」我簡單地問。母女倆用意第緒語（Yiddish）迅速來回交談，不時對我露出和善笑容，發出陣陣笑聲。

女兒用漂亮的紐約腔英文說：「這個嘛，首先你要煮卡沙，也就是蕎麥，然後加入蝴蝶結義大利麵攪拌。接著裝盤，說感謝的話，然後開動。」

「卡沙不加調味料嗎？」我又問。再次傳來一陣意第緒語，然後拉比的女兒才開口：「卡沙嘛，醫生，我們會按照教規，將處理後的雞肉，取出全部的脂肪，放進燉鍋，加入少許碎洋蔥一起煮。煮的過程會熬出脂肪，這就是漂亮的純雞油脂。我們會放一小塊在新鮮的麵包上，再灑點鹽巴。好吃的要命哩！」

對！對！真的會要命，我自忖著。

總之，拉比的女兒繼續說道：「你拿一些格里本（gribenes），就是煮脂肪時剩下的東西。它就像焦糖洋蔥一樣黑黑、脆脆的很好吃，可以拿來跟卡沙搭配一起吃，味道比洋芋片還棒。拉比愛死了！熬出來的雞油加到卡沙和麵條裡面一起吃。喔！真是美味，好吃極了！」

這些都是常見的哈西迪斯菜（Hasidic dishes），也是他們家典型安息日的餐點，但這不僅僅是拉比的每週禮儀。因為虔誠的拉比大部分的時間都在禱告，很少想到關於食物的問題，但同樣的餐點每天卻吃兩次，而且日復一日。

雖然這是幾世紀的傳統，但對 B 型人拉比來說卻不是好的食物選擇。雞肉、蕎麥、豆子和玉米等食物裡的凝集素，會導致血液裡的細胞凝集，可能就是他中風的主要因素。這些特殊凝集素也可能阻斷胰島素

作用，這正好可以解釋爲何拉比的糖尿病會愈來愈難控制。

我知道正統派的猶太教徒都會遵守飲食教規，這些規定首見於舊約聖經中的古代飲食法則。根據這些飲食規範，有些食物是被禁止的，乳製品和肉類絕對不能同餐食用。事實上，在遵守飲食教規的家庭中，乳製品和肉類必須使用不同的餐具，甚至連洗滌的水槽也要分開。

我謹慎地和兩位女士討論飲食改變的問題，不想干擾意義重大的儀式與宗教意涵。我也小心不建議那些在他們傳統裡被認爲不潔的食物。

幸好，總有可接受的替代品。我請拉比的太太變化家中的飲食，讓拉比的典型料理侷限在一週一次的安息日餐點。至於其他飲食，我請她以羊肉、魚肉或火雞肉取代雞肉；用米飯或雜糧取代卡沙；同時改變製作馬鈴薯豆子燉肉的豆子。最後，我開了好幾種維生素和草藥組合，希望能讓他早日康復。

隔年，拉比的健康就有很大的進展。不到八個禮拜，他就能走路、做些溫和的運動，這對改善他的血液循環有很大的幫助。他展現出那個年紀不可思議的活力，更擺脫了中風的影響。六個月後，他的胰島素療法從注射改成口服，一想到他注射多年的胰島素，能有這樣的成果真的很驚人。他的中風沒有再發作，糖尿病終於獲得控制。

治療雅各拉比，讓我有了新的體驗，血型的智慧是如此的古老、根深蒂固。這也說明基於宗教或文化因素選擇的食物，對那個文化裡的人不見得是最健康的！一個五、六千年的傳統或許古老且受尊重，但我們的血型有許多特性，甚至比這些傳統還要古老幾千年。

研究你的血型飲食時，要從拉比的故事記取教訓，血型飲食不是要把一套死板的配方灌輸在你的飲食上，也不是要奪走你所屬的文化中的重要食物。應該說，血型是一種管道，能全力支持你最基本的身份，帶你回到體內每個細胞裡的本質，讓你和歷史悠久卻不斷進化的祖先們緊緊相連。

第 3 章

血型與減重

血型飲食許你一個簡單的承諾：根據血液和基因編碼的生化腳本調整飲食，不但可以減重，更能讓身體達到您從未想過的健康水準。**你可以與自己獨特的生態系統和諧相處，而不必與自己的身體交戰。**

如果你是飲食大戰的資深老兵，那麼對你來說這可能是最好的消息，因爲節食過程可能充滿衝突，你試圖強迫自己遵守飲食計劃，換來的是不好的感受，以至於減肥挑戰宣告失敗。

爲什麼即使是最有動力的節食者，持續減肥也是如此難以實現的目標？每年都有最新的飲食或方法：無麩質食品、原始人飲食法、極低碳水化合物、大自然長壽飲食和斷食等，都帶來減肥膳食的新趨勢；每一種方法都宣稱是靈丹妙藥，但卻從未奏效。每年超過 5000 萬個美國人都會嘗試新的飲食習慣，失敗率爲 95%，而這還只是個保守的數字。

許多飲食理論歸咎其失敗的原因包括：對飲食缺乏意志力、份量控制不良，以及遵守性低。減肥理論倡導者在主張失敗之後，將責任順勢推諉給減肥者是再簡單不過的。然而，相信 95% 的節食者是懶惰且沒有動力的說法，也很可笑；相反地，節食者才是最有動力的人。

諷刺的是，很少人討論到人們之所以減肥失敗是因爲飲食的關係。事實上，這些飲食計畫的制定都是以人人適合爲前提，但想想，這怎麼可能？你不需要成爲生物學家或遺傳學家，就能了解個體性是人類密碼重要的一部分。

我希望可以一次打破所有單一飲食法對每個人都有效的神話。**血型飲食的最大突破在於它是一種眞正的個性化方法，利用每個人特有的生化屬性，同時避免掉入陷阱中。**

　　我的病人總希望能夠獲得關於飲食的最新流行訊息：低碳水化合物飲食真的有效嗎？限制卡路里呢？純素食主義？生機飲食？或者原始人飲食法？以上方法真的都沒有適合他們的嗎？我的答案「是」，也「不是」。某些特定食物確實對他們有效，但取決於血型；「不是」，是因為沒有一種全能飲食法是人人適用的。**時下流行的飲食並不是不好，但它們都是配方飲食——單一處方無法導入到一個個性化的世界。**

　　我個人執業已超過 30 年了，這期間看過不少的理論和**趨勢**發展。回顧剛開始執業時，人們處於肥胖恐懼症的 1980 年代，他們對蛋白質和脂肪無所適從。我盡我所能地說服許多 O 型患者採用高蛋白健康脂肪飲食，因為他們想和 A 型人一樣進食；但 30 年後，情況逆轉了，A 型患者希望像 O 型人那樣繼續原始人的飲食法。

　　對於 O 型和某種程度的 B 型人來說，原始人飲食法、低碳水化合物和無麩質食品對他們的功效良好；透過嚴格限制碳水化合物以及高蛋白飲食，迫使脂肪燃燒以獲取能量和產生「酮」，顯示人體處於「燃燒脂肪」的模式。當病人告訴我他們採取 O 型和 B 型人食用的高蛋白飲食而成功減肥時，我並不感到驚訝；儘管這些飲食中刪除了對 B 型有益的乳製品。但我不知道有哪一種流行的飲食能同時滿足 B 型和 AB 型人的需求，因為他們特異體質的凝集素問題與玉米和雞肉等食物有關。

　　即使在一般可行的情況下，原始人飲食和低碳水化合物飲食也無法說明存在於蔬菜、水果和堅果中的特定凝集素，可能是血型的絆腳石——而這也許要歸功於本書舊版，有些原始人飲食的作者現在也將凝集素納入他們的建議之中；而一些倡導原始人飲食者則扭轉情勢，導引人們攝取過量的蛋白質。選擇適合你血型的優質碳水化合物，可以幫助身體更妥善的利用你所吃下的蛋白質。

　　我在 A 型人身上看不到原始人和低碳水化合物飲食法對他們產生的正面效果，他們的系統在生物學上無法像 O 和 B 型人那樣可以有效地代

謝肉類。事實上，幾年前我在網路上閱讀到一位護理長和一位偉大的低碳水化合物醫生一起工作的訪談記錄；當被問到「血型飲食」時，她或許比她的老闆更坦白地表達對它的喜愛。她說，盡可能去嘗試，因為他們一直很難搞定適合 A 型人的飲食；即使是高蛋白食物也無法讓 AB 型人的體重下降，因為 AB 型缺乏像是均衡 A 型人所需的食物。

另一方面，鼓勵食用天然食品（例如蔬菜，大米，全穀類，水果和大豆）的長壽飲食原則，則適合 A 型節食者；只要他們吃推薦的穀物和豆類，並避免使用含有有害凝集素的物質。小小提醒，A 型和小程度上的 AB 型人，做好素食者吧！

有一些飲食已開始關注減糖趨勢，簡單來說就是避免攝取碳水化合物，而有些飲食方法則無法維持代謝，甚至有害。儘管我是植物抗氧化劑的忠實擁護者，但我並不支持果汁排毒。很多人問我這個流行趨勢，因為被肝臟和腎臟「排毒」的想法所吸引。這種方法表面上聽起來不錯，但當我查看相關食材時，設計這套方法的人顯然不太了解排毒的原理。在適當的支持和遺傳學的幫助下，人體其實已經很善於排毒了。關於食物對人體排毒機制影響的研究結果顯示，天然食物對微生物群的作用最強，效果最能彰顯。雖然最初體重可能會減輕，畢竟它每天會消耗掉約 1000 卡路里——但從長遠來看，這些類型的飲食都弊大於利。

除非採取個性化飲食，否則即使是適合你的飲食，都可能會犯下大錯。**最佳減肥飲食法的底線就是從個性化的營養著手。**由於血型飲食是針對身體的細胞組成量身訂製，因此即使某些食物可能會對另一種血型的人產生不同的影響，特定的食物也會促使體重增加或減輕。但在這方面，食物沒有好或壞的差別，只有適不適合你的血型。

某一國家電視台節目曾經進行過一項，針對「血型飲食」對減肥實驗潛力測試。對 O 型羅倫的飲食，以有機精肉和蔬菜為特色；至於 A 型麥奎的飲食則習慣偏愛全穀物、蔬菜和大豆食品。兩週結束後，羅倫減

輕了約 3.2 公斤，而麥奎體重則下降 3.6 公斤。這個結果讓眾人大吃一驚，顯然兩種截然不同的飲食效果，同樣令人滿意。

　　如果採取適合自己的血型飲食，則可以讓體重下降。而且在這過程中，您會感覺良好，不會感覺失去什麼、不會生病、不會昏昏欲睡，就像找到一把正確開啟鎖頭的鑰匙一樣。不僅科學，還有成千上萬個成功的案例分享，就是最好的證明。

個性化飲食

　　我能理解人們對食物所產生的焦慮，以及面對新飲食法的擔憂。典型的現代減肥飲食軌跡大致是：剛開始會感到興奮和熱情，接著是對早期結果的期待，隨後困難接踵而至，然後是害怕擺脫飲食的恐懼，於是宣告屈服和放棄飲食，最後體重再度增加。這是一個通用的公式，你可以為整個過程申請專利。血型飲食遵循不同的軌跡，它涉及的痛苦少很多，但成功卻多更多。

　　我常說血型飲食本身並不是一種減肥飲食，它是最佳健康與性能的飲食。當然，如果你需要減肥，遵循血型飲食的自然結果就是減肥。它不是拿減少幾公斤作為噱頭，而是恢復身體的自然設定值。這種飲食方法和體重有關，主要是它能幫助身體找到並維持理想的體重。對某些人來說，意味著體重自然減輕。對其他人而言，可能包含肌肉保留。

　　許多頂級時裝模特兒也都採用血型飲食法。你可能會說，「當然！」還有什麼能比時裝模特兒更能體現出對文化的痴迷呢？但是這些女性（有時是男性）說，在根據自己的血型進行飲食和執行過程中，他們得到了健康和幸福，這讓他們成功完成了艱苦的工作。對他們而言，**血型飲食是拒絕飢餓的一種方法，是一種允許他們看起來和感覺最好的生活方式。**他們當中有許多人告訴我，就一個以絕望和不健康飲食為特徵的

模特兒職業來說，血型飲食無疑地是個巨大的突破。

健身教練賈斯汀・吉爾班德（（Justin Gelband）與許多「維多利亞的秘密（Victoria's Secret）」的模特兒一起工作。當他看到他的顧客依照自己的飲食類型正確飲食時，不僅變得更健康，而且精力充沛、身心平衡，因此他也成為「血型飲食」的擁護者。他注意到這些模特兒因「血型飲食」感覺更好，皮膚看起來更緊緻白淨，消化好、新陳代謝更有效。吉爾班德曾經是個不相信飲食的人，因為他親眼目睹飲食造成許多身心上的破壞。但血型飲食顯然不同，**這是一項與身體「合作」，而「不是對抗」的飲食計畫**。我很高興聽到他的推薦，但並不感到驚訝，無論你是誰，血型飲食都具有完全相同的效果。

適合你的類型

從事減肥的大多數人會認為，減肥就是限制進食的暫時過程。他們會為一段時間的犧牲做足準備：減肥是自己一個人玩的遊戲，為自己的渴望而奮鬥。這是一種痛苦的方法，也是為什麼大多數人認為這種節食方法「不真實」的原因。遵循血型飲食的人形容這種感覺對他們來說是「正確的」；也許他們注意到自己的消化更加順暢——飯後不再感到腹脹、更具規律性、胃灼熱感消失，精力更充沛，在減肥過程中沒有感覺到這些痛苦。對他們來說，減肥是首要目標，但期間的美好感受才是讓他們認為最快樂的。

減肥不存在於虛幻縹緲之間，唯有身體本身是健康的情況下，才能擁有最健康的體重，這是許多減肥飲食所忽略的事實，但這樣的生化過程是明確的。減肥的動能與你是否遵循基因改造的飲食所做出的身體變化有關。

如果要提升能量和排除有毒的食物，讓身體產生巨大的改變，首要

任務就是嘗試沖刷掉已經存在的毒素；這些毒素主要存在於脂肪組織當中，因此消除毒素的過程就意味著要消除脂肪。

根據血型，某些食物的凝集素活性可能會導致以下問題：

· 消化道內壁產生臭味。

· 干擾消化過程，引起腹脹。

· 食物新陳代謝的速度減緩，因此無法有效地燃燒卡路里獲取能量。

· 損害胰島素的產生。

· 破壞荷爾蒙平衡，導致水分滯留，以及甲狀腺疾病和其他問題。

例如，食用了一定數量含小麥的食物後，O型和A型血液都會出現腹脹以及其他消化問題，其中原因可能不是簡單的食物不耐症可以解釋。胃和腸壁上附著有敏感接受器，這些接受器與小麥中的凝集素相互作用，並對其產生反應。起初你可能會覺得小麥凝集素所產生的交互作用只是輕度的消化問題，或食用不適合的食物後會感到無精打采。但隨著時間流逝，結果是健康狀況不斷惡化，能量損失和體重增加。

好消息是，透過消除這些標的食品並更換成更適合血型的食物後，你會開始體會到身體清瘦以及精力充沛的優點。

如我們所見，有愈來愈多的研究顯示，消化道微生物群的改變與代謝性疾病（包括第二型糖尿病和肥胖症）有關。食物中的許多凝集素會破壞腸道菌群的平衡，導致胰島素抗性，進而增加體重。血型和分泌物腺在調節消化道的整體特徵方面，扮演著重要的角色，包括影響許多菌株的出現和頻率。

胰島素激素控制身體代謝食物的能力，並將其轉化為能量。當你進食時，胰腺會釋放胰島素到血液中，透過從血液到條紋肌和脂肪組織促進葡萄糖的吸收，調節碳水化合物和脂肪的代謝。當身體系統達到平衡時，一切都會正常運作——因為胰島素的工作任務一旦完成，反饋信息

就會發送到大腦,然後通知胰腺切斷胰島素的產生;在沒有新的胰島素產生的情況下,循環中的胰島素會逐漸減少,於是循環再次開始。

如果身體無法使用以此目的而產生的胰島素,結果就是所謂的胰島素抗性。胰島素抗性常見於體重過重的人身上,如果正常分泌的胰島素量不足以將葡萄糖轉移到細胞中,細胞因此對胰島素做出「抵禦」的行動;久而久之,血糖值上升,第二型糖尿病和心臟病就可能找上你。但這是可以避免的,透過運動和良好的飲食習慣,可以幫助你維持健康。

飲食中的凝集素顯示出它在人體脂肪細胞上與胰島素的相互作用,它會造成正確信號傳導和功能的損壞。當食用含有凝集素與組織反應不正常的食物時,就可能誘發胰島素抗性,這通常是由血型所控制。有些凝集素含有胰島素,像是影響脂肪細胞受體,該信號指示脂肪細胞將卡路里儲存為脂肪。在這種情況下,脂肪細胞將永久癱瘓,僅能儲存脂肪而不能釋放脂肪。這就解釋了為什麼某些人可以透過高醣飲食來增加體重。但導致體重增加的並不是食物中的卡路里或脂肪、蛋白質和碳水化合物的比例(相較於脂肪的卡路里含量,大多數碳水化合物要低得多),而是食物本身內含的凝集素其模仿天然激素的作用,才是導致體重增加的原因。

最佳體適能

人們最常問我的問題就是,血型飲食是否能執行卡路里的工作?我的答案是:**是可為而不為之**。如果所有的飲食充其量只是限制熱量攝取,那麼血型飲食將喪失其最大的優點:**維持活性組織的質量**。如果飲食是以限制卡路里為基礎的狀態下進行,那麼就會失去體內脂肪,但這是愚蠢的想法,因為你還會失去部分身體燃燒熱量的活動組織水準(肌肉和器官組織)。**透過減少體內脂肪達到減肥效果確實不錯,但是利用**

減少活躍的組織來達到減肥卻是適得其反。如果根據自己的血型正確飲食，實際上就能獲得活躍的組織，進而增加基礎代謝率，燃燒掉多餘的脂肪，而不會失去任何肌肉。如果遵循血型飲食，那麼體重就會穩定下降，同時維持或增加活動組織的品質水準。

當身體正常運作時，透過日常活動、規律的運動以及飲食，自然能增強肌肉組織。人體的自然循環包含肌肉蛋白質偶爾會進行分解以獲取能量，這種過程稱為蛋白質轉換。身體處於合成代謝（肌肉生成）和分解代謝（肌肉分解）的連續循環變化，在這兩個交替過程尋求自然平衡──合成代謝優先。其實這兩種狀態是透過選擇的飲食型態來補充和支援的。

許多採用傳統減肥方法的人，天真以為吃那些熱量少的輕食就可以讓體重下降。從長遠來看，情況恰好相反。研究顯示，飲食中導致的體重減輕以及暫時性的脂肪減少，通常指的是肌肉。大量減少熱量飲食會導致身體陷入飢餓和養護模式。這類的飲食或一天中長時間不進食，實際上會讓肌肉燃燒，產生分解代謝以儲存能量。**肌肉是代謝活躍的組織，需要靠大量的卡路里來維持**。當你嘗試減肥時，保持高比例的活動組織尤為重要；由於限制卡路里的飲食無助於增加活動組織水準，因此代謝率會保持不變或下降，因此當你恢復正常飲食之後，反而會讓減少的體重再度恢復，甚至比以前更重。

因此，吃得少或減少食用餐數將和您預期的結果完全相反。**吃得少，身體的新陳代謝就會減緩，吃下去的食物就更難以代謝。少量多餐和營養豐富的膳食愈多，新陳代謝就愈有效**。事實上，這是可以計算的；以休息（基礎）代謝為起點，吃下去的食物經過消化、吸收和加工後所需額外消耗的熱量，被稱為「食物熱效應」（themic of feeding; TEF）。

無庸置疑的，不同的食物對 TEF 的影響也不同，因此這也是為什麼要根據你的血型來制訂個性化飲食的原因。

　　一項重要研究說明了，正常休息 6 小時的代謝約燃燒 270 卡路里；一餐中若只吃一種碳水化合物或脂肪時，同樣的時間內燃燒的熱量則為 290 卡路里（多出 20 卡）。有趣的是，若只單獨食用蛋白質，則受試者在 6 小時內燃燒了 310 大卡的熱量（多出 40 卡）。看來，單一攝取蛋白質所產出的熱量就比僅食用脂肪或碳水化合物多出兩倍。

　　身體需要蛋白質來維持和增強肌肉；但哪種類型和多少蛋白質才適合你？血型飲食不僅是理想的飲食指南，能提供適合你的理想蛋白質來源，也告訴你攝取的合適份量。研究顯示，通常間隔 2 ～ 3 個小時用餐，每餐食物都包含優質蛋白質，就足夠維持肌肉組織發展所需的營養。

壓力——重量循環

　　你會發現，在個性化的血型飲食當中，有關減重的藥方有運動與壓力管理。你可能知道，太多的壓力對身體有害。簡單來說，**所謂的壓力，就是生活需求超出滿足能力時的感受。**你知道壓力也會促進體重的增加嗎？此外，如同你吃的食物一樣，因為血型不同，對壓力的反應以及因應的運動要求也會有所不同。

　　關於運動的古老格言「一分耕耘，一分收穫」，這對血型的具體建議完全不適用。根據不同的血型，壓力的回應也不同，因此提供的運動建議也不同。這些我會在血型飲食中提到，你會發現其中蘊含著重大的差異。

　　所以，適度的運動鍛鍊，但不要過度。如果你過度運動，尤其是在適合你的血型運動方案中，你會實際體驗到「你仍然超重自我」的諷刺意味。

理想體重

刻度上的數字只是公式的一部分；除了站上磅秤之外，還有兩種方法可以幫助你判斷理想的體重——腰圍和身體質量指數（BMI）。

腰圍

腹部脂肪的測量，是檢查導致肥胖、糖尿病和心臟問題等不健康體重的指標。正確測量腰圍的方法是，身體站直，將量尺放在腰上（髖骨上方），女性超過三十五英吋，而男性超過四十英吋就屬於不健康。

身體質量指數（BMI）

這是根據身高和體重測量人體脂肪的簡單方法。將你的體重（公斤）除以身高的平方（以公尺／米爲單位）。對於度量衡不是採公制的美國人或其他人，則需要借助計算機做公、英制轉換：

❶ 將英吋爲單位的身高轉換爲公尺（除以 39.37）；例如身高 72 英吋，換算爲公尺則爲 1.83 公尺（72÷39.37）。

❷ 將英磅爲單位的體重轉換爲公斤（除以 2.2）；例如體重 150 磅等於 68.2 公斤（150÷2.2）。

❸ 計算身體質量指數 BMI。亦即重量（公斤）除以高度平方米所獲得的數字。以上述爲例，首先先將身高乘以兩次（1.83x1.83），即可得出 3.35，然後再用體重除以它（68.2÷3.35），所得到的 20.4 就是 BMI 值。

一旦知道你的 BMI 之後，接下來需要分析其結果：

BMI	代表意義
18.5 以下	體重過輕
18.5~24.9	體重正常
25.0~29.9	體重過重
30.0以上	潛在肥胖

　　對大多數人來說，BMI是了解體重狀態的實用指標，但對某些人來說（例如運動員）則太過於簡單，因為它假設多餘的體重都是脂肪。但是對運動員來說，多餘的重量通常是肌肉；因此，許多權威正逐漸放棄將BMI作為肥胖症的決定性指標。但由於腰圍幾乎是脂肪組織，因此以腰圍做為衡量體重的指標就更加明確。另外，你也可以在看醫生或上健身房時，進行體脂百分比的測量。

個性化減肥秘訣

　　本書稍後將詳細介紹適合你的血型所需要的正確飲食。但我們要先將重點放在減肥上，以下我先快速總結血型是如何增加和減少體重的。

O 型

造成 O 型體重增加的主要因素是：

· 胰島素抗性
· 腸道菌叢不良
· 甲狀腺激素失衡
· 肥胖遺傳

　　基因遺傳提供 O 型結實、苗條、具生產力、長壽和堅韌的機會。 如果因為不良的飲食習慣、缺乏運動、不健康的行為或壓力過大而導致 O 型認知有所差池，那麼就會遭受負面的代謝影響，包括胰島素抗性、甲狀腺活動減緩和體重增加。身為 O 型人，你可能還容易罹患某些疾病，例如：甲狀腺失調，可能因此影響體重的控制。O 型人發生甲狀腺不穩定的情況很常見，而且經常出現缺碘的症狀，碘對甲狀腺的正常活動很重要。甲狀腺功能失衡會導致許多負面的健康影響，例如體重增加，體液滯留、掉髮以及倦怠。

　　最佳飲食的關鍵在於血型的歷史藍圖。O 型等於行動的延伸，這種特質會表現在新陳代謝、消化和免疫系統上。當你食用瘦肉、不含化學物質的肉，以及健康的水果和蔬菜時，身體自然保持精實，而且充滿活力。另一方面，穀物——小麥麵粉——會損害你的自然狀態，導致體重增加，引起其他代謝併發症。因此限制穀物、麵包、豆科植物和豆類，是 O 型人減肥策略的一部分。

因此，在飲食中加入大量優質蛋白質可以成功甩掉多餘的體重，增加活性組織，並提高新陳代謝率。所以高蛋白飲食能讓 O 型人的體重迅速下降，並且燃燒掉多餘的脂肪。

為何 O 型人可以透過吃肉來減肥呢？主要在於對舊石器時代的遺傳記憶。遺傳基因對肉的依賴。肉是早期生存的關鍵，經過編碼演繹後成為血型控制的各種基因，但並不是所有的血型都適用；唯有更高水平的胃酸才可以有效地消化和代謝肉類和脂肪。特別是，O 型人的腸內鹼性**磷酸酶**（IAP）水平是正常水平的三倍，能幫助分解蛋白質和脂肪，因此更容易消化和代謝食物。

血型飲食最具爭議的地方之一是它建議 O 型人（以及某種程度上的 B 型人）將紅肉做為其飲食的關鍵組成。由於對動物飽和脂肪的合理關注，許多當前的營養指南都將「肉」予以妖魔化，因為它常和心臟病、癌症以及其他疾病息息相關。尤其顧慮到大多數店鋪或餐館所提供的傳統肉品：通常是富含化學物質的脂肪類肉品，包括火腿和培根等這些高蛋白、低碳水化合物，常常不分青紅皂白地被鼓勵大量食用，因為能消耗肉蛋白，形成「生酮」狀態，因為在這種狀態下，人體會燃燒所謂的「棕色脂肪」。一開始，大量攝取肉蛋白可能會讓體重有明顯下降的趨勢，但它最終會變得不健康而且會適得其反，並對肝臟和腎臟帶來巨大的負擔，對心臟也會造成不適感。一旦停止這類飲食之後，體重就又會恢復。

20 年前這本書在初版時曾提出一項建議，亦即僅食用有機、草飼和自由放牧的動物蛋白來源；但這種主張在當時引起了不小的騷動，因為當時幾乎沒有地方可以找到草飼肉品。當然，現在它們已成為超市和餐廳常見的食物

我並不是鼓勵所有 O 型人去牛排館都要大啖十六盎司的肋眼牛排。我們現在吃的肉都太肥膩了，它會和激素、抗生素以及其他化學物質互相碰撞。我為 O 型人推薦的是有機、不含化學物質的瘦肉，去除所有可

見脂肪，並且有限度的食用。

O型人的祖先們生存的主要途徑取決於，維持高水平的活躍組織狀態以及低百分比的體內脂肪。那也是你的本性——只要保持適合自己類型的飲食習慣。但當你偏離這條道路，食用凝集素的食物，就會阻礙你的能量來源，就容易出現胰島素抗性和體重增加。這些食物會通知身體將這些卡路里發送到儲存槽，鎖住後再使用。最終造成能量耗盡，儲存的脂肪導致液體滯留，以及新陳代謝變慢。

造成O型人體重增加的最大飲食問題是小麥胚芽和全麥產品中的麩質。因為它在新陳代謝的過程中與酮症是完全相反的狀態。麩質的凝集素不但不會讓你的身體處於高能量狀態並保持苗條，反而會抑制胰島素代謝，從而干擾卡路里的有效利用。**所以食用麩質產品就像汽車加錯了汽油類型，不但無法推動引擎，反而會造成阻塞。**我見過超重的O型肥胖者，他們嘗試過各種飲食最終宣告失敗，但最後只是單純地在飲食中避開小麥，就能迅速達到減肥效果。

不過，如果減肥是你的首要目標，那麼小麥麩質並不是唯一的罪魁禍首。某些豆科和豆類，特別是小扁豆和腰豆，含有沉積在肌肉組織中的凝集素，會使肌肉組織呈鹼性，並減少體力活動的「電荷」。但O型人的肌肉組織要處在弱酸代謝的狀態下，他們的肌肉才會精瘦，也才能更快地消耗熱量。

O型人還容易有甲狀腺激素偏低的情況，這種疾病稱為甲狀腺機能低下症。這可能是因為腸道菌——微生物群失衡所造成的。酵母菌（念珠菌）過度增生或腸道中某些非血液友好型細菌菌株，因錯誤的免疫系統而攻擊甲狀腺。我看過許多O型患者只是簡單的改變飲食，就解決了自體免疫性的甲狀腺疾病的案例。食用O型人的特色食物可以支持甲狀腺功能，並阻止腸道中拮抗菌的生長。

O型人也容易產生發炎的情況。其中原因目前仍不完全清楚，可能

與他們的雙管抗血型抗體有關；或者是之前所說的，微生物群失衡。科學家發現發炎與體重增加有直接的關係，因為它會破壞負責平衡能量的瘦素荷爾蒙。因此，O型人減肥計劃也是抗炎計劃。

　　為了有效控制體重，除了食物比例與選擇瘦肉外，某些食物對O型也是有功效，同時要避免其他食物的阻礙作用。以下提供快速入門指南：

O型人─減重地雷食物	
觸發發炎	小麥、玉米、牛奶和乳製品，腰豆，小扁豆，培根，白豆、馬鈴薯、番茄、玉米油、加工食品（瓜爾膠、鹿角菜膠）和花生油
促進菌叢不良（腸道中拮抗菌的生長）	牛奶、玉米、馬鈴薯、大黃和橙橘
引起腸漏	番茄、玉米、牛奶、醋、咖啡、蘆薈和大麥
損害甲狀腺正常功能	甘藍、孢子甘藍、花椰菜和芥菜
與代謝激素產生交互作用	小麥、腰豆和白豆

O型人─減重推薦食物	
減少發炎	富含不飽和脂肪酸 Omega-3 的魚（鱈魚、大比目魚、紅鯛魚、鱒魚）、核桃、榛果子、亞麻籽油、歐洲防風草根、豌豆和鳳梨
促進腸道菌叢健康成長	洋蔥、四季豆、綠花椰、闊葉苦苣、菊苣、瑞士甜菜和羽衣甘藍
增加活性組織塊	牛肉、羔羊肉、小牛肉、羊肉和水牛肉
促進甲狀腺正常功能	薑黃和海菜（海帶、蒔蘿）
修復腸漏	菊苣、洋蔥、豌豆、梅子、舞茸，甜菜葉、羽衣甘藍和蠶豆

A 型

造成 A 型體重增加的主要因素為：

· 動物蛋白質分解無效
· 飽和脂肪代謝不良
· 腎上腺激素失衡
· 血液和細胞黏度更高的趨勢
· 細菌過度增生

A 型人的血液消化特性發展的主要因素，即對植物蛋白飲食的適應性，可以追溯到很久以前的生存鬥爭，一個充滿動盪與不確定的黃金年代。隨著當地資源的枯竭，人類冒險遷移到更遠的地方，接觸新的動植物，並進行適應和體驗；種植穀物和圈養牲畜改變了一切。第一次人們放棄狩獵採集者手工製作的生活方式，並建立了穩定的社區。隨著時間的流逝，靠著充分利用碳水化合物作為營養素需求的來源，於是 A 型誕生了。今天在 A 型人的消化結構中仍可觀察到這些生物學上的適應性。**相較其他血型 A 型人的腸道澱粉分解消化酶水平較高，特別是對於碳水化合物可以緩慢且有效地消化；微生物群也更適合植物性飲食。**

在某些方面，A 型的飲食結構幾乎與 O 型相反。**A 型吃紅肉會造成消化不良且無法適當吸收，因為胃酸降低和缺乏脂肪分解酵素，因此會阻礙新陳代謝。**由於 A 型血液的消化道是為了要更加適應農業化，以植物為基礎的生活方式而開發的，因此，最佳減肥飲食為富含全穀物、蔬菜和植物蛋白。

在 1950 年代人們觀察到 A 型人為了因應動物性蛋白，會在胃中產生較少的**鹽酸**（HCI）。鹽酸會與蛋白水解酶一起將蛋白質分解成愈來愈小的分子，直到它們返回其原始的氨基酸結構單元。而胃酸不足會導

致蛋白質分解不完全，因此迫使消化道和免疫系統優先處理可能比營養更具有致敏性的「半熟」大分子。A 型人腸道**鹼性磷酸酶**（IAP）的含量較低，而 IAP 是參與消化動物蛋白中的脂肪。有一項研究顯示，A 型人的 IAP 水平僅為 B 型人的三分之一；而另一項研究則驗證了，事實上，A 型抗原在消化道中的 IAP 是關閉的。

　　這種消化不完全可能導致某類有毒分子的產生，並損害血管脆弱的內層，而且這些毒素中有很多是扮演——向細胞發出信號，將能量存儲為脂肪的因子。在許多新陳代謝方面，A 型人也和 O 型人完全相反。雖然動物蛋白會迅速增加 O 型人的活性組織，增加新陳代謝的速度，但它們對 A 型人的影響卻大不相同。或許你已經注意到，相較於食用動物蛋白，**A 型人在食用紅肉時更能感受到呆滯且精力不足。食用動物蛋白還會導致血液變得更濃稠和具黏性，血液循環損害並增加罹患心血管疾病的風險。O 型人將動物蛋白轉化為肌肉；A 型則是將它轉存為脂肪。**如果你是習慣在飲食中添加大量肉類的 A 型者，那麼切換到「血型飲食」將是一個很沉重的選擇。但當這些消化不良的食物都消失了，體重自然很快就能減輕。

　　對 A 型素食主義者而言，就是必須消除所有加工和高度精製的食物，因為你對此類食物中的化學物質尤其敏感。

　　儘管你可以飲用適量的發酵乳製品，例如優格——縱使它是有益的，但總體而言，乳製品會引起微生物群的失衡。這是因為牛奶中的其中一種醣為半乳糖，亦即 B 型抗原。飲食中大量的半乳糖會刺激代謝的細菌；但這種細菌是比較適合 B 型人而不是 A 型人。此外，許多乳製品的飽和脂肪含量很高，這種脂肪會損害心臟，並且導致肥胖和第二型糖尿病，這都是影響 A 型人的主要因素。但是豆漿及其相關副產品的性能非常好，也適合 A 型人。它的附加好處除了能夠提供大量的蛋白質以外，還可以調節血糖以及保護脆弱的動脈內壁不受損害。

　　小麥是 A 型人飲食中的混合因素。雖然小麥適合 A 型人，但必須注意不要吃太多，否則可能會增加發炎機會。如果你在開始執行「血型飲食」之前已經吃了大量的小麥食物，那麼在飲食的前兩週或三週內可能需要遠離小麥產品，這樣可以讓消化道暫時喘口氣，使其修復和再生。一旦腸壁變堅固之後，只要沒有確鑿的證據證明你不耐麩質，那麼就應該能夠在飲食中忍受合理份量的小麥食品。**麩質不耐症是由基因決定的與血型無關**；因此，如果你的醫生發現你患有麩質問題，那麼仍然需要尋找替代品。

　　1970 年已有研究指出 A 型人的血液比較粘稠，**而且這種特性通常伴隨著壓力和疾病而加速**。因為 A 型人擁有較高的第八因子（factor VIII；**凝血因子**）。第八因子對適當的血液凝結很重要，甚至在正常情況下，A 型人的第八因子也比其他血型還高出 30%。**因為第八因子是造成血管壁發炎的原因之一，而且與動脈硬化息息相關**。因此食用富含動物蛋白的食物會增加第八因子並導致心血管疾病。而 A 型人除了血液黏度較高之外，**他們的細胞也有較高黏度的傾向**。使用一種生物阻抗分析儀設備，我們測試了數千名患者，以確定細胞內和細胞外水的百分比。體重過重的 A 型人細胞外的水份比細胞內還高，屬功能失調的細胞。理想的細胞內水份值大約是 55% ～ 60%，細胞外水份則是 40% ～ 45%；例如在適當水合的細胞中，充當信使的分子約需 4 分鐘，能從細胞核移動到目標位置；但對於脫水細胞則可能需要幾個小時；這將對代謝產生重大影響，因為正常的細胞反應必須快速且有效。

　　A 型人飲食的建議在降低壓力。除了壓力對血液細胞黏度的影響外，另一個需要關注的領域是**控制壓力激素（稱為皮質醇）**，一種負責戰鬥或逃跑反應的化學物質。除了其他破壞性的影響外，研究顯明高皮質醇和體重增加也存在著直接關係。**皮質醇增加會降低瘦素的活性，而瘦素是調節能量和食慾所需的激素**。研究顯示，與 O 型人不同，O 型

人在對應壓力時皮質醇會迅速升高；但 A 型和 B 型的皮質醇升高的速度較緩，但持續升高的時間較長——這是最危險的相關特徵。**不良的睡眠習慣、過勞和緊張的環境，都會導致腎上腺激素失衡和體重增加。**

除了食用各種健康、優質高脂肪以及均衡的蔬菜和穀物外，一些對 A 型人有益或具有阻礙效果的食物仍需要標示出來，以下是快速入門指南：

A型人─減重地雷食物	
無效的動物蛋白和脂肪分解	紅肉（牛肉、羊肉、小牛肉）、豬肉、內臟肉、甲殼類（龍蝦、蟹）、貝類、熱帶和加工過的油，以及高脂乳酪
血液和細胞黏度升高的趨勢	醋、橙橘、乳製品、蒸餾酒和瓜爾豆膠
細菌生長過度	馬鈴薯、地瓜、黑胡椒、白豆、橙橘、腰豆、利馬豆（皇帝豆）和乳清

A型人─減重推薦食物	
智能蛋白質選擇	大豆、沙丁魚、鯛魚、蝸牛、可接受的豆科植物、豆類和堅果
降低細胞黏度	檸檬、水，鳳梨、藍莓、黑莓、綠茶和可接受的油（橄欖、亞麻籽、核桃）
控制和平衡微生物	菊苣、蒲公英、油菜花（球花甘藍）、蠶豆、梅子和菇類

B 型

造成 B 型體重增加的主要因素是：

· 凝集素敏感性
· 肝排毒功能障礙
· 過度同化傾向
· 微生物基因組群失衡

我經常將 B 型人形容為「異質」，這意味著它有時混和著類似於 O 型的多種特徵，但通常又有自己獨特的一面。B **型人有巨大的延展遺傳潛力，而且在多變的條件下能夠茁壯成長**，不同於 A 和 O 型在光譜的兩端，B 型人是流動的，能夠隨著群集（連續體 continuum）往任何方向移動。我們可以很容易發現，為了平衡動植物王國的兩股勢力，這種靈活性讓早期 B 型人從中獲得利益。同時也極具有挑戰性，因此造就了 B 型人對可能遭受擊倒威脅的敏感性很高。但就像一把精心製作的斯特拉迪瓦里小提琴一樣，B 型人在健康的情況下，通常會設法在對立的兩股力量之間，精算出微妙的平衡。

血型 B 型的人對凝集素非常敏感，當我和 B 型人談到有關他們的減肥食譜時，提到的第一件事就是從飲食中去除雞肉。他們通常會說在放棄吃雞肉之前，自己都沒有注意到這會讓他們感覺這麼糟糕。這對健康意識比較強的讀者來說或許是矛盾的，因為任何民族飲食中普遍存在著雞肉，而且一般認為雞肉比其他肉類更沒有脂肪、更健康。但不幸的是，因為你是 B 型血，所以情況並非如此。

食物中的凝集素，例如玉米、小麥、扁豆、蕎麥和花生等對減重也有所阻礙。如果你的節食食譜中有這些，那麼你的體重很難減輕。因為這些食物都有不同的凝集素，都是會影響代謝過程中的效率，導致疲

倦，液體滯留，使進食後的血糖嚴重下降，稱之爲「低血糖症」。

造成這種狀況的原因，目前不完全清楚。我們只知道，**再進入全身循環系統前，許多能夠穿過腸壁的凝集素會先到達肝臟**。肝臟的排毒區充斥著半乳糖和半乳糖樣糖，它們也會重組你的血液型態。**由於肝臟是人體的主要代謝器官，因此這些凝集素可能在肝臟問題中產生某些作用，例如 B 型肝炎。**

而其中一種可能的機制，因爲它和肝臟的排毒過程有關。通常，消化吸收的產物會透過門靜脈從腸道傳遞到肝臟。這種流通就像兩國之間的邊境站一樣，但從腸道吸收的所有物質並不是都對身體有益，例如顆粒病毒和細菌。爲了解決這個問題，肝臟有一組關防特務，稱之爲庫佛氏細胞（Kupffer cell，亦稱肝巨噬細胞）。這些清道夫細胞會四處遊走，吞噬飲食中具有危險或風險性的食物；但是在某些情況下，少數破壞份子可能會誘使這些肝臟守護者反應過度，以致於讓更多的壞傢伙長驅直入。例如邊防警衛隊，因爲過度留意旅客購買大量紀念品，以至於沒注意到販毒集團的貨物。除了明顯的代謝和免疫問題外，常見的後果通常是嚴重的疲勞和低血糖症（血糖過低）。

我的低血糖患者經常問我是否應該遵循少量多餐的建議，以防止血糖過低。我並不鼓勵這種做法，**因爲主要的議題不再於「何時」吃，而是吃「什麼」**。對 B 型人來說，某些食物的確會讓血糖下降。一旦停止這些食物的攝取，並開始正確採用屬於你的血型飲食之後，飯後的血糖就會保持正常。「少量多餐」的目的在於它干擾了身體的自然飢餓信號，**或許一開始你會發現自己一直處於飢餓狀態，但如果情況是發生在減肥期間，這種飲食方法就是阻力，而不是助力了。**

B 型人潛在的另一個問題是飲食中的營養過剩。你可能已經察覺到這種現象：**兩個人吃相同的食物；一個體重增加了，但另一個保持不變，甚至減輕**。計算卡路里的理論何其多！而我們知道這種結果是眞實的，

甚至可能知道其中原因。**就像愈來愈多的健康問題一樣，癥結點在微生物群。**我們已經討論過血型如何影響居住在我們腸道中的細菌菌株（微生物組），儘管微生物群上的殘留痕跡仍處於起步階段，但腸道中的某些細菌變形會產生酶（酵素），並對食物進行分解作用。這些酵素其中一類是葡（萄）糖苷酶含有一種稱為 α-葡糖苷酶，能將澱粉消化成單醣。**許多細菌菌株都能產生 α-葡糖苷酶，而且這類菌株都喜歡駐留在 B 型人的腸道中。**

腸道中的 α-葡糖苷酶活性過高會產生具有超吸收和代謝能力的**超級同化激素**（hyperassimilator）。它通常會從未經加工的食物中吸收額外的營養成份，例如抗消化性澱粉和纖維。正常的吸收不會將其轉化為醣（和卡路里），但超級同化激素會這麼做。我觀察到這是 B 型患者最常見的一種特徵，當我用抑制 α-葡萄糖苷酶的藥物治療肥胖或超重的 B 型患者，經過幾天的消化系統紊亂（主要是脹氣和腹脹）後，體重便會開始下降。

在所有血型中 B 型最能從各種食物中獲益，尤其乳製品。已有證據顯示，牛奶中乳清蛋白質含量最豐富，是一種適度的 α-葡糖苷酶抑製劑；此外，眾多研究也對乳清用於肌肉組織的增加與提升代謝率，因此大力推崇。不過，有些人可能也會遇到乳製品的問題，但那是因為遺傳乳糖酶（分解乳糖所需的酶）數量不足所致與血型無關，所以你必須親自體驗才能面對這個挑戰。

B型人—減重地雷食物	
凝集素敏感	雞肉、玉米、蕎麥、小麥、芝麻、黃豆和黑麥
肝臟排毒功能障礙	扁豆、黑豆、豇豆（黑眼豆）、綠豆、朝鮮薊和蘆薈

過度同化傾向	花生、番茄、黃豆、腰果、玉米、玉米澱粉、黑胡椒、罌粟籽、花豆、麥芽糊精和大黃
微生物群失衡	高粱，花生，蔗糖，葡萄糖，卡拉膠，蒸餾酒和金合歡（阿拉伯樹膠）

B型人─減重推薦食物	
阻礙凝集素敏感度	養殖乳製品，意大利乳清乾酪，克菲爾（優格的一種），乾酪，莫札瑞拉乾酪，農民奶酪，菲達起司（山羊乾酪），印度奶酪
建立活性組織塊	大比目魚、鱈魚、鯖魚、沙丁魚、羊肉和兔肉
改善肝臟功能	芥菜、甜菜、綠茶、甘草根茶、歐洲防風草、咖哩粉和薑根
鈍化超級同化傾向	菇（蘑菇、金針菇、舞茸）、乳清、藍莓，抱子甘藍、黑莓和葡萄
平衡微生物群	啤酒酵母、糖蜜和甘藍

AB 型

造成 AB 型體重增加的主要因素是：

- 細菌過度增生 / 營養不良
- 細胞信號問題
- 壓力
- 凝集素敏感性

哈布斯堡王朝有一個有趣的座右銘，可以輕鬆地應用於 AB 型人的新陳代謝上：「把戰爭留給他人吧！但你是幸福的奧地利人，要結婚。」關於體重增加，AB 型反映了 A 和 B 基因的和諧結盟，帶來了新的利益和一些意料外的問題。我將 AB 型形象化爲查爾斯・福特曾經說過的「排除中間（excluded middle）」。任何「或多或少」的 A 型或 B 型特徵都是眞的，或對 AB 型人來說，它的相反「或多或少」也是確實的。

例如，**AB 型或多或少具有 A 型對植物蛋白的適應性，也或多或少遺傳了 B 型對肉類的適應性。因此，從功能的角度來看，AB 型很難特徵化。**另一個例子是 AB 型女性身高較平均水平高，但 AB 型男性卻比較低，這種稀有血型僅佔大多數人群的 2 ～ 3 個百分比；而這也是爲什麼我經常將它稱之爲「謎」。

我們都知道 AB 型人既具有 A 型和 B 型抗原，又缺乏任何抗其他血液的抗體；同時具有抗原和缺乏抗體，通常意味著很容易忍受似 A 和 B 型食物與細菌，儘管有時候可能是錯的。但這種容忍度可能導致細菌過度生長和腸道微生物調控不良（稱爲營養不良）。有時這種過度生長可能導致大腸（通常裝有細菌的區域）裡的微生物群變得過大，並且蔓延到小腸上游（通常是無菌的區域）。這種過程就是所謂的「小腸細菌過度增生」（SIBO），對 AB 型人來說，這種情況非常普遍。

SIBO 不難診斷，用一個簡單的氫呼吸測試就能測出。只要給病人一點乳果糖的糖製劑，並在四個小時後記錄其氫呼吸的氣體量。讀數高表示上消化道發酵，而後期的陽性讀數則表示腸道中下消化道有發酵。任何可以發酵的地方就代表那裡有很多細菌。

讓 AB 型人有效減肥的一種快速方法就是處理 SIBO 的問題。有三種基本方法：

第一、盡量減少腸道中未消化或吸收不良的食物。

第二、重建腸道菌群。

第三、從來沒有成功過的方式（也是我最不喜歡的選擇），就是殺
　　　死一切，讓身體將其清除掉。

壓力對 AB 型人代謝的正常運作也有很大的影響。不像 A 型和 B 型在皮質醇方面的問題，**AB 型人面對壓力的方式和 O 型人非常相似，在面對壓力和緊張時會將多巴胺過度轉化爲去甲基腎上腺素。**去甲基腎上腺素是戰鬥或逃跑反應的一部分，因此我們認爲它主要與大腦和中樞神經系統有關。然而，腸道中也會產生大量的細菌。研究顯示，它可促進腸道各種不同微生物的生長，包括引起潰瘍的幽門螺旋桿菌（Heliconacter pylori）。

許多可能導致 A 型和 B 型代謝問題的凝集素也會在 AB 型人中產生類似的問題。儘管這裡我們再次看到了「排中」的定律：大豆所含的凝集素會對 B 型人帶來困擾，但對於 A 型人卻是有益；AB 型在這部分就比較像 A 型；而米對 A 型人是中性的，但對 B 型人卻是含有問題的凝集素，此時，AB 型人又偏向 B 型了。

雖然如此 AB 型也具有其他好處。由於 AB 型的免疫系統沒有相對的血型抗體，因此必須依靠其他方法來彌補這種不足。通常它會**仰賴一種具有相當效力，稱之爲殺手細胞的淋巴細胞（白血球）群。保持這些殺**

手細胞充滿活力和愉悅是緩解 AB 型人內在耐受性（讓外來入侵者不被發現）並建立更有效的免疫系統的好方法。

　　AB 型人代謝的另一個好處或許是仰賴體內最小分子之一，稱爲一氧化氮（NO）的化學物質。因爲它在組織中出現和消失得速度很快，以至於在 1990 年初期才發現到它對生物學的重要意義。**一氧化氮牽涉到許多生理和疾病的過程**，本書將在其他章節對其進行解釋。**它對免疫系統、神經系統和循環系統有著非常強大的作用**。就我們的目的而言，一氧化氮參與人體不同系統之間的訊息傳遞，使其訊息路徑得以因爲它而產生交流。AB 型人似乎很容易引發作用，而且飲食也能輕鬆優化其作用。這種優勢可能來自 ABO 基因以及與控制精氨酸（產生一氧化氮循環的一部分）規律基因之間的聯結有關。研究顯示，相較於其他血型的嬰兒，AB 型爲了增加血流量而接受一氧化氮治療的 NO 含量較其他血型少。

AB型人─減重地雷食物

凝集素敏感	雞肉、玉米、黑線鱈、比目魚、腰豆、綠豆、鷹嘴豆、芝麻、向日葵種子，皇帝豆，黑豆，爪哇豆，豇豆和蕎麥
過度增長趨勢	橙橘、卡門培爾乳酪、香蕉、蒸餾酒、葡萄糖、蔗糖、果糖、瓜爾膠、芭樂、芒果、卡爾膠、玉米澱粉，西米谷、小豆、蘿蔔、大黃、高粱和耶路撒冷洋薊
壓力／免疫失調	高粱、蔗糖、葡萄糖、瓜爾膠、蒸餾酒、阿拉伯膠、咖啡、阿斯巴甜和豬肉

AB型人─減重推薦食物

阻礙凝集素敏感度	優格、山羊乾酪、農民奶酪和莫扎瑞拉乾酪

建立活性組織塊	火雞肉、鱈魚、雞蛋（雞肉）、金槍魚、鮭魚、沙丁魚、石斑魚，豆腐和天貝
改善細胞信號	西瓜、咖哩粉、無花果、大蒜、洋蔥、小紅莓、綠茶、茄子、櫻桃、李子、橄欖油、花生、核桃、核桃油和黑莓
平衡微生物群	菇（蘑菇、波特菇、金針菇、舞茸），味噌，捲心菜，克菲爾，莧菜，蒲公英葉，西洋菜和啤酒酵母

　　每一種血型對某些食物都有其自體的反應。在下一章節中，你將找到每種食物的高規格指南，以及相關運動和補充的建議。在將自己的血型飲食合理化之後，請翻閱到第九章開始展開一項為期十天的血型飲食挑戰減重計劃吧。

第 4 章

血型的解答

　　你的血型依據抗原的種類，或有無抗原，都可以成為你搜尋健康與營養資訊的「準則」。有了這項血型所透露的資訊做後盾，你可以選擇屬於你的飲食、運動方針和保健的方式。言歸正傳，在進行血型飲食之前，需要採取以下幾個步驟：

1. 了解你是哪一種血型非常簡單。透過捐血或曾在軍隊中服役，那麼就會知道自己的血型；也可以透過訂購簡單的居家防護套組得知（參閱附錄六）。
2. 如果希望獲得更多資訊以幫助你遵循，了解你的分泌物者狀態，附錄六也有相關訂購分泌物狀態採集盒的資料。
3. 寫下有關你的血型飲食和減肥的首要目標，以及闡述如何達到成功的評量方法。例如：
   · 減肥
   · 血糖正常化
   · 降低膽固醇
   · 降低甘油三酸酯
   · 思路更清晰
   · 血壓正常
   · 減少過敏或過敏症狀
   · 減輕氣喘症狀
   · 更多能量
   · 更好的睡眠週期

　　· 慢性疼痛得以減輕或緩解

　　· 更強的肌耐力

　　· 減少季節性感冒和流感次數

　　· 減少腹脹和消化不適

4. 使用基本的測量方法觀察自我：在開始進行血型飲食之前，請先確認自己的 BMI、腰圍以及體重（參閱第三章）。如果患有慢性病，那麼現在更是記錄自己狀況（包括血液檢查）的好時機。

　　血型飲食計畫不是萬靈丹，但它是一條途徑，讓你可以恢復免疫系統的自然保護功能、重設新陳代謝的時鐘，進一步清除血液中危險的凝集素。事實上，想延緩老化現象與細胞迅速衰退，血型飲食可說是最好的行動。如果你有健康問題，這個計畫可以產生關鍵的差異性，根據病況的嚴重性以及遵守計畫的嚴謹程度，每個人都能從中獲益。那是我和同事們的經驗，我們曾將這套系統運用在數千位病患身上，從經驗看來，它完全符合科學概念。

　　在這一章，我會介紹一些你將在血型飲食計畫中看到的要點，包括各種血型的：

　　· 日常飲食

　　· 保健品建議

　　· 壓力與運動解析

　　· 性格相關問題

　　看完本章並檢查自己的血型飲食和健康計畫之後，建議你閱讀本書的第三部第十章，即能更完整認識血型計畫實際運用在醫療上的意義。

血型的日常飲食

血型飲食能夠恢復你天生基因的節奏。血型飲食的根基早在幾千年前就已經為我們準備妥當。如果人類能一直跟著天性本能走，我們現在的健康狀況或許會很不一樣。不過，人類的多元性和蓬勃的科技力量，終究干預了我們的生活。

我們都知道，為了有利於抵禦傳染病，早期人類大多為O型狩獵採集者；他們吃動物、昆蟲、野莓、樹根和樹葉。但在人類學會飼養動物及耕種作物之後，食物選擇的範圍就變大了，這個過程不見得平順、規律，因為不是每個社會都能適應這樣的改變。在許多早期的O型社會，例如密蘇里河谷的印地安人，從獵食吃肉變化到農耕飲食，他們的骨骼形態也跟著改變，蛀牙也第一次出現，他們的身體顯然不適應新來的食物。在其他社會中，從舊石器時代轉變到新石器時代，飲食的改變似乎也導致人類身材變得矮小，骨質密度也隨之降低。

即便如此，在經過一段長時間之後，傳統農耕飲食提供了豐富的營養，供養了一大群人，並且避免營養不良的情況發生。農耕與食物處理技術的進步，更進一步改變了糧食形態，讓食物離天然狀態愈來愈遠。比方說，二十世紀亞洲的新研磨技術讓白米精製化，進而導致腳氣病出現——這是一種缺乏硫胺的疾病——造成數百萬人死亡。

更近期的例子出現在發展中的第三世界國家，從母乳哺育變成奶瓶餵食。高度精製加工的嬰兒奶粉，反而使得許多小孩營養不良、腹瀉，因為他們缺乏透過母乳得到的天然免疫因子。

營養（或者我們吃的食物）對我們的健康狀況也會產生直接的衝擊，今天我們都能接受這樣的說法。但令人困惑也覺得矛盾的是，對那些關心健康的消費者來說，營養資訊反而創造了一個假想的地雷區。

我們到底該選擇遵守哪些建議？哪些飲食才是對的飲食？事實上，

想一意孤行選擇「對的飲食」就和選擇髮色或性別一樣是不可行的，因為屬於不同血型的「對的飲食」，早在好幾千年前就已經注定。

很多問題都是在於「一種米養百樣人」，這種輕率觀念的前提下產生的。我們可以看到某些人對某些飲食反應很好，但對某些人卻很差；但鮮少人曾針對這種結果去仔細思考——無論在科學或營養學上——是否是群體或個人的特性造成對各種飲食的不同反應。**一直以來，研究的重點都放在「食物的特性」，而不是檢視「人類的特質」。**

「血型日常飲食」之所以奏效，是因為每個人都能遵循根據自己細胞量身訂做的飲食藍圖，它很清楚、合理並經過科學研究與認證。

每種血型飲食都包括十二種食物群：
- 肉類與家禽
- 海鮮
- 乳製品與蛋
- 油品與脂肪
- 豆類與豆科植物
- 早餐穀物食品
- 蔬菜
- 水果
- 各種飲料、茶與咖啡
- 草本植物與香料
- 調味品，甜味劑和添加劑

每個食物群又分三種類別：高度有益、中性和不宜，大致定義如下：
高度有益：作用就像是良藥；能夠促進健康或者抵禦可能的疾病。
中性：作用就像是食物；能夠提供必需的大量營養素和熱量。

不宜：作用就像是毒藥；除了降低生理協調，或因爲血型之間的不同增加生病的機會。

每種飲食中都包含種類豐富的食物，所以不用擔心自己的飲食會因此受限。如果允許，請盡量多吃對自己高度有益的食物；中性食物也可以隨心享用，因爲從凝集素的角度來看，中性食物對身體並無大害，其所含的營養素也是均衡飲食的必需品。

在每種食物分類上方，你會看到一個如下的圖表：

血型O型的人	*每週建議量* · 如果你的祖先是……			
食物	每份分量約	非洲人	高加索人	亞洲人
所有建議海鮮	113～170公克	1～4份	3～5份	4～6份

* 各食物建議量表僅供參考，可根據祖先或種族習性調整。

根據祖先所做的份量建議，並非死板的規定。我的目的是根據對祖先特性的認識，提供一個幫助你進一步調整飲食的方法，雖然不同的種族、地理與文化的差異，可能擁有相同的血型。例如，祖先來自亞洲的人傳統上不碰乳製品，或可能沒有足夠的酶來消化乳製品，因此當他們在調整自己的消化系統時，不會馬上將乳製品放入日常飲食名單中。此外，這些調整也要考慮到每個人在身高與體重上的基本差異。如果你覺得有幫助，就請斟酌調整；如果你覺得沒必要，就不用理會。總之，試著爲你自己的計畫制定份量吧！

在每個血型飲食的後面會有三個樣本菜單和數份食譜提供參考，讓你將血型飲食融入生活中。每種血型都會對某些食物產生不同的反應，這些在屬於你的血型飲食中會有說明。在最初幾周請嘗試使用指南吧。

美國著名藝人李伯拉斯（Liberance）曾說過「美好的事情太多了！」但對血型來說並非如此。我發現許多人認爲最好的方法就是虔誠地食用有益的食物，雖然這可以讓你快速入門，但飲食中應包括足夠份

量、營養豐富的中性食品。**最好的方法是消除清單上的所有不宜的食物，減少那些可以取代高度有益的中性食物**；如此將能提供你均衡的飲食和更健康的減肥方法。

保健品所扮演的角色

你的血型計畫也包括推薦的維生素、礦物質及能加強飲食效果的草本保健品；然而在這個領域中，充斥著很大的困擾與錯誤資訊。**服用維生素、礦物質、異國食品和草本萃取液，在今日是一種流行。**一旦你進入某家健康食品店，很難不被陳列在架上的各種功能藥物與保健食品所誘惑。儘管大部分的膳食補充劑的製造商是有道德良心的，但使用劣質成份削減成本的不良廠商也是存在著；那些值得信賴的優質廠商所販售的高價配方，或許看起來不像網路上所找到的低價產品那樣吸引人；但高價的背後卻隱含著許多隱形的成本，例如微生物測試、穩定性研究和成份標準化。當心那些聲稱具有療效的保健品，心臟病、癡呆症、癌症和其他嚴重的慢性疾病，其行徑不僅卑鄙而且非法。**如同飲食**，如果能夠明智地使用個性化食品，那麼保健品的確可以對健康生活發揮作用。**如同食物**，營養補充劑並非對每個人都能發揮功效，每種維生素、礦物質和草藥在身體中都扮演著特定的角色。

你可能不熟悉「植化素」（Phytochemicals；**又稱植物生化素**）這個名詞，現代科學發現，這一度被稱為「雜草」或「草藥」的植化素，有許多都是高濃縮生物活性複合物的來源。這些複合物普遍見於其他植物中，但成份濃度相對少很多。許多植化素——我比較喜歡把它們想成食物濃縮物——都是抗氧化劑，其中好幾種的威力是維生素的數倍。有趣的是，這些植化素抗氧化劑都有驚人的組織偏好，那是維生素所沒有的。例如，奶薊草和薑黃的抗氧化能力是維生素 E 的數百倍，也很容易

儲存在肝臟中。這些植物對於肝臟發炎失調（例如肝炎與肝硬化）非常有益。食物和一些保健品當中的益生元和益生菌也能增進腸道健康，但最好也是根據你的血型來挑選。

專屬於你的維生素、礦物質與植化素計畫將使你的飲食更趨完善。

壓力與運動的連結

決定健康的關鍵不僅僅是你吃的食物，也要看你的身體利用這些營養素的方式，無論是好還是壞，關鍵都取決於「壓力」。壓力在現代社會占有一席之地。我們常聽別人說：「我壓力好大。」或「我的問題是壓力太大了！」確實，不受控制的壓力反應和許多疾病都有關。但很少人知道，削弱身體免疫系統而導致疾病的原因並非壓力本身，而是我們對環境壓力所做出的反應。這種反應和人類歷史一樣悠久，因為感到危險而做出的自然化學反應。描述壓力反應最好方法就是在心裡觀想身體如何對壓力做出反應。

想像你生活在狩獵、採集時代，黑夜中你和和同伴擠在一起睡覺。突然一隻巨大的動物出現，你會抓起武器跟牠搏鬥，或是轉身逃命？

身體對壓力的反應歷經數千年的成長與調整，這是一種反射動作、一種動物本能，是我們面對生死交關時的生存機制。當我們感到危險，我們就會啟動攻擊或逃避的反應，不是對抗眼前的威脅就是逃離它——無論是心理或生理皆然。

現在再想像另一個場景：你正在一家忙碌的股票交易公司上班，電話鈴聲不斷，但你的同事動作緩慢且無所作為，工作排山倒海地丟到你的信箱中。最後更重要的是，你剛剛看到一則備忘錄，下周將會發生多起解雇。

第一個場景強調了對壓力的原始反應。它是由食物中一種稱為「兒

茶酚胺」的化學物質所產生，該物質會導致腎上腺過度運轉，使你的脈搏加快，肺部吸收更多的氧氣以燃燒肌肉，血糖升高以提供能量，消化減緩以及冒汗。這些生理反應都是在壓力觸發下瞬間發生，這些反應讓你做好準備——就像我們的老祖先也會做的準備一樣——選擇攻擊或逃避；這是對立即性危險所做出的強烈生化改變。這種現象就像飛機遇到亂流一樣，過了，壓力就會瞬間消逝，因為這種反應型態不是為了長期奮戰而設計。

當危機過後你的身體會再次開始改變。在壓力的第二階段，或說是「反抗階段」，你的身體在釋放這麼多化學物質且造成騷動後，會慢慢冷靜下來。通常在造成警訊的原因經過確認並處理後，才會進入反抗階段。如果最初造成壓力的原因已解決，所有的反應就會消失，身體複雜的反應系統將會再次回復太平。不過，如果最初造成壓力的起因持續存在，身體適應壓力的能力就會被消耗殆盡，最後停止運轉。

第二個場景則包含了持續性的壓力，情況和第一個狀況有很大的不同。它和戰鬥或逃跑策略不同，這種壓力處於低迷狀態，而且一直存在著。這是現代生活的壓力，並且產生了不同的化學特徵。不同於史前人類在戰鬥或逃避反應中產生一連串的兒茶酚胺，第二種壓力產生的化學反應比較慢，而且圍繞著皮質醇激素。這種激素是由腎上腺根據自然週期而產生，這些週期往往與人體的生物時鐘（晝夜節律）相關。在緊張的情況下，皮質醇會刺激肝臟中的肝醣儲存區產生新的葡萄糖，皮質醇還會阻止葡萄糖進入細胞。意味著在高皮質醇的情況下，血液中將有大量的葡萄糖流失。當你擺脫飢餓獅子的追趕時，這是件好事；但如果你每天都在壓力下生活時，這情況顯然不妙。

不像祖先們所面對的是間斷性劇烈壓力，例如掠食者或飢餓的威脅，現代人是活在高壓、快節奏的世界，承受的是慢性、長期的壓力。雖然我們的壓力反應或許不像祖先那麼激烈，但持續發生的壓力，卻可

能導致更糟的結果。專家們大致上都同意，現代社會的壓力和隨之而生的疾病，包括身體、心理和精神上，都可能是工業文化與反常生活型態下的產物。

後果是什麼呢？與壓力有關的問題在現代生活中占所有疾病的 50% ～ 80%。我們知道身心互相影響的程度有多大，這些交互作用的範圍還在持續擴張。因為壓力與身心關係導致惡化的問題包括：潰瘍、高血壓、心臟病、偏頭痛、關節炎與其他炎症疾病、氣喘與其他呼吸疾病、失眠與其他睡眠疾病、厭食症與其他飲食失調，還有從蕁麻疹到皰疹、從濕疹到牛皮癬等各種皮膚問題。**壓力會對免疫系統帶來災難，讓身體暴露在各種有機可趁的健康問題之下。**

令人驚訝的是，壓力反應和血型之間也有著緊密的連結。

兒茶酚胺：短期壓力

研究顯示 O 型人的壓力反應為戰鬥或逃跑；其中原因有點複雜，在此簡單說明。多巴胺是大腦製造的一種主要神經傳導物質，在所謂的大腦獎勵動機行為中，扮演化學信使和中心要素的重要角色。大多數類型的獎勵會增加大腦中的多巴胺水平，大多數讓人成癮的藥物也會增加多巴胺的活性和水平。**多巴胺會透過一種多巴胺 β- 羥化酶（DBH）的酵素，轉化變為另一種神經傳導質稱為正腎上腺素（或眾所皆知的去甲基腎上腺素）。**

你可以將其視為兩個水桶，一個桶在上方，另一個桶在下方，兩桶之間用一根管子連接著。上方的水桶為多巴胺，下方的為去甲基腎上腺素，連接它們的管子稱為 DBH。如果你是 O 型人，那麼你將擁有一根非常粗的管子（大量的 DBH）；這意味著在壓力下，許多的巴胺會從上方的水桶流向下方的桶子（去甲基腎上腺素）。**多巴胺會讓我們感到快樂，**

而去甲基腎上腺素則會使我們焦慮並爲戰鬥或逃跑做好準備。當腸道中產生數量驚人的去甲基腎上腺素時，過量的去甲基腎上腺素會破壞消化和吸收，甚至破壞菌群的平衡。

因此，即使在輕度的壓力下，O 型也必須更加努力維持多巴胺和鈍化去甲基腎上腺素。幸運的是，有些生活方式和飲食習慣可以爲此找到解套。例如與高蛋白飲食一樣，劇烈運動往往會阻塞 DBH 並使管子稍微變窄。不幸的是，小麥容易讓管子變寬，耗盡多巴胺，並導致桶子內的去甲基腎上腺素過多，溢流而出。

兒茶酚胺太高會增加憤怒和侵略感，這或許也可以解釋爲什麼具有諷刺意味的「 A 型行爲」實際上與 O 型血液有關。

有趣的是，B 型的 DBH 似乎沒有那麼活躍（連接多巴胺和去甲基腎上腺素的管子更窄），因此它們能夠讓多巴胺維持在高水平狀態，而這也許就解釋了 B 型有著令人羨慕的平和傾向。

皮質醇：長期壓力

看到科學家們竭盡全力研究某一主題的過程著實令人驚訝。在一項關於壓力下測量皮質醇分泌的研究中，他們讓受試者一邊聽錄音帶裡的嬰兒哭泣聲的同時，一邊看著鏡子裡的文字。當測試結束後他們比較受試者的血型時，發現一個有趣的結果；O 型（以及程度較低的 AB 型）受試者的皮質醇在一開始出現了強勁的飆升，隨後迅速下降；反之，A 型和 B 型的峰值較低，但升高的水準持續存在。

如我們所見，長時間的皮質醇反應是非常危險的。以一個簡單的例子來做進一步解釋；如果某個人可能是因爲摩托車事故造成頭部損傷，正常急診室的程序是先給予大量的皮質類固醇激素，以試圖減輕大腦的腫脹。諷刺的是，這種超高劑量的類固醇幾乎沒有副作用，因爲它是在

如此短的時間內服用。而另一方面，如果你是長時間服用低劑量的可體松錠時，所有負面副作用——免疫抑制、體重增加和心血管疾病——都會發生。使用相同的治療方法在短期間內可以治癒，但長期使用卻對人體造成傷害。

皮質醇的狀況也是如此。**皮質醇短暫升高是好的，甚至是可取的；但長時間太高則會引起代謝、免疫力、睡眠以及許多其他基因的作用問題。**這對於 A 型來說是一個嚴重的問題，因為研究已經證明 O 型人具有較高的心血管疾病發生率和與較低的免疫力相關問題。**如果你是 A 型患者，除了可能發生睡眠障礙之外，還存在著新陳代謝問題；原因很可能是你的皮質醇升高。**幸運的是，改變某些生活習慣和飲食可以改善這一個問題。最簡單的方法也許是學習瑜伽或太極拳，研究證實這兩項運動確實可以降低皮質醇。

我們對壓力的許多內部反應是來自於身體的古老樂章的呼喚——環境壓力塑造出各種血型的新陳代謝。地點、氣候和飲食的巨變，將壓力莫名地烙印在每一種血型的生化記憶之中，直到今日仍主宰著我們對壓力的內部反應。

儘管每個人對壓力都有其獨特的反應方式，但沒有人能倖免於壓力的影響，尤其是長時間和不希望面對的壓力。事實上並不是所有壓力都對身體不利；某些壓力（例如身體活動或創造力活動）反而會產生令人愉悅的情緒狀態，身體會將其視為愉悅的精神或體驗。

血型飲食也包含對自己的血型壓力模式的描述，以及建議的運動課程，將壓力轉化為正向能量；壓力是飲食的重要補充品。

關於個性

在了解一些最基本的思想與原則後，一定會有人開始思索一些可能和血型有關但比較不複雜的特徵——例如**個性、態度與行為**。

某些遺傳的特性、習慣、情緒特質以及生活偏好，都深埋在我們的基因結構裡，這個想法是可以接受的，只是這些遺傳特色如何利用科學方法進行測量，目前還在初步研究階段。**個性是自然與養育的混合體，但養育的影響力還是比較主要。**

儘管血型與個性相關的研究早已完成，但其中大多數是老舊過時，而且研究（通常在 1950 ～ 1960 年間）經常受偏見所影響，不是很好。儘管如此，血型和個性的關聯性議題仍然引起我們的興趣。因為就某種意義上來說，人體細胞與身體和情感傾向之間可能存在因果關係，而且都表現在我們的血型上。當然，我們對每種血型如何回應壓力與人格要素之間的化學差異必定存在著某種聯結。例如，較高的皮質醇與強迫症（OCD）有關，強迫症也常見於 A 型人；憂鬱症（單相和雙相情感障礙）則與多巴胺的分泌高低有關，並且已證明更常見於 O 型人之中。

在日本不少人都相信：「血型決定一個人的個性」。日本血型分析稱為「ketsuekigata」是一門嚴肅的學問。企業管理人用它來僱請員工，市場調查員用它來預測購物習慣，大部分的人用它來挑選朋友、情人和終身伴侶，提供現場血型分析的自動販賣機廣見於車站、百貨公司、餐廳和其他公共場所。甚至有一個倍受推崇的機構— ABO 協會，更致力於協助個人與組織根據血型做出正確的決定。

「血性與個性關係」理論的領導先驅是能見俊賢（Toshitaka Nomi），他的父親在日本首創這套理論。1980 年能見（Nomi）和亞歷山大·畢夏（Alexander Besher）合著了一本《血型會說話》（You are your Blood Type），在日本銷售超過數百萬冊。內容包含各種血

型的個性剖析與建議——明白告訴各個血型的人該靠什麼維生和什麼人結婚，以及忽略這些意見可能會遭遇的可怕的後果。

這本書讀來有趣，不像占星學、命理學或各種幫助你在不確定環境中找到立足點的方法。不過，我認爲書中大部分的意見不可盡信。比方說我就不相信精神伴侶或情人應該根據血型挑選。我是 A 型人，深愛著我太太瑪莎，她是 O 型人。我實在不願意去想像，我們會因爲血型某種心靈上的不相容而從未相識。我們相處融洽，只是用餐時間會有一點混亂罷了。

那麼這種推論又有何價值？我爲什麼還要在這裡引述呢？很簡單。雖然我認爲日本的血分析太極端，卻也無法全盤否認這些細胞與個性有關的理論，其實在本質上可能是眞的。

現代科學家和醫生都很清楚生物身心關係的存在，我們在這一章前面已經介紹過血型與壓力反應之間的關係。血型和個性有關，這個想法其實沒那麼奇怪。如果觀察各種血型，你會發現當中各異其趣的個性。這是祖先遺留下來的天性，或許也是每個人可以善用的另一種優勢。

目前尚無足夠證據足以證明可以利用血型來判定一個人的個性的結論，但來自世界的資訊正不斷地被補充和發掘。例如**一種稱爲 COMT（兒茶酚 -0- 甲基轉移酶）的基因變異似乎會導致人格差異**，甚至影響我們是否能體驗到安慰劑效應（又稱「僞藥效應」）。 **COMT 確實與 ABO 基因有某種程度的關聯性**，因此關於血型和個性之間的歷史，也許還會繼續寫下去。

也許在這個世紀我們就能夠檢驗出一個大計畫：一張地圖，可以指示我們如何在體內尋找自我。也許能，也許不能，我們不明白的事情還有很多，而且很多事情可能是我們永遠也不會明白的。不過我們可以思考、反省及考慮許多可能性，而這些元素就是人類之所以發展出高度智商的原因。

　　飲食、體重管理、膳食補給、壓力控制以及個性特質，以上四點就是個人血型計畫的基本元素。經常翻閱可以讓你慢慢熟悉自己的血型特質。

　　但在更進一步行動之前，我建議你一定要做好一件事：請先弄清楚自己的血型！

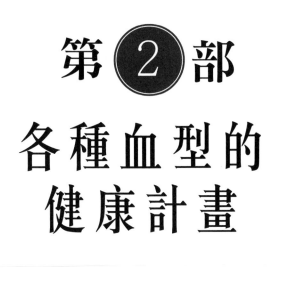

第 ② 部

各種血型的
健康計畫

第 5 章

O型的健康飲食計畫

O型代表：獵人

- 肉食性動物
- 消化道健壯
- 免疫系統過於活躍
- 不易適應飲食與環境的改變
- 用激烈的運動面對壓力
- 需要有效的新陳代謝保持身材與活力

O型人的日常飲食

　　O型人喜歡劇烈運動和動物性蛋白質。O型人的消化道仍保留著古代的記憶，高蛋白質需求的獵人式飲食及巨大的體能需求，能讓最原始的人類保持在輕微的酮症狀態，這是一種身體新陳代謝改變的狀態。**酮症是身體在高蛋白質、高脂肪以及少量碳水化合物飲食下的症狀**。身體會將蛋白質及脂肪代謝成酮，在企圖保持葡萄糖穩定時，酮會被用來代替糖。酮症狀、熱量損失加上持續的身體勞動，造就O型人成為精瘦且脾氣暴躁的獵人，但卻是人類最初求生存的關鍵。

　　現今的飲食建議大都不鼓勵人們吃太多動物性蛋白質，因為飽和脂

肪已被證實是心臟病與癌症的風險因子。我們現在吃的肉大都充滿脂肪，而且受到荷爾蒙與抗生素濫用的污染。所以「吃什麼像什麼」的說法，在今日聽起來格外令人憂心。幸好，有機與自然放牧的肉品愈來愈普遍，而O型人飲食的健康計劃是否能成功，端看O型人是否能妥善利用無化學污染的肉類、魚肉，以及新鮮的蔬菜和水果。

O型人對於乳製品和穀類的吸收，無法像其他血型那樣適應良好，因為他們的消化系統還無法充份適應。畢竟，獵人是用不著去追殺一碗小麥或一杯牛奶的！直到演進過程的極後期，乳製品和穀類才變成人類的主食。

關鍵
★增強碳水化合物代謝可以幫助減肥
↑增加微生物群多元性，阻止微生物失衡
↓減少微生物群多元性，促使微生物失衡

肉類與家禽

血型O型的人	**每週建議量**・如果你的祖先是……			
食物	每份分量約	非洲人	高加索人	亞洲人
瘦紅肉	113~170公克 (男性) 57~142公克 (女性與兒童)	5~7份	4~6份	3~5份
家禽	113~170公克 (男性) 57~142公克 (女性與兒童)	1~2份	2~3份	3~4份

* 各食物建議量表僅供參考，可根據祖先或種族習性調整。

儘管雞肉、火雞肉和其他中性家禽產品都是O型人的食用菜單，但瘦肉、無化學物質和無農藥的牛肉、羊肉、牛肝和鹿肉卻是首選；能作為他們蛋白質的主要來源。當工作壓力愈大或健身計畫需求愈大，就應

該攝取更多的蛋白質。這些蛋白質是建構類似肌肉等活性組織（燃燒卡路里組織）的最佳蛋白質類型，但要注意份量大小；建議每餐攝取不超過 6 盎斯（約 170 公克；約手掌大的尺寸）。

O型人可以有效消化並代謝肉類，因為他們擁有高胃酸量和豐富的脂肪分解酵素。不過 O 型人必須注意均衡的蛋白質，肉類搭配適當的蔬菜和水果，以提供所需的纖維、抗氧化劑和微量營養素。

對 O 型人來說，選擇草食、抗生素、無激素和無農藥的肉類是非常重要的；因為這些食材的共軛亞麻油酸（CLA）含量很高，是一種很健康的脂肪酸。也是唯一對你有益的反式脂肪；特別是在牛肉，腹腿肉眼、後腿、上後腰脊、腰肉尖和前胸肉（牛腩），而且是 95% 要處理成條狀塊狀的瘦肉；這些部位具有比較少的促炎症脂肪。

在理想的情況下，應尋找自然放牧和草食的肉品。草食肉是不飽和脂肪酸的天然來源，而穀飼牛肉則缺乏不飽和脂肪酸。所以確保家禽經過有機認證，並且不含抗生素和殺蟲劑。盡可能選擇自由放養的家禽。

至於豬肉本身含有毒素（生物胺），即使標榜是有機的豬肉，O 型人也應避免食用。

高度有益		
牛肉↑★	小牛肝↑	小牛胰臟（胸腺）↑
牛心臟↑	羊肉↑★	小牛肉↑★
牛肝臟↑	骨髓湯	鹿肉↑
牛舌頭	駝鹿↑	野生水牛肉↑★

中性		
大骨湯（允許加入肉）	雞肉	鴨肉
松雞肉	雞肝	山羊肉
珠雞肉	春雞	鵝肉
馬肉	鷓鴣肉	松鼠肉
鴕鳥肉	野雞肉	火雞肉
	兔肉	

不宜

鴨肝	火腿↓	鵪鶉肉
鵝肝	豬肉和培根↓	甲魚肉

海鮮

血型O型的人　　*每週建議量*・如果你的祖先是……

食物	每份分量約	非洲人	高加索人	亞洲人
所有海鮮	113~170公克	1~4份	3~5份	4~6份

* 各食物建議量表僅供參考，可根據祖先或種族習性調整。

海鮮是動物性蛋白質含量第二高的食物，適合O型人，也是蛋白質的絕佳來源。富含油脂的冷水魚，例如鱈魚和鯖魚對O型人非常好。因爲它們含有豐富抗發炎的不飽和脂肪酸，能幫助活性組織（肌肉）的建構，效果幾乎等同紅肉和有機肉。不過要確定這些魚是捕撈，不是飼養的；而且不含工業毒素（戴奧辛、異生素和重金屬，因爲這些毒素會累積在脂肪裡）。

高度有益

鱸魚，藍鰓鯛↑	河鱸魚↑	劍魚↑
湖鱸魚↑	海河鱸↑	馬頭魚↑
銀花鱸魚↑	狗魚↑ (pike)	野生虹鱒↑★
鱈魚↑★	紅鯛↑★	鱘魚↑
大比目魚↑★	鯡魚↑	黃尾魚↑
鯖魚，馬加鰆	鮎鰨魚↑	

中性

鯷魚	鬼頭刀魚	扇貝↑
白鯨	鮟鱇魚	幼鱈
鯥魚	鯔魚 (烏魚)	海鯉
鯧魚	大洋鱈魚	鯊魚

鯉魚	黑魠	蝦
魚子醬	深海橘鱸	鰩
鰱魚	牡蠣	香魚
蛤蠣	鸚哥魚	蝸牛，田螺
螃蟹	小梭魚 (pickerel)	鮎鰯魚，灰 / 比目魚
白花魚	沙丁魚	鯽魚
鼬魚	鯧魚	翻車魚 / 北美翻車魚
鼓魚	嘉鱲魚	吳郭魚
鰻魚	鱗頭	野生海北美鱒魚，河鱒
龍利	旗魚	鮪魚，藍鰭
石斑魚	旗魚卵	鰹魚 / 黃鰭
北大西洋鱈魚	野生大西洋鮭魚	多寶魚，歐洲
大西洋鱈	大鱗鮭魚	三牙魚
半月魚	鮭魚卵	白魚
鏡魚	煙燻鮭魚	沙梭
鯡魚，醃漬 / 煙燻鯡魚	紅鮭	大西洋鯖魚
龍蝦	沙丁魚	

不宜

鮑魚，鮑，高鰭笛鯛↓	魟魚	大西洋黃線狹鱈
金梭魚 (barracuda)	青蛙	烏賊，魷魚
鯰魚	北美大梭魚	章魚

乳製品與蛋

血型O型的人	***每週建議量*** · 如果你的祖先是……			
食物	每份分量約	非洲人	高加索人	亞洲人
蛋	1 顆	0份	4~8份	5~8份
乳酪	57公克	0份	0~3份	0~3份
牛奶	113~170公克	0份	0~1份	0~2份

* 各食物建議量表僅供參考，可根據祖先或種族習性調整。

　　對 O 型人來說，應該嚴格限制使用乳製品，因為它不是最佳的蛋白質來源。它在身體的新陳代謝方面比較不利，乳製品也容易讓身體的發炎狀況更嚴重，並導致體重增加。乳製品中常見的糖也會破壞 O 型人的微生物群，抑制體重減輕並導致消化問題。

　　通常 O 型人每周最多可以吃八次的蛋，食用自由放養的機蛋，最好是標榜「富含 DHA」的雞蛋。DHA 是一種脂肪酸，對神經和免疫系統的健康很重要，因此愈來愈被世人所重視。

高度有益

義大利佩科里諾乳酪↑
羅馬尼亞乳清乳酪↑

中性

奶油↑	雞蛋黃，雞蛋白	酥油，脫水奶油↑
雞蛋	農家乳酪	莫札瑞拉乳酪，所有類型
鴨蛋	菲達乳酪	山羊乳酪

不宜

美國起司↓	義大利藍紋乳酪↓	納沙特蘭乳酪↓
藍乳酪	高達起司	印度起司↓
布里奶酪	瑞士濃味乳酪	帕馬森起司
白脫牛奶	half-and-half↓	義大利波弗隆起司↓
法國卡門貝爾乳酪↓	冰淇淋	夸克乳酪↓
酪蛋白↓	亞爾斯堡起司	瑞可塔乳酪↓
巧達起司↓	克菲爾↓	羅馬諾羊奶乳酪
寇比傑克起司↓	曼徹格羊酪↓	洛克福乳酪↓
乾乳酪↓	脫脂/低脂牛奶↓	雪酪
奶油起司↓	全脂牛奶↓	酸奶油↓
荷蘭艾德姆半硬質乳酪↓	山羊奶	斯蒂爾頓乾酪↓
鵝蛋	美國傑克乳酪↓	起司條↓
鵪鶉蛋	芒斯特乳酪↓	瑞士奶酪
瑞士埃曼塔起司↓	優格↓	乳清蛋白↓

油與脂肪

血型O型的人	**每週建議量**・如果你的祖先是……			
食物	每份分量約	非洲人	高加索人	亞洲人
所有建議海鮮	1大湯匙	1~5份	4~8份	3~7份

* 各食物建議量表僅供參考，可根據祖先或種族習性調整。

　　O型人對油的反應良好，它們是重要的營養來源，也有助於排泄。如果你只使用單一不飽和種類的油，如橄欖油和亞麻籽油等，這些油對心臟和血管有正面效應，甚至有助於降低血膽固醇。

　　選擇高品質的油，特別是經過冷壓處理。油也可能有害健康，切記購買回來的油最好可以在兩個月內用完。

高度有益

亞麻薺油 ↑	橄欖油 ↑
亞麻籽，亞麻仁油 ↑ ★	玄米油

中性

杏仁油	芥花油	紫蘇籽油
杏桃核仁油	奇亞籽油	南瓜籽油
黑醋栗籽油	魚肝油	芝麻油
琉璃苣籽油	大麻籽油	核桃油
	夏威夷堅果油 / 澳洲胡桃油	

不宜

酪梨油	月見草油	花生油
蓖麻油	豬油	紅花油
椰子油	人造奶油	大豆油
玉米油 ↓	棕櫚油	葵花油
棉籽油		小麥胚芽油

堅果與種籽

血型O型的人	**每週建議量** · 如果你的祖先是……			
食物	每份分量約	非洲人	高加索人	亞洲人
堅果與種子	6~8 顆	2~5份	3~4份	2~3份
堅果醬	1 大湯匙	3~4份	3~7份	2~4份

* 各食物建議量表僅供參考，可根據祖先或種族習性調整。

　　O型人能在某些堅果與種籽中，找到好的植物性蛋白質補充，但同時也要避免那些有害的凝集素。不過這些食物並不能取代肉類和海鮮中的優質蛋白質。

　　堅果有時候會導致消化上的問題，因此要仔細咀嚼；或改用比較容易消化的堅果醬。但是如果你有結腸相關問題，例如窒室炎，那麼就要注意了。

高度有益

角豆	亞麻子↑★	南瓜籽↑
栗子，中國↑	大麻籽	核桃↑★

中性

核桃↑	榛子，榛果	紅花籽
核桃醬↑	山胡桃↑	中東芝麻醬↑
核桃乳酪↑	夏威夷堅果	芝麻粉
胡桃奶	胡桃	芝麻籽↑
白胡桃	胡桃醬↑	西瓜籽
奇亞籽	松子，松仁↑	

不宜

山毛櫸堅果	荔枝	罌粟籽

巴西堅果	花生	葵花籽醬
腰果	花生醬	葵花籽
腰果醬	花生粉	
歐洲栗子	歐洲開心果	

豆類與豆科植物

血型O型的人　　　　　***每週建議量***　·　如果你的祖先是……

食物	每份分量約	非洲人	高加索人	亞洲人
所有推薦豆類	1 杯，乾燥的	1~2份	1~2份	2~6份

* 各食物建議量表僅供參考，可根據祖先或種族習性調整。

　　O型人不太能利用豆類的營養。總體而言，豆類會抑制其他更重要營養素的代謝，如肉類中的營養素；有些豆類中含有凝集素，會損害O型人的健康。雖然幾種高度有益的豆類與豆科植物能增強消化道以及平衡微生物群，但建議豆類食物只能斟酌食用，偶爾當成小菜就好。

高度有益

紅豆	豇豆

中性

黑豆↑	豆薯↑	豆粕
蠶豆，佛豆 (fava)	利馬豆	黃豆芽
蠟豆↑	綠豆，綠豆芽	大豆，天貝 (豆餅)↑
棉豆↑	納豆↑	黃豆豆腐
白腰豆	豌豆，綠，黃，荷蘭豆	豆皮
雪蓮子，鷹嘴豆	菜豆	豆漿
大北豆↑	大豆	味噌湯
青豆	豆腐乳 (大豆乾酪)	敏豆
四季豆 (haricot-vert)	黃豆卵磷脂	白豆
		黃色豆角

不宜

銅豆↓	扁豆，芽	斑豆，芽
腰豆↓	海軍豆↓	黃豆義大利麵↓
扁豆，所有類型↓	斑豆↓	羅望子

穀粒和玉米穀片

血型O型的人	*每週建議量 ·如果你的祖先是……*			
食物	每份分量約	非洲人	高加索人	亞洲人
麵包，餅乾	1 片	0~4份	0~2份	0~4份
鬆餅	1/2 個	0~2份	0~1份	0~1份
穀粒	1/2 杯	0~3份	0~3份	0~3份
麵食	1/2 杯	0~3份	0~3份	0~3份

* 各食物建議量表僅供參考，可根據祖先或種族習性調整。

　　大部分的穀粒或玉米穀片對O型人都不利，它們是O型人的致命食物。最常見的就是會引起各種發炎，加劇消化問題，混淆荷爾蒙。因為O型人不適合所有的小麥產品，因此建議飲食中要完全捨棄這些食物。穀物中的凝集素，會和O型血液及消化道起反應，干擾有益食物的正常吸收。所以小麥製品是O型人體重增加的主要兇手，小麥裡的麩質會干感O型人的新陳代謝，效率低或遲緩的新陳代會讓食物轉換成能量的速度緩慢，結果就是被儲存成脂肪。

　　大多數的麵食都是小麥粉做的，所以如果你偶爾想吃麵食最好小心選擇。對O型人來說比較能接受蕎麥、耶路撒冷朝鮮薊（菊芋）或米粉做成的麵食，但挑選這些食物時最好能確認內容物和標示百分之百吻合；例如，標榜菊芋的麵食中鮮少有菊芋成份，而是以粗麥粉為基底調和而成。

　　但市場或生機食品商店冰箱中常看到的，由發芽的小麥麵粉所做的麵包則是例外。這些麵包就相當適合O型人食用，因為麩質凝集素（主要在種籽皮）其會在發芽過程中會被破壞。但在購買前請務必詳細閱讀標示，並確認它是100%由發芽的小麥麵粉製成；因為部分商品標榜百分之百，但實際上卻只是部分發芽。

　　適合O型人的中性優質穀物為「古麥」（spelt；斯佩爾特小麥——是一種蛋白質含量高，容易消化的古老穀物）和莧荣籽（營養豐富的高蛋白穀物），雖然它愈來愈受大眾喜愛；但還是請你留意，因為古麥還是含有麩質。

　　如果你是非分泌型（non-secretor）的話，請避免食用燕麥，因為它對其它O型人來說是中性食物。

高度有益

朝鮮薊麵粉，義大利麵埃森，瑪拿麵包	亞麻子麵包（包含容許的穀粒）↑	落葉松纖維 ↑

中性

莧菜籽 ↑	燕麥，麥片，麥粉，糠麩 ↑	西谷椰子
黑豆粉	藜麥 ↑	黃豆粉
蕎麥，蕎麥粥，蕎麥麵 ↑	米糠 ↑	古麥粉、古麥麵
奶油飯	米粉（糙米，白米）	麵木薯粉，木薯，
鷹嘴豆(雞肉)粉	印度香米	樹薯，木葛
薏仁（薏苡）粉 ↑	野生稻米 ↑（糙米，白米）	芋頭，山芋，芋艿
利馬豆粉	爆米花，米餅	苔麩 ↑
馬蘭加芋頭，千年芋	裸麥 ↑，裸麥麵粉 ↑	小米 ↑

不宜

大麥↓	高筋麵粉	碎小麥
玉米片↓	葡萄籽	高粱
奶油小麥	粗粒玉米粉	小麥糠麩，小麥胚芽↓
玉米粉，玉米粥，	扁豆粉，印度豆尼糊↓	杜蘭小麥，
義大利玉米粥，全玉穀↓	黃連木膠	小粗麥粉，古斯米↓
義大利船型麥	印度薄餅	布格麥↓
瑞士全家麥片	小麥爆米花	小麥全穀物，全麥麵粉
卡姆麥	七穀米	白麵粉，散粒

蔬菜

血型O型的人	**每週建議量** ．如果你的祖先是……	
食物	**每份分量約**	**不分種族**
生菜	1杯，處理過的	3~5份
煮或蒸過	1杯，處理過的	3~5份

* 各食物建議量表僅供參考，可根據祖先或種族習性調整。

　　有好多種蔬菜都適合 O 型人吃。蔬菜也是 O 型人飲食的重要成份，但也必須謹慎選擇蔬菜種類，因為有好幾種蔬菜會造成 O 型人身體上的大問題。例如，十字花科的植物包括：包心菜、孢子甘藍、白花椰及芥菜，都會干擾微生物群，甚至抑制甲狀腺功能，而這方面 O 型人的甲狀腺功能先天上就比較弱，所以比較不適合。

　　綠色葉菜富含維生素 K，如芥藍、羽衣甘藍、羅蔓生菜、青花椰和菠菜，這些蔬菜對 O 型人都很好。

　　苜蓿芽含有刺激消化道的成分，可能會惡化 O 型人的過敏問題。草菇、香菇的菌絲以及酸橄欖，也都容易引起 O 型人的過敏反應。

　　茄屬蔬菜，如茄子和馬鈴薯，因為O型人體質凝集素的問題，這些食物容易促使O型發炎。玉米凝集素會干擾胰島素的分泌，容易造成糖尿病與肥胖。所有O型人都應該避開玉米，特別是體重過重或有家族糖尿病史的人。

　　番茄是特例，其含有眾多稱之為「泛血球凝集素」（Panhemaglu-tinans；意即可黏結所有血型）的強力凝集素；對A型與B型消化道來說是一種困擾，但對O型人卻沒影響。番茄的凝集素會在O型人體內會變成中性食物。

高度有益

朝鮮薊	薑	歐洲防風草根 ↑
甜菜葉 ↑ ★	葡萄葉 ↑	南瓜 ↑
綠花椰 ↑	辣根 ↑	愛爾蘭苔癬
西蘭花 ↑ ★	耶路撒冷朝鮮薊	海菜，海帶，昆布
蛋黃果(俗稱仙桃) ↑	羽衣甘藍 ↑ ★	紫菜，墨角藻 ↑ ★
菊苣 ★	球莖甘藍	裙帶菜
芥藍，菜葉 ↑ ★	長葉萵苣(羅曼萵苣)	菠菜 ↑ ★
蒲公英葉	秋葵	地瓜
闊葉苦苣 ★	各種洋蔥	荷蘭芹(歐芹)
葫蘆巴	蕪菁	蕪菁葉 ↑ ★
瑞士甜菜 ↑ ★		

中性

芝麻葉	芫荽	黑皮波羅門參，波羅門參 ↑
蘆筍	白蘿蔔	青椒，紅椒，甜椒，黃椒
四荥豆	茄子 ↑	辣椒，墨西哥辣椒
竹筍	苦苣 ↑	蒔蘿
甜菜	茴香	甘椒
青江菜，小白菜	蕨菜	山芋

芥藍，中國	大蒜	紅菾苣
芥藍菜葉	棕櫚芯	蘿蔔嬰
球花甘藍，西洋油菜花	豆薯↑	蘿蔔
孢子甘藍，羽衣甘藍	貝比萵苣	蔓菁（大頭菜）
高麗菜	波士頓萵苣，萵苣葉	酸菜
胡蘿蔔	貝比萵苣葉，冰山形萵苣	青蔥
木薯	綜合生菜葉	蔥
芹菜	杏鮑菇，香菇	西葫蘆（南瓜）
西芹	喇叭蘑菇	燈籠西紅柿
佛手瓜，佛掌瓜，香櫞瓜	舞菇，秀珍菇	番茄
細葉芹	荸薺，馬蹄	水芥菜（西洋菜）
胡椒	波特菇，草菇，松蕈	香菜
芥藍菜	希臘橄欖	甘薯
西班牙橄欖	卡拉瑪塔橄欖	櫛瓜

不宜

碗耕苜蓿芽	蘑菇，椎茸，洋菇	紫、紅、黃、白皮的馬鈴薯↓
蘆薈↓	金針菇，香蕈↓	素肉↓（素料）
酸豆↓	芥末菜	大黃
白花椰↓	黑橄欖↓	藍藻（螺旋藻）
玉米，爆米花↓	各種酸黃瓜	芋頭
黃瓜↓	韭蔥↓	絲蘭

水果

血型O型的人	**_每週建議量_** · 如果你的祖先是……	
食物	**每份分量約**	**不分種族**
所有推薦水果	1顆，或85-142公克	3~4份

* 各食物建議量表僅供參考，可根據祖先或種族習性調整。

　　O型人的飲食中包含許多絕佳的水果。水果不但是纖維、維生素和礦物質的重要來源，也是麵食最好的替代品。吃一片水果比吃一片麵包對O型人的身體更有利，同時也有助於達到減重的目標。

　　你可能會感到訝異，有些你最愛的水果竟然在不適宜的名單中，有些奇怪的選擇卻又對你高度有益。梅子、李子和無花果等水果對你有益的原因在於，這些深紅色、藍色和紫色的水果，在消化道中能引起鹼性，而非酸性反應。柳橙之所以不推薦是因為它會對腸道細菌生長產生影響。大多數莓果類都可以食用，但最好避開黑莓，因為它所含的凝集素會和O型細胞產生反應。儘管許多支持者都大力鼓吹椰子和椰子油對於治療阿茲海默症和多種癌症成效相當，但希望O型人能避免食用，因為其中所含的化學成份，往往會讓O型人吃下的高蛋白食物失衡。

　　所有的水果在吃之前建議都要用中性清潔液清洗至少兩分鐘以上。

高度有益

香蕉↑	無花果↑	芒果↑
藍莓	芭樂	李子★
櫻桃	滿美果，滿美蘋果↑	梅子★
榴槤↑★		

中性

巴西莓(阿薩伊果)	葡萄	桃子
蘋果	蔓越橘	梨子
杏果	波羅蜜	波斯瓜
波森莓↑	金桔↑	柿子
麵包果↑	檸檬↑	鳳梨
扎囊瓜	萊姆	石榴
冬甜瓜	越橘(蔓越莓)	仙人掌果↑
甜瓜	羅甘莓↑(莓果)	榅桲(木梨)
蔓越莓↑	枇杷	葡萄乾

香瓜	山竹	覆盆莓
黑醋栗	桑椹	鳳尾蕉
棗子↑	麝香瓜	西班牙蜜瓜
露莓	桃駁李 (油桃)	五斂子 (楊桃)
接骨木莓↑	諾麗果	草莓
枸杞子 (西方雪果)	木瓜 (果肉橘紅色)apaya	西瓜
醋栗↑	百香果	楊莓 (黑草莓的改良品種)
葡萄柚	木瓜 (果肉黃色)pawpaw	

不宜

水梨	哈密瓜	奇異果
鱷梨	椰肉	柳橙↓
苦瓜	密瓜，洋香瓜↓	芭蕉↓
黑莓↓		柑橘↓

飲料，茶和咖啡

對於 O 型人而言，建議攝取蔬菜汁取代果汁，因為蔬菜汁的營養成份較高；如果要喝果汁，請選擇蔗糖和果糖含量較低的飲品。至於高糖果汁，例如蘋果汁和蘋果酒則要有所限制。鳳梨汁可以避免水腫和腹脹，這兩個都是導致體重增加的因素。此外黑櫻桃也是一種有益的鹼性果汁。

O 型人可接受的飲料很少；僅限於氣泡水、蘇打水和茶等無害的飲品。適度的啤酒是允許的，但是如果您想減肥就不建議了。紅酒可以小酌一番，但不能每天喝。

咖啡不適合 O 型人，因為它會增加胃酸的產生，以及對去甲基腎上腺素造成長期影響。O 型人本身體質就已擁有大量的胃酸，因此不需要額外增加。如果您是咖啡嗜癮者，或許可以開始每天減少飲用量，並以徹底擺脫咖啡為終極目標。如果採取漸進式的份量遞減，就不會出現常

見的類似頭痛，疲勞和煩躁等戒斷症狀〈戒掉停止上癮的藥物或食物之後，所產生的生理或心理上的症狀〉。綠茶是含有咖啡因的健康替代飲品，具有促進新陳代謝和增強免疫力的特性。

高度有益

黑櫻桃汁	日本莖茶	薄荷茶
藍莓汁	日本粗茶↑（番茶）	鳳梨汁
卡宴茶	玄米茶	水果汁
櫻桃汁	芭樂茶	玫瑰果茶
繁鏤茶	香芹茶	沙士
蘇打水	啤酒花茶	氣泡水
蒲公英茶	菩提子茶	赤榆皮茶
葫蘆巴茶	芒果查	蔬菜汁
薑茶	桑葚茶	

中性

蘋果西打	當歸茶	萊姆汁	鳳梨汁
蘋果汁	接骨木莓汁	甘草茶	石榴汁
杏汁	接骨木茶	杏仁奶↑	鼠尾草茶
甜菜根汁	人參茶	米漿	美黃芩茶
高麗菜汁	枸杞汁	豆奶	留蘭香茶
胡蘿蔔汁	葡萄汁	毛蕊花茶	百里香茶
貓薄荷茶	葡萄柚汁	油桃汁	番茄汁
芹菜汁	山楂茶	諾麗果汁	薄荷茶
洋甘菊茶	蔓越莓汁	木瓜汁	歐夏至草茶
椰子水	檸檬和水	梨子汁↑	

不宜

苜蓿茶	咖啡	柳橙汁↓	蘇打，起泡水
蘆薈汁	欸冬茶	紅花苜蓿茶	（可樂和低卡可樂）
蘆薈茶	玉米鬚茶	大黃茶	草莓葉茶
啤酒↓	小黃瓜汁↓	貫葉連翹（聖約翰草）	柑橘汁↓
各種型態紅茶	紫錐花茶	番瀉茶	蒸餾酒↓

黑莓汁↓	龍膽茶	薺菜茶	白酒
牛蒡茶	金印草茶	椰奶	皺葉酸模茶

草本植物與香料

草本植物和香料若選得好，實際上可以改善你的消化系統和免疫系統。例如，以海菜和海帶為基底的調味料就非常適合Ｏ型人。它們是碘的豐富來源，也是岩藻糖的獨特來源，岩藻糖是Ｏ型人消化道的天然保護醣。但如果您對碘敏感或正在服用甲狀腺藥物，則需要先諮詢醫生。

墨角藻是海帶的一種，可以抑制Ｏ型人過酸的消化道，從而減少潰瘍的發生。墨角藻中豐富的岩藻醣可以保護Ｏ型人的胃壁，防止引起潰瘍的細菌黏附。海帶對Ｏ型人來說，也是代謝調節的有效食物，是減肥的重要幫手。

歐芹可以舒緩Ｏ型人的消化道，就像咖哩和辣椒粉一樣，都是屬於溫和的香料。這些香料中有許多是抗菌劑，而且有助於平衡微生物群。但是請注意，黑胡椒和白胡椒會刺激滲透Ｏ型人的腸道，造成傷害。

高度有益

角豆	薑	胡椒，辣椒
咖哩★	辣根	紅辣椒，乾燥辣椒片↑
食用紫紅藻★	海帶	薑黃★
大蒜	歐芹↑	

中性

多香果粉	細葉芹	蒔蘿	鼠尾草
杏仁粹取	辣椒粉	小茴香	鹽，海鹽
茴香	韭菜	甘草	木質薄荷
蘋果果膠	香菜	墨角蘭	番瀉葉
葛根	肉桂	乾芥末粉	綠薄荷

月桂葉	丁香	牛至 (俄勒岡葉)	龍蒿
佛手柑	芫荽	紅甜椒粉	香草
香芹籽 (茴香)	塔塔粉	迷迭香	東青
小豆蔻	孜然	番紅花	

不宜

瓜拿納 (巴西香可可)	肉豆蔻
荳蔻	黑胡椒↓

調味品、甜味劑和添加物

對 O 型來說調味品、甜味劑和添加物等佐料都不是高度有益的東西，如果你的食物一定要加佐料或沙拉醬，就請有節制地使用，並且選擇低脂、低糖的種類。

雖然 O 型人可以吃番茄，但請迴避含有醋和糖成份的番茄醬。

所有醃漬食物對 O 型來說都是不容易消化的東西；它們會嚴重刺激胃黏膜。我建議 O 型人要戒吃佐料，或是用比較健康的調味料，例如橄欖油、檸檬汁和大蒜來取代。

此外，像是蜂蜜、糖和巧克力等甜味劑，對 O 型人大都不會構成傷害，但若是食用大量的糖就另當別論了；請務必嚴格恪守調味品僅止於偶而嚐之；至於玉米果糖（糖漿）則需避而遠之。

中性

石花菜	吉利丁	無小麥和醋的芥末醬↑	甜菊糖
龍舌蘭花蜜↑	蜂蜜	米漿	黑糖，白砂糖
蘋果醬	果醬，果凍（從可	沙拉醬（可接受的成份）	酸梅醋
蘋果西打，蘋果醋	接受的水果中製成）	糙米漿	蔬菜
蘋果果膠	卵磷脂	無小麥成份濃縮醬油	甘油
小蘇打	楓糖漿	味噌↑	麵包酵母↑
發芽大麥↑	美乃滋	黑糖蜜	酵母營養酵母↑
長角豆	果糖	果膠	

不宜

金合歡（阿拉伯膠）	轉化糖 (還原糖)	羧甲基 - 纖維素鈉鹽 ↓
阿斯巴甜	番茄醬 ↓	黑糖
卡拉膠 (鹿角菜膠) ↓	味精	蔗糖
玉米粉	含豆腐大豆的蛋黃醬	黃耆膠 ↓
葡萄糖 ↓	甲基纖維素 ↓	所有型態的香草 ↓
果糖	含醋和小麥的芥末	伍斯特醬 (烏醋) ↓
瓜爾膠	白胡椒	
高果糖玉米糖漿 ↓	酸黃瓜	
高果糖麥芽糊精 ↓	聚山梨醇酐脂肪酸酯	

O 型人的日常菜單與食譜設計
星號（*）表示配方已提供

　　以下範例菜單和食譜將提供有益於 O 型人的典型飲食概念；是由著名營養學家蒂娜卡德（Dina Khader）,MS、RD、CDN（註冊營養師和綜合顧問）共同開發的，這些營養學家將「血型飲食」成功地應用於患者身上。

　　菜單中的熱量適中，能夠保持 O 型人平衡代謝效率。依照這些建議飲食習慣，大多數人將能輕鬆維持身材，甚至達到減重效果。不過，如果你偏好清淡口味，或者希望在熱量受限制同時又能吃得均衡、滿足，食譜中也有替代食物可供選擇（替代食物會直接列在旁邊）。

　　食譜中偶爾會出現不宜清單上的食材，少許的份量是容許的（例如少許胡椒），端看個人身體狀況以及是否要嚴格堅守飲食規劃。不過菜色的選擇和食譜的設計，大致上都是對 O 型人有良好的效果。

　　等你更加熟悉 O 型飲食建議後，便能輕鬆設計屬於自己的菜單，調整你最愛的食譜，讓良好的飲食習慣變成你的好朋友吧！

O型人菜單設計範本1

* 健康食譜

標準菜單	控制體重選項
早餐	
烤埃森麵包（附有機杏仁奶油）2片	烤埃森麵包，1片
蔬菜汁170CC	搭配天然低糖果醬
香蕉	
綠茶或草本茶	
午餐	
* 烤有機牛肉170g	* 烤有機牛肉55～110g
* 波菜沙拉	
蘋果或鳳梨切片	
水或蘇打水	
下午茶	
* 藜麥蘋果醬蛋糕1片	切片的胡蘿蔔、芹菜棒、切片水果、米餅淋上一些蜂蜜
綠茶或草本茶	
晚餐	
* 蘆筍燉羔羊肉	
蒸青花椰菜	
地瓜	蒸朝鮮薊佐檸檬汁
綜合水果盤：藍莓、奇異果、葡萄、桃子	
蘇打水或草本茶（或適量啤酒、葡萄酒）	不宜啤酒、葡萄酒

人菜單設計範本2

*健康食譜

標準菜單	控制體重選項
早餐	
烤埃森麵包，2片 搭配甜奶油、果醬或蘋果醬	烤埃森麵包，1片 抹蘋果醬
水煮蛋2顆	水煮蛋1顆
鳳梨汁170CC	
綠茶或草本茶	
午餐	
雞肉三明治—雞胸肉切片	烤雞胸肉加菊苣和番茄
古麥麵包1片或蔬菜沙拉	
李子2顆	
水或蘇打水	
下午茶	
南瓜籽加核桃 或米餅加杏仁醬 或無花果、棗子、李子	蔬菜汁170CC
蘇打水、水或草本茶	芬可餅乾，2片 或米餅加上天然、低糖果凍
晚餐	
* 阿拉伯烤魚	*烤魚
* 四季豆沙拉	
蒸羽衣甘藍拌檸檬汁	
綠茶或草本茶 （啤酒或葡萄酒，可，但不宜每日喝）	啤酒、葡萄酒，不宜

O型

人菜單設計範本3

* 健康食譜

標準菜單	控制體重選項
早餐	
* 楓糖核桃燕麥餅加牛奶	爆米花加豆漿
水煮蛋1顆	
鳳梨汁或李子汁，227CC.	
綠茶或草本茶	
午餐	
瘦牛絞肉餡餅113～170g	瘦牛絞肉小餡餅113g
埃森麵包，2片	不加麵包
綜合蔬菜沙拉： 羅蔓生菜、歐芹、紅洋蔥、蘿蔔、小黃瓜 佐橄欖油和檸檬汁	
綠茶或草本茶	
下午茶	
* 角豆餅乾，2片	綜合水果
綠茶或草本茶	
晚餐	
* 奇福塔（Kifta）搭配烤蔬菜	
糙米飯拌少許奶油	菊苣沙拉
草本茶 （啤酒或葡萄酒，可，但不宜每日喝）	啤酒和葡萄酒，不宜

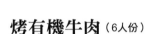

烤有機牛肉 (6人份)

有機牛肉約1.36公斤、鹽、胡椒和多香果粉香料、
大蒜6瓣、頂級冷壓初榨橄欖油、月桂葉

作法

· 切除牛肉上可見的脂肪後,將肉放進烤盤。
· 將牛肉抹上調味料後,劃出刀紋,再塞入切好的蒜頭和月桂葉。
· 刷上橄欖油放入烤箱,180℃,烤90分鐘,或是烤到肉嫩即可。

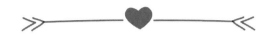

藜麥蘋果醬蛋糕

藜麥粉1又3/4杯、醋栗或其他(允許的)果乾1杯、
核桃切碎1/2杯、小蘇打粉1/2茶匙、發粉(無鋁)1/2茶匙、
鹽1/2茶匙、丁香粉1/2茶匙、無鹽奶油或有機芥花油1/2杯、
黑糖或楓糖1杯、有機蛋1顆、無糖有機蘋果醬2杯

作法

· 烤箱預熱至180℃。
· 將1/4杯藜麥粉撒在醋栗和堅果上攪拌均勻,先放在一旁備用。
· 將剩下的藜麥粉和小蘇打、發粉、鹽及丁香粉拌在一起,
再加入奶油或油、糖和蛋加以攪拌。
最後再放入水果和堅果。
· 將拌勻的料餡,用湯匙舀入抹好油的8吋蛋糕烤盤中。
· 烘焙40-45分鐘,或將蛋糕測試器插入,拔出時如果不會沾黏即表示完成。

蘆筍燉羔羊肉（2人份）

新鮮蘆筍450g、放養羔羊肉切塊225g、中等大小的洋蔥碎1顆、
有機無鹽奶油3大湯匙、水1杯、鹽、胡椒、多香果粉香料少許、
檸檬汁1顆的量

作法

· 蘆筍削除粗皮後切成約5公分長，洗淨後瀝乾備用。
· 將羊肉和洋蔥以奶油拌炒至淺褐色後，加入水、鹽巴和香料調味。
· 羊肉變軟後，將蘆筍加入鍋中，繼續燜15分鐘或直到肉變軟。
· 最後加入檸檬汁調味即可上桌。

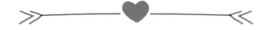

烤魚（4-5人份）

白肉魚或其他的魚1條（約1.5kg）、檸檬汁和鹽少許、
油1/4杯、辣椒1茶匙、小茴香1茶匙（隨個人喜好增添）

作法

· 魚洗淨抹鹽和檸檬汁靜置30分鐘，瀝乾醬汁備用。烤箱預熱至180℃。
· 先在魚的表皮抹油和香料放入烤盤，再用鋁箔將魚包起來以免烤焦。
· 放入烤箱30-40分鐘，或烤到魚肉變軟可以輕易刺穿即完成。

烤魚的餡料（4-5人份；自選）

松子或碎杏仁1/3杯、無鹽甜奶油2大湯匙、歐芹末1杯
大蒜3瓣，壓碎、鹽，多香果粉香料少許

作法

· 將松子和奶油伴炒至淺褐色。
· 加入歐芹末與香料後再炒一分鐘。
· 將餡料塞入生魚中。

菠菜沙拉（6人份）

新鮮菠菜2把、蔥1把切碎、檸檬汁1顆的量、
橄欖油1/4大湯匙、鹽及胡椒少許

作法

· 菠菜洗乾淨、瀝乾，切碎後撒上鹽巴；靜置幾分鐘後用手擠掉多餘的水份。
· 加入蔥末、檸檬汁、油、鹽和胡椒，與波菜拌勻後，可立即食用。

阿拉伯烤魚（6-8人份）

大鱸魚或白魚1條（約1.5kg）、鹽及胡椒少許、檸檬汁1/4杯、橄欖油2大湯匙、
大洋蔥2顆切碎後用橄欖油炒過、芝麻醬2~2.5杯

作法

· 烤箱預熱至200℃。
· 魚洗淨後徹底擦乾，撒上鹽巴和檸檬汁，靜置30分鐘備用。
· 將已醃入味的魚，瀝乾調味汁，抹上油後，放進烤盤烤30分鐘。
· 取出魚，在上面鋪上炒過的洋蔥和芝麻醬。撒上鹽和胡椒，再次放進烤箱，
叉子可以輕易刺穿魚身（約30-40分鐘）即可取出。
· 將烤好的魚盛盤，以歐芹及檸檬角擺盤裝飾。

中東芝麻醬

有機白芝麻醬1杯、檸檬汁3顆量、蒜頭2顆壓碎、
鹽2~3茶匙、新鮮歐芹末（切碎）1/4杯、水適量

作法

· 將白芝麻醬、檸檬汁、大蒜、鹽巴及歐芹於大碗內，
混和均勻攪拌。
· 加入適量的水，調製成濃稠的醬汁。

四季豆沙拉（4人份）

四季豆0.5kg、檸檬汁1顆的量、橄欖油3大湯匙、
大蒜2瓣壓碎、鹽2~3茶匙

作法

‧洗淨新鮮四季豆，去掉豆莢的兩端和粗纖維，切成5公分左右長段。
‧四季豆入滾水煮到軟後撈起、瀝乾。
‧待四季豆涼後放進沙拉碗中、以檸檬汁、橄欖油、大蒜及鹽巴調味。

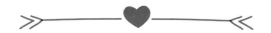

楓糖核桃燕麥餅乾

燕麥片4杯、米麩1杯、白芝麻1杯、蔓越莓乾1/2杯、
黑醋栗乾1/2杯、核桃1杯切碎、有機芥花油1/4杯、
楓糖漿1/2杯、蜂蜜1/4杯、香草精1大湯匙

作法

‧烤箱預熱至120℃。
‧將燕麥、麩皮、白芝麻、水果乾和堅果放入大碗中，加入芥花油充份攪拌。
‧倒入楓糖漿、蜂蜜和香草精攪拌至均勻，攪拌後的混料應該又脆又黏。
‧將混料鋪在餅乾盤中烘焙90分鐘；其間每15分鐘攪拌一次，讓材料能均勻受熱，
直到變乾、呈金黃色。
‧待涼後，放進密封罐中儲存。

角豆餅乾（約40個）

有機芥花油1/3杯、純楓糖漿1/2杯、香草精1茶匙、有機蛋1顆
燕麥或糙米粉1又3/4杯、小蘇打粉1茶匙、角豆1/2杯（無加糖）
多香果粉香料少許

作法

- ·烤箱預熱至190℃；烤盤預先抹油。
- ·油、楓糖漿和香草精於中型碗中拌勻。
- ·蛋先在小碗攪勻，再拌入混料中。
- ·麵粉過篩後，與小蘇打粉慢慢倒入混料中攪拌，直到黏稠的糊狀。
- ·拌入角豆後，以小湯匙舀出麵糊，放到已抹油的烤盤上；每一小球麵糊間隔2指寬（避免加熱膨脹後沾黏），再放入烤箱。
- ·烘烤10-15分鐘，直到餅乾呈金黃色，即可取出放涼。

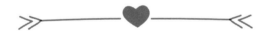

奇福塔（KIFTA）

上好羊肉絞肉1kg、大洋蔥1顆切成碎末、鹽2~2.5茶匙、
胡椒與多香果粉香料1.5茶匙、歐芹1杯切成碎末、檸檬汁1/2杯

作法

- ·將所有材料充份攪拌（最好使用絞肉機）。歐芹與檸檬汁備妥在旁。
- ·串燒：取適量肉泥串在烤肉叉上，記得要確實插牢。
- ·烤：肉泥揉成約7.5公分條狀，放在烤盤上，送進預熱至260℃的烤箱裡烤，等到一面呈褐色後，翻面再烤幾分鐘即可。
- ·淋上檸檬汁，以歐芹裝飾後，即可趁熱食用。

更多關於各個項目的其他菜單，請上網搜尋特定血型食譜資料庫，網址為
dadamo.com 以及 4yourtype.com。

O 型人的保健品建議

保健品，如維生素、礦物質或草藥等，其功用在於補充飲食中所欠缺的營養素，提供額外所需的保護。O 型人的保健品著重在以下五點：

- 增進新陳代謝
- 平衡內在生物圈（微生物基因組群）
- 預防發炎
- 支援甲狀腺
- 減輕不必要的壓力

下列建議的保健品是依據上列目標為前提而提出的，此外我也會指出一些對 O 型人可能造成反效果或有害的保健品。這些建議是否有效，取決於你對 O 型飲食的堅持。

維生素

許多 O 型人告訴我，當他們攝取高效維生素 B 群後變得更有活力，或許你也可以嘗試如法炮製一周看看是否也有相同的感覺。對 O 型人來說，綜合維他命或 B 群是安全的，服用後如果出現鮮黃色尿液不用擔心（黃色通常只是維生素中過量的核黃素被排出體外的現象）。選擇高效維生素 B 群時，請確保內容不含填充劑和黏合劑；因為不適當的黏合和壓縮會阻礙系統吸收；此外，成份也要留意必須不含小麥胚芽配方。

O 型人純素或素食主義者在開始執行血型飲食時，偶而會需要補充維生素 B_{12}。B_{12} 的補充型態有很多種，唯一要注意的就是**選擇含有甲基鈷胺素（methylcobalamin）成份，而不要挑選最便宜的氰鈷胺素成份（caynocobalamin）**。甲基鈷胺素本身就是以活性 B_{12} 形式存在，所以

不需要轉化爲生物的活性形式。更值得一提的是**甲基鈷胺素與褪黑激素的合成有關，因此它也能幫助睡眠。**

　　有趣的是血型理論在保健品的應用上包含了一種稱爲泛硫乙胺（pantethine）的補充劑。**事實上泛硫乙胺就是維生素 B₅ 的一種形式，稱爲「泛酸」（pantothenic acid）。泛硫乙胺實際上是由泛酸分子連結而成，稱爲半胱胺（cysteamine）分子鏈。**　研究顯示，當半胱胺在消化過程中從泛硫乙胺中釋放出來時，它會減緩多巴胺 β 羥化酶（DBH）的速度，對 O 型人來說，過度活躍的酶會將珍貴的多巴胺排出，誘發焦慮的去甲基腎上腺素。另一個副作用就是補充泛硫乙胺還可以提供游離的泛酸，而它正好能幫助支持腎上腺。

　　總之，建議 O 型人多吃富含維生素 B 的食物。

礦物質

鈣

　　雖然高蛋白飲食會刺激 O 型人消化道中獨特的酶，從而促進鈣的吸收，但在某些情況下，你應該從飲食中補充鈣。乳製品是鈣質的最佳來源，可惜 O 型人的推薦飲食中獨缺乳製品。所以 O 型人需要補充鈣質（600-1100 毫克元素鈣），特別是發育及成長期的小孩（2～5 歲以及 9～16 歲），以及停經後的婦女。儘管非乳製品來源的鈣不是有益的，但 O 型人應該將其作爲飲食的補充。

鎂

　　儘管水果和蔬菜足以滿足你所需要的礦物質鎂的元素，但我發現對 O 型人補充鎂的效果相當好。鎂除了能優化消化過程，還可以減輕發炎症狀。如果你患有偏頭痛或其他類型的炎症和疼痛，或許能將鎂放入你的保健品計畫中。

碘

O型人的甲狀腺代謝較不穩定，容易受到腸道細菌數量變化的干擾；錯誤的菌群會刺激免疫系統攻擊腸道，也可能損害甲狀腺，這是因為「誤傷」造成的傷害。碘是製造甲狀腺賀爾蒙的關鍵元素，我不建議使用含碘的保健品，因為在O型飲食中就可以找到足夠的碘，例如飲食中加入海藻等海洋蔬菜。這些食物不僅含有少量的碘，還能幫助優化腸道菌群的平衡，從而避免甲狀腺受到免疫系統的無意關注。

營養食品

甘草：有助消化

甘草（學名果光甘草）有助於O型人的消化。典型O型人的胃酸過多會導致胃刺激和潰瘍。甘草製劑稱為去甘草甜素甘草（DGL）（意即去甘草酸的甘草）可以減緩不適並幫助癒合。它在健康食品店中以粉末或錠劑的形式廣泛出售。和大多數潰瘍藥不同，DGL除了可以保護胃酸以外，還可以治癒胃壁。請避免使用粗製的甘草製劑，因為其中的某種植物成份會導致血壓升高，而這種物質在DGL製程中會被剔除。其他可以保護胃壁並增加潰瘍抵抗力的補給方式包括，以茶或膠囊形式服用的榆樹皮、蜀葵（俗稱棉花糖）以及生薑的根莖；至於丁香果則是丁香酚的來源，具有抗發炎和抗潰瘍的特性。

胰酶（Pancreatic Enzymes）

如果你不是習慣高蛋白飲食的O型者，建議不妨在大餐中服用胰酶一段時間，或至少在你適應更高濃度的蛋白飲食之前持續服用。胰酶保健品可以在許多健康食品店或網路上購買，濃度通常為4倍。

減輕壓力

紅景天：減輕壓力

薔薇紅景天（Rhodiola Herb）在傳統上的用途為抗疲勞劑，它也可以幫助 O 型人有效地調節壓力。此外，也可以增強肌肉組織對運動的反應，幫助於平衡神經傳導物質，甚至具有輕度的抗抑鬱作用。

促進新陳代謝

墨角藻

墨角藻（外文名稱：Bladderwrack；學名：Fucus vesculous）（取自昆布）是 O 型人的絕佳營養素，它含有一些特別的成份，包括碘和大量的岩藻糖。之前我們提過岩藻糖是 O 型人抗原的基本建構糖。在墨角藻裡發現的岩藻糖，有助於保護 O 型人的腸黏膜，尤其能避開導致潰瘍的胃螺旋桿菌（H. Pyroli），這種菌會附著在 O 型人胃黏膜上，而墨角藻裡的岩藻糖能阻礙胃螺旋桿菌的吸盤附著在胃壁上，就像是用膠帶沾除灰一樣。

我也發現墨角藻能有效控制 O 型人的體重，對甲狀腺機能不全的人也有保健效用。墨角藻裡的岩藻糖似乎能幫助 O 型人代謝遲緩的速度恢復正常，進而減輕體重（雖然墨角藻能幫助 O 型人減重，但對其他血型的人卻沒有同樣的效果）。

N- 乙醯葡萄糖胺（N-Acetylglucosamine）

N- 乙醯葡萄糖胺（NAG）是一種氨（基）糖，在自然界中很常見。和廣泛用於促進關節健康硫酸鹽葡萄糖胺（glucosamine sulfate）不同，NAG 主要是在消化道中發揮作用。許多飲食中的凝集素都可以與 NAG 結合，因此，如果你嘗試不使用凝集素或面臨腸道問題，那麼可以考慮改補充 NAG。

潛在問題的保健品

聖約翰草（St. John's Wort；又名冠葉連翹 Hypericum spp.）

聖約翰草是保健食品店中非常受歡迎的草藥，因為它對輕度抑鬱症有幫助而享有盛譽。但我也注意到許多 O 型患者服用聖約翰草時會感到特別「怪異」；其中可能是因為草藥與神經傳導物質相互作用，以及壓力化學物質（例如 DBH- 多巴胺 β 羥化**酶**、MAO- 單胺氧化**酶**、多巴胺和去甲基腎上腺素）造成 O 型人失去平衡所引起的現象。聖約翰草還可以影響肝臟對某些藥物和環境化學物質的排毒方式；如果你是 O 型並使用聖約翰草，則可能需要考慮改用紅景天。

高劑量維生素 C

在飲食和適當的保健品中，正常劑量的維生素 C 對健康是有益的；但因為維生素 C 是多巴胺 β 羥化**酶**（DBH）的輔助因子，而**酶**會將多巴胺轉化為引起焦慮的去甲基腎上腺素；所以如果你每天服用 500 毫克以上的維生素 C，並且會感覺到壓力大、血壓高、抑鬱或焦慮，則可能需要降低生素 C 的劑量。

O 型人的壓力與運動解析

在第四章中曾經提到壓力本身沒有問題，端賴你的身體如何回應壓力來源。每種血型在面對壓力時，都有其演繹克服壓力的本能。就「血型飲食」的角度來看，**運動，實際上就是個性化降低壓力的表現。身為 O 型人，你的目標就是盡全力增加多巴胺（以及隨之而來的滿足感和幸福感），並減少去甲基腎上腺素（以及隨之而來的焦慮和壓力感）。**你的血型可以逆轉壓力所帶來的負面影響。健康 O 型人的身體系統能透過劇烈而密集的體能鍛煉來釋放積聚的激素。如果你是 O 型人，來自獵人

祖先基因的身體直接反應，則是讓壓力直達你的肌肉。你的血型中的警告模式反應，會顯現在讓緊繃的體能得到爆發。

當你遇到壓力時身體會隨之接手這些壓力，隨著腎上腺將激素分泌到你的血液裡，你會發揮驚人的能量備戰。此時只要你得到身體上的抒發，無論你正經歷何種負面壓力，都可以將它轉換成正面的經驗。

所以 O 型人特別需要以運動來維持健康。因為壓力的衝擊來得直接又耗力氣，固定的激烈運動計畫，不但能提振 O 型人的精神，還能控制體重、平衡情緒以及更有自信。

想要減重的 O 型人必須參與需要消耗高度體能的運動，因為運動能抑制他們獨特的壓力形式，除了高蛋白飲食之外，運動還可以建立代謝活性組織（例如肌肉）；只要能增加每一次的活性組織，代謝率也會隨之提升。

沒有順從天性，適當使用活動來解除壓力的 O 型人，在壓力反應筋疲力竭的階段，絕對會被徹底打敗。這個筋疲力的竭階段主要會顯現在代謝速度變慢而導致的各種心理現象，例如憂鬱、疲勞或失眠。如果不加以改變，就會無力抵抗一些炎症和自體免疫失調的問題，第二型糖尿病，體重也會持續增加，最後導致肥胖。

以下運動推薦給 O 型人。請特別注意每次運動的時間長短，想要達到持續的新陳代謝效果，就必須讓心跳速度加快。你可以混合搭配這些運動，但要記得每一種或數種運動，一週至少要做 4 次以上，才能達到最好的成效。

運動	持續時間	每周頻率
有氧舞蹈	40~60 分鐘	3~4 次
游泳	30~45 分鐘	3~4 次
慢跑	30 分鐘	3~4 次
重量訓練	30 分鐘	3 次

跑步機	30 分鐘	3 次
爬樓梯	20~30 分鐘	3~4 次
武術	60 分鐘	2~3 次
接觸性運動	60 分鐘	2~3 次
柔軟體操	30~45 分鐘	3 次
自行車	30 分鐘	3 次
快步走	30~40 分鐘	5 次
跳舞	40~60 分鐘	3 次
直排輪或四輪溜冰	30 分鐘	3~4 次

O型人的運動指南

　　高強度運動計畫的三階段分別是暖身期、有氧期和冷卻期。暖身能避免受傷，並將血液帶進肌肉，讓肌肉準備好運動，不管是走路、跑步、騎單車、游泳或打球。暖身應該包括伸展和柔軟動作，避免造成肌肉和肌腱撕裂。

　　運動可以分成兩個基本類型：等長運動（Isometric Exercise），**壓力於靜態肌肉下產生，如舉重；等張運動**（Isotonic Exercises）**如韻律操、跑步或游泳，會在動作範圍內使產生肌肉伸張。**等長運動能增強特定肌肉群的肌力，並能藉由積極的等張運動達到更強的效果。做等長運動用意在強推或強拉一個靜止的物體，也能經由收縮、緊繃反向肌肉而達成。

　　為了從有氧運動中獲得最大的心血管效益，你必須讓心跳上升，達到你最大心跳速率的 70%。運動期間一旦達到這個高速率，就維持此速率繼續運動 30 分鐘。這套方法每週至少要重複三次。

　　計算最大心跳速率：

　　1. 用 220 減掉你的年齡即產生差值；這個數字就是心跳速率的極

大值。

2. 差值乘以 0.7 即為目標心跳率的上限。如果年齡超過六十歲、或是體能狀況不佳，就將差值乘以 0.6。

3. 差值乘以 0.5 即為目標心跳速率下限。

例如，一個健康的 50 歲女性，用 220 減掉 50，就得到最大心跳速率 170。將 170 乘以 0.7，得到每分鐘 119 下心跳，這就是她應該努力達到的上限。再將 170 乘以 0.5 得到每分鐘心跳 85 下，這就是她的下限數字。

四十歲以下活躍、健康的人，及 60 歲以下心血管疾病風險低的人，可以從上述的建議選擇自己的運動計畫。

記住！你的目標是以行動還擊壓力。千萬別忘了，O 型人對抗疲勞和憂鬱的最佳解藥就是運動！把你的新陳代謝想成一把火，先用小火引火，然後慢慢加入愈來愈多的木片，直到火勢熊熊。如果你覺得自己累到無法跳 45 分鐘或一小時的有氧舞蹈，不妨快快起來動一動吧！等到你覺得略有活力後，再逐漸增加分量。你的壓力指數最後一定會降低，心情會變好，你也將得到全新的活力。

第 6 章

A 型的健康飲食計畫

> **A** 型代表：耕耘者
>
> · 種什麼吃什麼
> · 消化道敏感
> · 免疫系統忍受力強
> · 飲食習慣和環境適應良好
> · 用冷靜的行動來面對壓力
> · 以農作物飲食才能保持苗條與活力

A 型人的日常飲食

A 型人是在以植物為基礎的飲食中，蓬勃發展——這樣的特質來自趨向安定且不好戰的農夫祖先遺傳。如果你是習慣肉食的 A 型人，那麼要你將原來的飲食習慣改成已以大豆蛋白、穀物與蔬菜為主，可能會讓你感覺挑戰很大；而且要減少加工食品與精製食物，對你而言，也會困難重重，且因為現代飲食常常用亮麗的外表包裹著非天然食物的毒素。然而你要切記：敏感的 A 型人格外需要攝取天然狀態的食物：**新鮮、單純、有機與蔬食為優先**。

調整蔬食的飲食習慣，對免疫系統敏感的 A 型人尤其重要性，這一時難以說明清楚。我們將在第 11 和 12 章中看到；**A 型人容易罹患心臟**

病、癌症和糖尿病等疾病。換句話說，這些疾病都是 A 型人的風險因子，但你卻**不見得一定會有這樣的命運**。如果能遵循以下的飲食建議，就可以增強自體的免疫系統，並且避免這些危及性命的疾病發生在自己身上。A 型基因流傳下來的正向能量是：你**擁有將自然恩賜發揮到最大的能力**。重新學習你的血液已經知道的事情，將是你的挑戰。

關鍵

★增強碳水化合物代謝，有助於減肥

↑增加微生物群多樣性，能阻止微生物失衡

↓減少微生物群多樣性，將促使微生物失衡

肉類與家禽

血型A型的人	**每週建議量** · 如果你的祖先是……			
食物	**每份分量約**	**非洲人**	**高加索人**	**亞洲人**
瘦紅肉	113-170 公克	0-1份	0份	0-1份
家禽	113-170 公克	0-3份	0~3份	1~4份

＊各食物建議量表僅供參考，可根據祖先或種族習性調整。

　　為了達到最好的功效，A 型人的飲食中應該剔除所有肉類；你可能不善於執行原始人的飲食法。但無論流行趨勢為何，我勸 A 型人要用更開放的態度來看待這裏所提到的飲食指南。唯有採取這種方式，A 型人才能減少因為飲食而造成的心臟病與癌症的風險。**A 型人缺少一些可以有效消化動物蛋白的消化酶和胃酸。**

　　要成為全蔬素食者並不容易，可能要花上一段時間才能適應這樣的飲食；我建議不妨從一周數次以魚類代替肉類開始做起。此外，食用家禽肉最好挑瘦肉、沒有化學和農藥物質的肉。

　　A型人務必徹底遠離加工食品，如火腿、燻肉香腸和冷盤等，因為這些食物含有亞硝酸鹽，特別容易導致胃酸濃度低的A型人罹患胃癌。

中性

雞肉	松雞肉	乳鴿
雞肝	珠雞肉	火雞肉
春雞	鴕鳥肉	

不宜

熊肉	山羊肉	鷓鴣肉
牛肉	鵝肉	野雞肉
牛心	鵝肝	豬肉和培根↓
牛肝	火腿↓	鵪鶉肉
牛舌	馬肉	兔肉
大骨湯	袋鼠肉	松鼠肉
水牛肉，野牛肉	羔羊肉	小牛胰臟（胸腺）
小牛肝	骨髓湯	龜肉
馴鹿肉	駝鹿肉	小牛肉
鴨肉	羊肉	鹿肉
鴨肝	負鼠肉	

海鮮

血型A型的人	*每週建議量* ・如果你的祖先是……			
食物	每份分量約	非洲人	高加索人	亞洲人
所有建議海鮮	113–170 公克	0-3份	1~4份	1~4份

* 各食物建議量表僅供參考，可根據祖先或種族習性調整

　　A型人每週可吃3～4次適量的海鮮，許多魚類都富含不飽和脂肪酸，可以保護A型人免於罹患心血管疾病和癌症；**但應該避開白肉魚，如比目魚和鰈魚等，牠們所含的凝集素會刺激A型人的消化道。**

　　試著將蝸牛納入你的飲食中。有一種稱為「羅曼蝸牛（法國蝸牛）」其含有一種強效的凝集素，可以幫助抵抗乳癌；這方面的訊息將在第12章中另作介紹，這是一種**正向的凝集現象**，該凝集素可以幫助消滅致病的細胞。

　　海鮮應採烘、烤或水煮的方式料理，才能得到完整的營養價值。

高度有益

鯉魚 ↑	大西洋黃線狹鱈 ↑	襪眼鮭魚 ↑
鱈魚 ↑	紅鯛魚 ↑ ★	沙丁魚 ↑ ★
大西洋鯖 ↑	大西洋鮭魚（野生）↑	蝸牛（田螺）
鮟鱇魚(琵琶魚) ↑	大鱗鮭魚 ↑	海鱒魚 ↑
河鱸魚 ↑	鱒魚，虹鱒，（野生鱒魚）↑	白魚 ↑
小梭魚 (pickerel) ↑		沙梭 ↑

中性

鮑魚，海耳	深海橘鱸	鱘魚
高鰭笛鯛	鸚嘴魚/鸚哥魚	鯽魚
黑鱸	海鱸魚	翻車魚，北美翻車魚
鯧魚	狗魚 (pike)	劍魚
鰱魚	沙丁魚	吳郭魚(羅非魚)
白花魚	嘉臘魚	鱒魚，硬頭鱒（野生）
鼬魚	鮋魚	藍鰭鮪魚
鼓魚	旗魚	鰹魚
月鯛	旗魚卵	黃鰭鮪魚
鯖魚，馬鮫	鮭魚卵	多寶魚，歐洲多寶魚
麒鰍魚(鬼頭刀魚)	幼鱈	三牙魚
	海鯉	黃尾魚
	鯊魚	香魚

不宜

鯷魚	鮭魚 ↓	海螺
金梭魚 (barracuda)	鯰魚	螃蟹

青斑鱸魚
斑紋鱸魚↓
比目魚
青蛙
石斑魚
北大西洋鱈魚
大西洋鱈
大比目魚
鯡魚生魚片
醃漬鯡魚
魚子醬
蛤蜊
龍蝦
淡菜／青口貝
章魚
黑鮊
牡蠣↓
扇貝
煙燻鮭魚（燻鮭魚）
煙燻鯡魚
小龍蝦
鰻魚↓
鯖魚
蝦
鰩
鮎鰨魚，灰鰈魚，比目魚
魷魚
馬頭魚↓
窄牙鯛

乳製品與蛋

血型A型的人 ***每週建議量*** **・如果你的祖先是……**

食物	每份分量約	非洲人	高加索人	亞洲人
蛋	1 顆	1~3份	1~3份	1~3份
起司	57 公克	1~3份	2~4份	0份
優酪乳	113–170 公克	0份	1~3份	0~3份
牛奶	113–170 公克	0份	0~4份	0份

* 各食物建議量表僅供參考，可根據祖先或種族習性調整。

A 型人可以吃少量的發酵乳製品，但應避免各種以全脂牛奶做成的食品；蛋類也要限制，只能偶爾吃顆有機蛋。

A 型人應該選擇優格、克菲爾發酵乳、無脂酸奶和乳酸製品。天然羊奶是不錯的全脂牛奶替代品，如果能以豆漿和大豆起司代替乳製品，對 A 型人將更有幫助。

大致來說，A 型人不易消化大部分的乳製品，牛奶中的醣會讓 A 型人的腸道不適，但卻能對其他血型的腸道生成好菌。

如果你是過敏體質或有呼吸道問題的 A 型人，要注意乳製品會大量

增加黏膜的分泌量。A 型人通常會比其他血型分泌更多的黏膜，這可能是因為他們太過友善的免疫系統需要黏液提供額外的保護。不過黏液太多也可能是有害的，因為各種細菌也容易附著在黏液上生存；或許這也是另一個限制乳製品攝取的好理由。

高度有益

義大利佩科里諾乳酪↑
羅馬尼亞乳清乳酪↑

中性

鵝蛋	菲達乳酪	莫札瑞拉乳酪，各種型態
鵪鶉蛋	酥油，脫水奶油↑	印度起司
雞蛋白	山羊乳酪	夸克乳酪
雞蛋	克菲爾	瑞可塔乳酪
鴨蛋	曼徹格羊酪	酸奶
雞蛋黃	山羊奶	優格
農家乳酪		

不宜

美國起司↓	埃文達，瑞士起司↓	美國傑克乳酪↓
藍乳酪	義大利藍紋乳酪↓	芒斯特乳酪↓
布里奶酪	高達起司	納沙特蘭乳酪↓
奶油	瑞士濃味乳酪↓	帕馬森起司
白脫牛奶	half-and-half ↓	義大利波弗隆起司↓
卡門貝爾乳酪↓	冰淇淋	羅馬諾羊奶乾酪
酪蛋白↓	亞爾斯堡起司	洛克福乳酪↓
切達乾酪↓	脫脂或低脂牛奶↓	雪酪
寇比傑克起司↓	全脂牛奶↓	斯蒂爾頓乾酪↓
茅屋起司↓	奶油起司↓	起司條↓
荷蘭艾德姆半硬質乳酪↓		乳清蛋白↓

油與脂肪

血型A型的人	*每週建議量* ·如果你的祖先是……			
食物	每份分量約	非洲人	高加索人	亞洲人
油	1 大湯匙	3~8份	2~6份	2~6份

* 各食物建議量表僅供參考,可根據祖先或種族習性調整。

　　A型人不需要太多脂肪,但在沙拉或蒸煮的蔬菜上淋一大湯匙的橄欖油,有助消化與排泄。橄欖油富含單元不飽和脂肪,對心臟有正面的效果,也能確實地降低膽固醇。

　　至於類似玉米油和紅花油對A型人的健康來說,則不是好油,因為它們會引起纖細的血管壁發炎。

高度有益

杏桃,核仁油	亞麻薺油 / 山茶子油↑	橄欖油↑
黑醋栗籽油↑★	亞麻子,亞麻(仁)油↑★	核桃油↑★

中性

杏仁油	月見草油	玄米油
酪梨油	大麻籽油	紅花油
琉璃苣籽油	夏威夷堅果油	芝麻油
芥花油	紫蘇籽油	大豆沙拉油
鼠尾草籽油	南瓜籽油	葵花油
魚肝油		小麥胚芽油

不宜

蓖麻油	棉籽油	人造奶油
椰子油	榛果油	棕梠油
玉米油↓	豬油	花生油↓

堅果與種籽

血型A型的人	每週建議量・如果你的祖先是……			
食物	每份分量約	非洲人	高加索人	亞洲人
堅果與種籽	1 小把	4~6份	2~5份	4~6份
堅果醬	1 大湯匙	3~5份	1~4份	2~4份

* 各食物建議量表僅供參考，可根據祖先或種族習性調整。

　　許多堅果與種籽，如南瓜和葵花籽、杏仁及核桃，都能提供 A 型人飲食正面的補給，因為 A 型能吃的動物性蛋白質很少，**堅果和種籽於是提供了重要的蛋白質元素**。這其中又以核桃對健康的效益最高，因為它含有蛋白質和油脂能夠幫助細胞擺脫所積聚的碎片，稱之為自噬；南瓜籽也同樣具有高度效益。

　　A 型人如果有膽囊問題，則必須以少量的堅果醬來取代全堅果。

高度有益

板栗，中國 ↑	花生 ↑ ★	花生粉 ↑
亞麻籽	花生醬 ↑	南瓜籽 ↑
		核桃 ↑ ★

中性

杏仁 ↑	歐洲板栗 ↑	夏威夷堅果 ↑（夏威夷豆）
杏仁醬	鼠尾草籽 ↑	胡桃 ↑
杏仁起司 ↑	纖維，榛果	胡桃醬
杏仁奶 ↑	大麻籽 ↑	松子，松仁 ↑
山毛櫸堅果	山胡桃 ↑	罌粟籽（芥子）
白胡桃 ↑	荔枝	紅花籽
角豆 ↑	芝麻籽 ↑	西瓜籽
中東芝麻醬 ↑	葵花籽	
芝麻粉	葵花籽醬	

不宜	
巴西堅果	腰果醬
腰果	開心果

豆類與豆科植物

血型A型的人	**每週建議量** · 如果你的祖先是……			
食物	每份分量約	非洲人	高加索人	亞洲人
所有推薦豆類	1 杯，乾燥的	4~7份	3~6份	2~5份

* 各食物建議量表僅供參考，可根據祖先或種族習性調整。

　　蔬菜當中的豆類和豆科植物含有大量的蛋白質，它們也是提供 A 型人蛋白質的營養來源。而大豆中含有一種稱爲「大豆異黃酮」的凝集素，**可以幫助 A 型人對抗某些癌症，其中的黃酮成份對脆弱的血管壁的具有奇妙的治療作用**。此外，許多證據顯示，大豆異黃酮能刺激脂肪細胞中的 PPARs 受體（Peroxisome Proliferator Activated Receptor；細胞核內的一種「脂小體增生活化受體」），進而激活脂肪釋放基因。

　　豆腐可以做爲 A 型日常飲食的主食之一，就所有食物的營養和價值面來說，它的 CP 值很高，它曾經是西方社會無法接受的食物，但現在卻廣泛出現在超市和商店架上；購買時請注意它的新鮮度。**豆腐本身沒有什麼味道，烹調時加入一些蔬菜和香料就很好吃了。最好的方式就是和其他蔬菜，以及一些像大蒜、薑和醬油等佐料在鍋中翻炒**。提醒，所有的豆製產品最好是直接向製造源頭購買，並確保產品不含基因改造（GMO：Genetically modified organism）。

　　然而，並不是所有豆類產品都對 A 型人有益；一些像是腰豆、利馬豆、海軍豆和鷹嘴豆，因爲其中含有降低胰島素生成的凝集素，因此食用後可能造成肥胖和糖尿病。

高度有益

紅豆	納豆↑	豆腐乳★
黑豆↑	斑豆	大豆芽↑
蠶豆，佛豆	斑豆，芽↑	大豆天貝↑
大北豆↑★	四季豆 snap bean	大豆豆腐
刀豆	大豆★	豆花
小扁豆芽↑	大豆顆粒狀，卵磷脂★	豆漿
所有型態小扁豆	大豆主食	味噌
	黃豆義大利麵	四季豆 string bean

中性

蠟豆↑（菜豆的一種）	豆薯	北豆
白腰豆	綠豆，芽	豌豆
扁豆		白豆

不宜

蠶豆↓	腰豆↓	海軍豆↓
鷹嘴豆↓	利馬豆↓（皇帝豆）	羅望子

穀粒和玉米穀片

血型A型的人	**每週建議量**・如果你的祖先是……			
食物	每份分量約	非洲人	高加索人	亞洲人
麵包，餅乾	1 片	2~4份	3~5份	2~4份
鬆餅	1 個	1份	1~2份	1份
穀粒	1 杯，乾的	6~10份	5~9份	4~8份
麵食	1 杯，乾的	3~5份	4~6份	3~5份

* 各食物建議量表僅供參考，可根據祖先或種族習性調整。

　　A型人對穀粒和玉米穀片大致適應良好，這些食物每天都可以吃 1 次以上。但要盡可能遠離加工的冷凍調理包（例如已調味好的義大利麵，或飯菜都混和好的炒飯）；改選擇全穀物食物以獲取完整的營養。自己做蛋糕，下廚做義大利麵或者煮飯時用最單純的調味料。

　　如有氣喘或經常性感染容易產生黏液的患者，或嘗試減重的 A 型人，對小麥應該要有所限制或避免食用，因為小麥容易生黏液。但每個人體質不同，必須親自體驗，才能判斷自己可以攝取多少份量。

　　值得注意的是，市售的發芽麵包通常僅摻入少量的發芽小麥，基本上屬全穀麵包，購買時請注意成份說明。（通常百分之百的發芽小麥製品稱為「瑪拿」或「埃森」麵包），因為小麥中所包含的凝集素在發芽過程中就會被破壞，所以是可接受的食物。

高度有益

莧菜	落葉松纖維 ↑	印度薄餅 ↑
朝鮮薊粉，義大利麵	扁豆粉	黃豆粉 ★
蕎麥，蕎麥粥，蕎麥麵	馬蘭加芋頭	布格麥
埃森，瑪拿麵包	千年芋 ↑	發芽的小麥
亞麻子麵包（包含可容許的穀粒）↑	燕麥麩，燕麥片	燕麥粉，燕麥

中性

大麥 ↑，大麥粉	黃連木膠	黑麥粉 ↑
黑豆粉	小米 ↑	高粱 ↑
玉米片，玉米粉，玉米粥	炒麥花	古麥，麥粉，古麥麵
義大利玉米粥等全部	藜麥 ↑	發芽小麥麵粉
奶油飯	印度香米	木薯粉，木薯，樹薯，木葛
船型麥	糙米，白米	芋頭，大溪地芋頭，山芋，芋艿
蒸粗麥粉 (非洲穀物) ↑	爆米花，米餅	杜蘭小麥，古斯米
全穀粉	野生米 ↑	小麥全穀粒
粗粒玉米粉	米糠 ↑	白麵粉
薏仁（薏苡）↑	糙米粉	黑麥 (裸麥) ↑
卡姆麥	白米粉	

不宜

麥乳	葡萄果仁	苔麩
瑞氏麥	利馬豆粉	小麥，芽，胚芽
粗穀粉	七穀	全麥粉↓
雪蓮子（鷹嘴豆）粉	碎小麥	

蔬菜

血型A型的人	每週建議量 · 如果你的祖先是……			
食物	每份分量約	非洲人	高加索人	亞洲人
生菜	1杯，處理過的	3~6份	2~5份	2~5份
煮或蒸過	1杯，處理過的	1~4份	3~6份	3~6份
黃豆食品	170~225g	4~6份	4~6份	5~7份

* 各食物建議量表僅供參考，可根據祖先或種族習性調整。

　　蔬菜是 A 型人飲食的核心，它能提供礦物質、酵素及抗氧化劑。蔬菜要盡可能以生吃或蒸煮的方式處理，才能保存完整的養份。

　　大部分的蔬菜都適合 A 型人食用，但有少數仍需注意，例如胡椒屬植物會讓 A 型人脆弱的胃更加惡化；發酵橄欖所含的菌類也會。此外，A 型人對馬鈴薯、地瓜、山藥及高麗菜所含的凝集素非常敏感，番茄也不宜多吃，因為番茄的凝集素對A型消化道有強大的破壞力。

　　青花椰的抗氧化優點值得強力推薦。抗氧化物能鞏固免疫系統，防止異常的細胞分裂。其他對 A 型人很好的蔬菜包括胡蘿蔔、羽衣甘藍、芥藍、南瓜以及菠菜。

　　大蒜可以多吃，它是天然抗生素及免疫系統的支持者，對 A 型人的血液很好。無論是何種血型，都能從大蒜中獲得好處，A 型人得到的益處應該是最多的種類，因為大蒜能改善的多種疾病，特別是A型人的免

疫系統所疲於應付的。另外，黃洋蔥內含一種稱為「檞皮素」（quer-
cetin）的抗氧化物，對A型人的免疫補強效果非常好。

高度有益

苜蓿芽	茴香	洋蔥，各種
蘆薈	大蒜	荷蘭芹(歐芹)，巴西里
朝鮮薊	薑	歐洲防風草根↑
甜菜葉↑★	葡萄葉↑	南瓜↑★
青花菜↑	辣根↑	苔癬，海帶，昆布
西蘭花↑★	秋葵	海苔，墨角藻↑
球花甘藍★	羽衣甘藍↑	菠菜↑★
蛋黃果(仙桃)↑	甘藍	瑞士甜菜↑★
胡蘿蔔↑	大蔥	蕪菁(結頭菜)
西芹↑★	長葉萵苣	蕪菁菜葉↑★
菊苣	蘑菇，舞菇，洋菇	蒲公英菜葉★
芥藍菜葉↑★	銀菇，香蕈★	闊葉苦苣★

中性

芝麻菜	細葉芹	萵苣，貝比萵苣，
蘆筍	香菜	波士頓萵苣，萵苣葉，
四莢豆	玉米，爆米花	冰山形萵苣，綜和生菜
箭筍	小黃瓜	蘑菇，杏鮑菇，喇叭蘑菇，
甜菜	白蘿蔔	金針菇，秀珍菇，
青江菜，小白菜	苦苣↑	波特菇，草菇，松蕈
抱子甘藍	葫蘆巴↑	芥末，芥末菜葉↑
木薯	蕨菜	橄欖，綠橄欖
花椰菜	豆薯↑	黑皮波羅門參，波羅門參↑
西芹	海帶	西葫蘆(南瓜)
佛手瓜，佛掌瓜，	青蔥	芋頭葉，芋頭心
香櫞瓜	藍藻	荸薺，馬啼
甘椒	裙帶菜，海藻	水芥菜，西洋菜
紅菊苣	蔥	櫛瓜
蘿蔔嬰	蘿蔔	蔓菁(大頭菜)

不宜		
高麗菜↓	番椒，辣椒，綠椒，	酸菜↓
酸豆↓	墨西哥辣椒，紅椒，黃椒	地瓜↓
茄子	各種酸黃瓜	番茄
杜松	紅、白、藍、黃皮馬鈴薯↓	甘薯
黑橄欖，希臘橄欖	蘑菇，椎茸↓	絲蘭
西班牙橄欖↓		大黃

水果

血型A型的人	***每週建議量*** ·如果你的祖先是……	
食物	每份分量約	不分種族
所有推薦水果	1顆，或85-142公克	3~4份

* 各食物建議量表僅供參考，可根據祖先或種族習性調整。

　　A型人應該一天吃三次水果。幾乎所有的水果都能吃，但**要特別選擇在體內會成為鹼性的水果如莓果類和梅李類**，它們能幫助平衡穀物在肌肉組織裡形成的酸。雖然瓜類也是鹼性的，但內含有高黴菌素會阻礙A型人的消化。尤其哈密瓜和甜瓜的黴菌素最高，所以應該完全避免，其他瓜類（列為中性食物）則可以偶爾吃。

　　A型人對熱帶水果，例如芒果的適應力不太好，雖然這些水果含有對其他血型都好的消化酶酵，但對A型人的消化道卻不管用。不過，鳳梨對A型人來說卻是絕佳的消化幫手。

　　即使很喜歡柳橙，A型人也應該避免，因為它所含的元素會讓壞菌菌株生長，進而導致腸道內的細菌失衡，稱之為營養不良。葡萄柚和柳橙雖有著密切關係，同樣也是酸性水果，但**葡萄柚對A型人的胃確有正面的效果**，在消化過後會呈現鹼性特質。**檸檬對A型人來說也是絕佳的水果**，不僅能幫助消化，還可以清除體內的黏液。

由於維生素 C 是重要的抗氧化物，尤其可以預防胃癌，所以A型人要多吃富含維生素 C 的水果，例如葡萄柚或奇異果。

香蕉的凝集素會干擾 A 型的消化系統，我建議用其他含有高鉀的水果如杏桃、無花果及其他適合的瓜類來取代。

高度有益

杏↑	蔓越莓↑	萊姆↑
黑莓★	無花果↑	木瓜（果肉黃色）pawpaw
藍莓★	葡萄柚↑	鳳梨↑★
波森莓	波羅蜜	梅子★
櫻桃★	檸檬↑	李子★

中性

巴西莓	露莓	蛋黃果，滿美蘋果↑
蘋果	榴槤↑	山竹
亞洲梨↑	接骨木莓↑	桑葚
鱷梨	枸杞，枸杞子	麝香瓜
麵包果↑	醋栗↑	桃駁李
扎囊瓜	葡萄	諾麗果
哈密瓜	芭樂↑	木瓜（果肉橘黃色）papaya
冬甜瓜	蔓越橘	百香果↑
甜瓜	奇異果	桃子
香瓜	金桔↑	梨子
黑醋栗	越橘	波斯瓜
棗子	羅甘莓↑	草莓
柿子	覆盆子	西瓜
石榴	鳳尾蕉	楊氏草莓
仙人掌↑	西班牙甜瓜	葡萄乾
榅桲	楊桃，五斂子	

不宜		
香蕉	枇杷↓	芭蕉↓
苦瓜	芒果	柑橘↓ tangerine
椰子	柳橙↓ orange	
蜜瓜↓		

飲料、茶和咖啡

血型A型的人	每週建議量 · 如果你的祖先是……	
食物	每份分量約	不分種族
所有推薦果汁	225 CC	4~5 份
檸檬水	225 CC	1 份（早晨飲用）
水	225 CC	1~3 份

* 各食物建議量表僅供參考，可根據祖先或種族習性調整。

A型人每天若喝一小杯加入半顆檸檬汁的溫水，有助於 A 型人把比較遲緩的消化道裡面所累積的隔夜黏液，促進正常排泄。此外，**檸檬水雖然清淡，但對於抗凝效果非常好，特別是對天生血液比較濃稠的 A 型人，更能幫助血液循環更順暢**。鹼性果汁如濃縮黑莓汁加水稀釋，會比高糖果汁來得更好，後者比較偏酸性。

紅酒對心血管也有正向效果，每周酌飲 3 至 4 小杯的紅酒能夠降低 A 型男性／女性罹患心臟疾病的風險。

事實上，**咖啡對 A 型人也是有益的；它的抗氧化劑和酶是專為 A 型人的消化道以及免疫系統所設計**。咖啡和綠茶交替引用是最佳組合。

至於其他的飲料就建議要避免了；因為它們並不適合 A 型人的消化系統，對於免疫系統也沒有益處。

當然，天然純淨的水絕對是歡迎自由享用囉！

高度有益

苜蓿茶	人參茶	鳳梨汁↑
蘆薈汁	葡萄汁↑	水果汁
杏子汁	日本莖茶	玫瑰果茶
黑莓汁	日本粗茶	聖約翰茶
藍莓汁	玄米茶↑★	赤榆皮茶
牛蒡茶	歐夏至草茶	纈草茶
洋甘菊茶	檸檬和水↑	蔬菜汁（挑選氫化蔬菜）
櫻桃汁	萊姆汁	紅酒
紫錐花茶	奶飲，大豆★	奶薊
葫蘆巴茶	薑茶	咖啡↑

中性

蘋果汁，蘋果西打	蒲公英茶	芭樂汁	甜桃汁
甜菜根汁	當歸茶	啤酒花茶	諾麗果汁
高麗菜汁	接骨木莓汁	歐夏至草茶	香芹汁
繁鏤茶	接骨木茶	甘草茶	梨子汁↑
椰子水	龍膽茶	菩提子茶	薄荷茶
款冬茶	枸杞子汁	杏仁奶↑	石榴汁
蔓越莓汁	金印草茶	米漿	覆盆子葉茶
小黃瓜汁	葡萄汁	桑葚茶	白野葛皮茶
鼠尾草茶	美黃芩茶	毛蕊花茶	白酒
中美洲青草茶	綠薄荷茶	香草茶	洋蓍草茶
番瀉葉茶	草莓茶	西瓜汁	馬黛茶
薺菜茶	百里香茶	白樺木茶	

不宜

啤酒↓	玉米鬚茶	氣泡水
紅茶，所有形式	蒸餾酒↓	蘇打水
高麗菜汁	芒果汁	蜜柑汁↓
貓薄荷茶	柳橙汁↓	番茄汁
辣椒茶	木瓜汁	皺葉酸模茶
椰奶	紅花苜蓿茶	大黃茶

香料和草本植物

　　香料和草本植物對Ａ型人來說，不該只是加強香味的材料，正確的香料組合可以增強Ａ型人的免疫系統。事實上，香料是天然的藥材，它們當中有許多富含抗微生物精油，而有些則是富含抗氧化、增強免疫力的植化素，也是產生熱能燃燒脂肪的最佳來源。試著將以下建議的香料放入你的日常飲食當中。

高度有益

乾芥末粉	薑	香菜 ↑
小茴香	辣根	薑黃
大蒜		

中性

多果香粉	佛手柑	巧克力	玉米澱粉
八角	香芹籽	香菜	塔塔粉
葛根	小荳蔻	肉桂	孜然
羅勒	細葉芹	丁香	咖哩
月桂葉	韭菜	芫荽	蒔蘿
紅藻粉	芥末，乾燥的	番紅花	龍蒿
瓜拿納	肉豆蔻	鼠尾草	百里香
海苔粉	俄勒岡	鹽，海鹽	香草
甘草	紅甜椒粉	木質薄荷	
荳蔻	薄荷	番瀉葉	
墨角蘭	迷迭香	綠薄荷	

不宜

辣椒粉
胡椒，黑胡椒，紅辣椒粉（卡宴辣椒、牛角椒），胡椒子，白胡椒
東青

調味品、甜味劑和添加物

　　A型人應謹慎使用調味品。A型人的飲食中缺乏礦物質，而黑糖蜜**是很好的鐵質來源。A型人應避免使用醋，因為酸會刺激胃壁並造成腸道菌叢不良。**

　　A型飲食中容許糖的攝取，但僅限於小量；它只能做為調味使用，不可以當成能量的來源，盡量減少白色加工製作的糖，因為最近的研究顯示食用它數小時後，會引起免疫系統的反應遲鈍。

高度有益		
麥芽	醬油	糖蜜
味噌	不含小麥的醬油	黑糖蜜

中性			
石花菜↓	小蘇打	葡萄糖	果醬，果凍（可接受的水果）
龍舌蘭花蜜↑	糙米漿	果糖	沙拉醬（低脂成份）
杏仁萃取油	長角豆	果膠	美奶滋，豆腐，醬油
蘋果泥	玉米粉	蜂蜜	植物甘油
蘋果果膠	玉米漿	轉化糖	烘焙用的酵母菌↑
卵磷脂	米漿	甜菊	營養酵母↑
楓糖漿	梅乾，梅子，梅醋	黑糖，白糖	無小麥無醋芥末醬↑

不宜		
金合歡（阿拉伯膠）	番茄醬↓	羧甲基－纖維素鈉鹽↓
阿斯巴甜	味精	黃蓍膠↓
卡拉膠↓	美奶滋	醋，所有型態↓
吉利丁↓	甲基纖維素↓	伍特斯醬（烏醋）↓
瓜爾膠	芥末，含醋和小麥	酸黃瓜↓
高果糖玉米糖漿↓	高果糖漿，麥芽糊精↓	聚山梨醇酐脂肪酸酯↓

A型人的日常菜單與食譜設計

星號（＊）表示配方已提供

以下範例菜單和食譜將提供有益於A型人的典型飲食概念；是由著名營養學家蒂娜卡德（Dina Khader），MS、RD、CDN 共同開發的，這些營養學家將「血型飲食」成功地應用於患者身上。

菜單中的熱量適中，能夠保持A型人平衡代謝的效率。依照這些建議的飲食習慣，大多數人都能輕鬆維持身材，甚至達到減重效果。不過，如果你偏好清淡口味，或是希望在熱量受限制的同時又能吃得均衡、滿足，食譜中也有替代食物可供選擇（替代食物會直接列在旁邊）。

偶爾食譜中也會出現不宜清單上的食材，少許的份量是容許的（例如少許胡椒），端看個人身體狀況以及是否要嚴格堅守飲食規劃。不過菜色的選擇和食譜的設計，大致上都對A型人有良好的效果。

等你更加熟悉A型人的飲食建議後，便能輕鬆設計屬於自己的菜單，調整你最愛的食譜，讓好的飲食習慣變成你的好朋友吧！

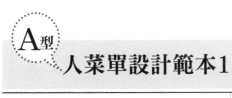

人菜單設計範本1　　* 健康食譜

標準菜單	控制體重選項
早餐	
檸檬水（晨起即飲）	
燕麥片加豆漿，佐楓糖漿或糖蜜	玉米片加豆漿，佐楓糖漿或糖蜜
葡萄柚汁	
咖啡或草本茶	
午餐	
希臘沙拉（萵苣、西芹，綠洋蔥、小黃瓜，撒上適當的菲達乳酪、檸檬和新鮮薄荷）	
蘋果	
發芽小麥麵包，1片	
草本茶	
下午茶	
米餅加花生醬，2片	米餅加蜂蜜，2片
梅子，2顆	
綠茶或水	
晚餐	
*豆腐青醬千層麵	豆腐炒青豆、韭蔥、荷蘭豆與苜蓿芽
青花椰菜	
冰優格	
咖啡或草本茶（紅酒酌量，可）	

人菜單設計範本2

* 健康食譜

標準菜單	控制體重選項
早餐	
檸檬水（晨起即飲）	
*豆腐歐姆蛋	水煮蛋，1 顆
葡萄柚汁	低脂優格，1/2 杯，加莓果切片
咖啡或草本茶	
午餐	
味噌湯	
綜合蔬菜沙拉	
裸麥麵包，1 片	
水或草本茶	
下午茶	
* 角豆餅乾或優格加水果	*豆腐醬加生菜
草本茶	
晚餐	
* 火雞肉豆腐丸	
清蒸櫛瓜	
* 四季豆沙拉	
低脂冰優格	
咖啡或草本茶（紅酒適量，可）	

A型人菜單設計範本3

標準菜單	控制體重選項
早餐	
檸檬水（晨起即飲）	
＊楓糖核桃燕麥餅乾加豆漿	爆米花加豆漿
李子、胡蘿蔔，或蔬菜汁	
咖啡或草本茶	
午餐	
＊黑豆湯	冷鮭魚加綠色沙拉，佐以檸檬汁和橄欖油
綜合蔬菜沙拉	
下午茶	
＊杏果麵包	原味優格，1/2 杯，淋上蜂蜜
咖啡或草本茶	
晚餐	
＊阿拉伯烤魚（鱸魚或白魚）	＊烤魚
＊菠菜沙拉	
綜合新鮮水果和優格	
草本茶（紅酒酌量，可）	

豆腐青醬千層麵（4-6人份）

嫩豆腐約450g、橄欖油2大湯匙、低脂莫札瑞拉起司1杯切細絲、
有機蛋1顆（自選）、冷凍或新鮮菠菜2袋切碎、
鹽1茶匙、俄勒岡葉1茶匙、青醬4杯（可酌量使用）、
古麥或米製千層麵麵條9片烹調過、水1杯

作法

· 將豆腐、起司、蛋和菠菜拌混和攪拌。
· 將青醬1杯鋪在9x13英吋烤盤中。
· 將烹煮過的麵鋪上，加入起司，拌入青醬。
· 一層起司、一層麵，一層青醬；重複鋪上，最後一層是麵與青醬。
· 烤箱預熱至180℃。
· 將鋪好材料的千層麵，放入烤箱烤30-45分鐘，或烤至熟透即完成。

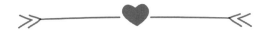

角豆餅乾（約40個）

有機芥花油1/3杯、純楓糖漿1/2杯、香草精1茶匙、有機蛋1顆、
燕麥或糙米粉1又3/4杯、小蘇打粉1茶匙、角豆1/2杯（無加糖）、
多香果粉香料，少許

作法

· 烤箱預熱至190℃；烤盤預先抹油。
· 油、楓糖漿和香草精於中型碗中拌勻。
· 蛋先在小碗攪勻，再拌入混料中。
· 麵粉過篩後，與小蘇打粉慢慢倒入混料中攪拌，直到黏稠的糊狀。
· 拌入角豆後，以小湯匙舀出麵糊，放到已抹油的烤盤上；
每一小球麵糊間隔2指寬（避免加熱膨脹後沾黏），再放入烤箱。
· 烘烤10-15分鐘，直到餅乾呈金黃色，即可取出放涼。

豆腐醬（3杯）

豆腐1杯瀝乾後搗碎、原味無脂優格1杯、
橄欖油1大湯匙、檸檬汁1顆的量、
細香蔥2大湯匙（或青蔥1杯）、大蒜及鹽調味用

作法

· 將豆腐、優格、橄欖油和檸檬汁放入攪拌機中高速攪拌
（若混料太濃，機器不易攪拌，可加入少許冷開水調整）。
· 拌入細香蔥或青蔥以及調味料後，倒入大碗中於冰箱冷藏。
· 食用時將豆腐優格醬倒在玻璃碗裡，
置於新鮮蔬菜沙拉盤中央，作為佐料沾食。

楓糖核桃燕麥餅乾

傳統燕麥片4杯、米麩1杯、芝麻籽1杯、蔓越莓乾1/2杯、
黑醋栗乾1/2杯、核桃1杯切碎、有機芥花油1/4杯、楓糖漿3/4杯

作法

· 烤箱預熱至120℃。
· 將燕麥、麩皮、芝麻籽、水果乾和堅果，
於大碗中加入芥花油充分攪拌。
· 加入楓糖漿均勻攪拌，攪拌後的混料應該又脆又黏。
· 將混料鋪在餅乾盤中烘焙90分鐘；
其間每15分鐘攪拌一次使材料均勻受熱，
直到變乾、呈金黃色。
· 待涼後，放進密封罐儲存。

豆腐歐姆蛋（3-4人份）

嫩豆腐450g（瀝乾後搗碎）、秀珍菇或松蕈5~6朵切絲、
胡蘿蔔或白蘿蔔225g磨成碎末、
味醂或雪莉酒1茶匙調理用、
溜醬油或醬油1大湯匙、新鮮歐芹1大湯匙、
糙米粉1茶匙、有機蛋4顆稍微打散、
芥花油或特級初榨橄欖油1大湯匙

作法

· 將油以外的所有材料放進攪拌碗中拌勻。
· 取一只大平底鍋加熱油，倒入一半的混合材料。
· 蓋上蓋子後小火慢烘約15分鐘；烘熟後食物放至大盤並保持熱度。
· 重複以上烘熟動作，將剩餘的另一半材料也完成。

火雞肉豆腐丸（4人份）

火雞絞肉450g、板豆腐約450g、板栗1/2杯、古麥粉1又1/2杯、
洋蔥1顆切末 、新鮮歐芹1/4杯切碎、海鹽2茶匙、
新鮮大蒜4大湯匙切碎
（調味料部分視個人喜好調味）

作法

· 取大碗將所有材料充分攪拌後冷藏1小時。
· 以手握取材料糊，以食指與姆指形成小孔，擠出小顆肉丸。
· 將小肉丸以熱油小火慢炸，至外皮呈酥脆金黃起鍋。
· 烤箱預熱180℃或者於烤箱烘烤約1小時即可上桌。

四季豆沙拉（4人份）

四季豆0.5kg、檸檬汁1顆的量、橄欖油3大湯匙、
大蒜2瓣壓碎、鹽2~3茶匙

作法

‧洗淨新鮮四季豆，去掉豆莢的兩端和粗纖維，切成5公分左右長段。
‧四季豆入滾水煮到軟後撈起、瀝乾。
‧待四季豆涼後放進沙拉碗中，以檸檬汁、橄欖油、大蒜及鹽巴調味。

黑豆湯（8人份）

黑豆450g、水2公升、蔬菜高湯1/8杯、白洋蔥56g切丁、
綠洋蔥56g、青蔥少許裝飾用、芹菜110g、大蔥56，切碎、
鹽7g、孜然，8克、乾燥歐芹1杯、大蒜約28g、
龍蒿菜1中把切碎、新鮮羅勒1中把切碎、青蔥1中把

作法

‧黑豆洗淨泡水一夜後，將水倒掉瀝乾。
‧大鍋中加入約2公升的水，將黑豆煮熟後瀝乾備用。
‧大鍋中加入蔬菜清湯與黑豆以小火煨煮。
‧洋蔥、芹菜、蒜苗、調味料和大蒜放入平底鍋炒香後，
加入黑豆湯中繼續熬煮。
‧起鍋前濾掉1/8杯的湯汁，
讓已煮成泥狀的黑豆湯保持濃稠（不濾亦可）。
‧撒上青蔥裝飾即可上桌。

杏果麵包

原味無脂優格11/4杯、有機蛋1顆、杏子醬1杯（果汁甜味）、
糙米粉2杯、肉桂1茶匙磨碎、多果香果粉1茶匙、
肉豆蔻粉1茶匙、小蘇打1又1/4茶匙、
有機杏子乾1杯切碎、醋栗1杯

作法

· 將長形烤模抹油，烤箱預熱至180℃。
· 將優格、蛋和果醬於碗中攪拌，再加入1杯過篩的麵粉、一半的香料，
加上小蘇打粉攪拌。
· 麵糊拌成均勻鬆軟的狀態後，加入剩下的麵粉與香料
（如果覺得麵糊太濃稠，可以加入少許冷開水或香草豆漿調節攪拌）。
· 加入切碎的杏桃乾和醋栗拌勻後，將麵糊倒進抹油的烤模中，
進烤箱烘烤40-45分鐘，直到完成。
· 將蛋糕從模中取出於烤架上置涼，切片後即可上桌。

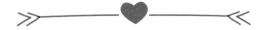

菠菜沙拉（6人份）

新鮮菠菜2把、蔥1把切碎、檸檬汁1顆的量、
橄欖油1/4大湯匙、鹽及胡椒少許

作法

· 菠菜洗乾淨、瀝乾，切碎後撒上鹽巴；
靜置幾分鐘後用手擠掉多餘的水份。
· 加入蔥末、檸檬汁、油、鹽和胡椒，與波菜拌勻後，可立即食用。

烤魚（4-5人份）

白肉魚或其他的魚1條約1.5kg、檸檬汁和鹽少許、
橄欖油1/4杯、辣椒1茶匙（隨個人喜好增添）、
胡椒1茶匙（隨個人喜好增添）、孜然1茶匙（隨個人喜好增添）

作法

‧魚洗淨後抹上鹽巴、檸檬汁以及其他想增添的香料，
靜置30分鐘，瀝乾醬汁備用。
‧烤箱預熱至180℃。
‧在魚的表皮抹上油和香料後放入烤盤。為了避免魚烤焦，
用抹上一層薄油的鋁箔紙將魚包起來。
‧魚烤30-40分鐘，或烤到魚肉變軟、可以輕易刺穿即完成。

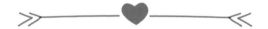

烤魚的餡料（4-5人份；自選）

松子或碎杏仁1/3杯、無鹽甜奶油2大湯匙、
歐芹末1杯、大蒜3瓣壓碎、鹽及多香果粉香料少許

做法

‧將松子和奶油伴炒至淺褐色。
‧加入歐芹末與香料後再炒一分鐘。
‧將餡料塞入生魚中。

阿拉伯烤魚（6-8人份）

大鱸魚或白魚1條約1.5kg、鹽及胡椒調味、檸檬汁1/4杯、
橄欖油2大湯匙、大洋蔥2顆切碎後以橄欖油炒過、
中東芝麻醬2~2.5杯

作法

‧魚洗淨後徹底擦乾，撒上鹽巴和檸檬汁，靜置30分鐘備用。
‧烤箱預熱至200℃。
‧將醃入味的魚瀝乾調味汁，抹上油後，放進烤盤先烤30分鐘。
‧取出魚，在上面鋪上炒過的洋蔥和芝麻醬，撒上鹽和胡椒，再次放進烤箱，
烤到叉子可以輕易刺穿魚身（約30-40分鐘）。
‧將烤好的魚盛盤，以歐芹和檸檬角裝飾。

更多關於各個項目的其他菜單，請上網搜尋特定血型食譜資料庫，
網址為 dadamo.com 以及 4yourtype.com。

A型人的保健品建議

保健品的作用，如維生素、礦物質或草藥等，在於補充飲食中所欠缺的營養素，提供額外所需的保護。A型人的保健品著重在以下幾點：

· 調理免疫系統
· 提供抗癌的抗氧化物
· 均衡微生物群
· 強化心血管系統

下列建議的保健品是依據以上列目標為前提而提出的，此外我也會指出一些對 A 型人可能造成反效果或是有害的保健品。

維生素 B

維生素 B₁₂

A型人要注意維生素 B₁₂ 缺乏的問題，除了 A 型人飲食欠缺這種大多存在動物蛋白質中的營養素，**另一個原因是他們的胃裡缺乏內源因子（內源因子是胃黏膜製造的一種物質，能幫助被血液吸收）**，因此對於維生素 B₁₂ 吸收不良。**年長者若缺乏維生素 B₁₂ 可能會造成老年癡呆症及其他神經上的缺損。** 選擇成份含有甲基鈷胺素（cyanocobalamin），而不要挑選最便宜的氰鈷胺素成份（caynocobalamin）。

其他維生素 B 群

A型人的飲食中已涵蓋了大部分的維生素 B 群，不過如果你有貧血的問題，那麼可以補充少量的葉酸。至於菸鹼酸有降低膽固醇的特性，A 型心臟病患者也可以向醫師詢問低劑量菸鹼酸保健品的相關資訊。

維生素 C

A 型人之所以罹患胃癌的比例較高，是因為他們的胃酸濃度低；可以藉由攝取維生素 C 保健品得到好處。例如，肉類在煙燻和醃製的肉品中會產生亞硝酸鹽，這對 A 型來說會是一個更需要注意的問題，因為亞硝酸鹽有致癌風險，在胃酸濃度較低的人身上更高。維生素 C 具有抗氧化劑特性就能阻擋這種反應（但根本解決方法還是要避免煙燻和醃製食品）。但也不能因此就大量攝取，我發現 A 型人對於 1000mg 高劑量以上的維生素 C 反應不佳，反而容易造成腸胃不適。一天只需補充 2 至 4 顆 250mg 維生素 C 膠囊，應該就不會有消化上的問題了。

維生素 E

有證據顯示維生素 E 能同時對抗癌症和心臟病，而這兩種都是 A 型人較容易罹患的疾病。最好每天補充，但不要超過 400IU（國際單位）。

礦物質

鈣

由於 A 型人的飲食中可包含一些乳製品，對鈣的補充就不會像 O 型那樣急迫，但是對於進入中年後的 A 型人，則建議可以攝取少量的鈣（300-600mg 元素鈣）。就我的經驗，A 型人最好謹慎應對某些鈣質產品，其中最簡單也最容易取得的碳酸鈣（往往可見於制酸劑），對 A 型人來說反應都不是很好，因為要吸收這種結構的鈣質，需要大量的胃酸。此外 A 型人對葡萄糖酸鈣的反應還不錯，對檸檬酸鈣反應也可以；不過，從北愛爾蘭的原始海藻場（稱之為 maer1；海邊鈣質沉積土）中取得的天然鈣是最好的。

鐵質

A 型人的飲食所含的鐵質會比較低，因為鐵質在紅肉裡的含量最為

豐富。所以 A 型的女性，尤是經期量多的 A 型女性，特別要保持充份的鐵質。如果有需要補充鐵質保健品，務必要在醫生的監督下服用，如此才能檢測血液，監視狀況是否有所改善。

總之，鐵質的補充品攝取量愈低愈好，也要避免長期服用。避免食用分子太過粗糙的鐵劑，如硫酸亞鐵（ferrous sulfate），因為它會刺激 A 型人的胃；可以改用結構溫和的保健品如檸檬酸鐵或黑糖蜜替代。鐵元（floradix），是一種液態的草本保健品，常見於坊間健康食品店中，可以被 A 型人充分吸收。

鋅

我發現少量的鋅（一天只要 3mg）就能保護 A 型兒童不受感染，特別在耳朵方面最明顯。然而鋅的補給就像雙面刃，少量及定期的劑量可以強化免疫力，但長期使用較高劑量，反而會導致免疫力衰退和干擾其他礦物質的吸收。鋅的保健品也隨處可見，食用前一定要徵詢過醫生。

草藥，植化素與益生菌

山楂

山楂是極佳的心血管補充劑。本身或家族有心臟病史的A型人，一定要把山楂加進飲食管理中。植化素（phytochemical）具有出色的預防能力，而山楂（銳刺山楂：Crataegus oxyacantha）則具有數種改善心血管效能的植化素；它能增強血管的彈性、強化心臟、降低血壓，對動脈斑塊也能產生溫和的溶解作用。目前德國官方已准許山楂在藥品上的使用，至於山楂在其他地方的影響力是否被認可則待證實。山楂的萃取物和酊劑可以透過自然療法醫師、健康食品店及藥局取得。

強化免疫力型草藥

A 型人的免疫系統對感染較無招架之力，因此具有增強免疫力且

溫和的草藥，如矢車菊（紫錐菊），能幫助 A 型人擊退感冒或流感，有增強免疫系統的抗癌監控能力；紫錐花一般以液狀或藥片形式呈現，用途很廣。此外，**中藥裡的黃耆（黃芪：Huangki, Astragalus membranceus）也是免疫力的補充劑**。這兩種草藥本身的醣的活性成份能促進細胞有絲分裂，可以刺激白血球增生，保護免疫系統。

硫酸軟骨素

硫酸軟骨素（Chondroitin Sulfate）人體結締組織的組成成份，市面上的保健品通常會以「強化關節」（joint-support：通常合併硫酸葡萄醣胺）的字眼販售。軟骨素是一個有趣的分子，是由類A型抗原的胺醣長鏈所組成；這些長鏈在胃中會斷裂並釋放類A醣，就像誘餌一樣，能夠自由吸引、捕獲和阻擋凝集素。

安定型草藥

A型人可利用溫和的草藥鬆弛劑，例如洋甘菊和纈草（Valerian Root）來幫助抗壓。這些草本植物可以做為茶飲經常飲用。纈草帶有一點刺激的奇異氣味，習慣後反而會喜歡這種味道。傳聞說纈草之所以命名是因為英文字「Valium」本身就具有「鎮靜、安定」的形態，但這是錯誤的。纈草的英文「Valerian」是以羅馬皇帝瓦勒利安命名，戰役中他不幸遭波斯人俘虜，死後更被做成標本、染紅，放在波斯博物館中展示。姑且不論纈草名字的起源為何，研究顯示它扮演著許多醫療鎮靜劑上的相同受體。

槲皮素

槲皮素是一種在蔬菜中可以大量發現的生物類黃酮，黃色洋蔥的含量尤其多。槲皮素保健品在健康食品店都可以找到，通常膠囊劑量為100–500毫克。槲皮素具有一種非常強效的抗氧化劑，比維生素 E 的效

力更勝數百倍，是 A 型人防癌計畫的一大幫手。

奶薊

和槲黃素一樣，奶薊（Mike Thistle；學名水飛薊 Silybum mari-anum）也是有效的抗氧化劑；它另外還有一種特性就是能在肝臟和膽管中達到非常高的濃度。**A 型人容易患有肝臟與膽囊方面的問題，如果家族有任何肝臟、胰臟或膽囊相關病史，不妨考慮將奶薊放入個人的保健品計畫中。**至於接受化療的癌症病患也可以使用它來保護肝臟，避免受到傷害。

鳳梨酵素（菠蘿蛋白酶）

如果你是 A 型人常受脹氣或蛋白質吸收不良所苦，建議可以使用鳳梨酵素。這種酵素對分解膳食蛋白質有不錯的效果，增進消化道吸收蛋白質的能力。

益生菌

初次接觸 A 型飲食的 A 型人，可能會因為蔬食而有不舒服、排氣過多或脹氣等問題；益生菌可以解決這個問題，因為它能提供常見於消化道內的「好」菌，減少不適感。

A 型人應避免的保健品

β - 胡蘿蔔素

我父親詹姆斯醫師總是避免讓他的 A 型病患攝取 β - 胡蘿蔔素，他說那會刺激他們的血管。我對他的觀察表示質疑，因為在文獻中從來沒有相關證明。相反地，許多證據顯示 β - 胡蘿蔔素可以防止動脈相關疾病。然而最近的研究報告提到，高劑量的 β - 胡蘿蔔素會變成一種促氧化劑，反而會加速破壞組織，而不是阻止組織被破壞。也許我父親的觀察是正確的，至少就 A 型人來說正是如此。維生素 A 和 β - 胡蘿蔔素常

見於海鮮和一些黃或橘色蔬菜中。以下警告是針對相當的個體：有時候可能需要補充維生素A以獲得短期的益處。請諮詢你的醫生。

適合Ａ型人的最佳胡蘿蔔素食物來源
　　蛋、綠花椰、菠菜、胡蘿蔔和黃南瓜。

Ａ型人的壓力與運動解析

　　你的血型與生俱有扭轉負面壓力效果的能力。如之前所說，壓力本身不是問題，問題在於你對壓力的回應。每種血型對於即將到來的壓力都有其獨特、按照基因規劃的本能反應。

　　Ａ型人會因為皮質醇的管理不善導致在回應壓力時造成體重增加、免疫系統抑制，以及恢復性睡眠受到干擾。即使在休息狀態，Ａ型的皮質醇水準也比其他血型來得高。皮質醇會在腦中閃光充電，產生焦慮、煩躁和強迫傾向，隨著免疫系統亮起壓力訊號，你就會變得更加脆弱和疲倦。

　　然而若能採取一些平靜的技巧，例如瑜伽或冥想，就能用「專注」和「放鬆」面對負面的壓力，進而轉化成良好的成效。Ａ型人不善於應付持續而來的衝突，所以需要思考並練習平靜的藝術。如果Ａ型人一直處於緊張的狀態，那些壓力可能會導致心臟病和各種癌症的發生。**能讓Ａ型人冷靜與專注的運動，即是擺脫壓力之苦的解藥。**

　　太極拳是一種慢動作、拳路形態的中國運動，而哈達瑜伽則是西方盛行的一種瑜伽練習；兩者都是需要沉著和專注的體驗。適度的等張運動，例如健行、游泳和騎單車也都很適合Ａ型人。我建議做靜態的運動並不代表不能流汗，關鍵其實在於將心靈和運動做一個結合。例如，吃的競爭性運動和練習，只會耗盡Ａ型人的精神，讓人再次緊張起來，反倒會使Ａ型人的免疫系統曝露在不適或疾病之下。

以下的**運動推薦給 A 型人，要特別注意每次運動的時間長度**。想要達到持續放鬆緊張情緒與恢復活力，以下每一種或數種運動就必須每週做 3 或 4 次以上。

運動	持續時間	每周頻率
太極	30~45 分鐘	3~5 次
哈達瑜珈	30 分鐘	3~5 次
武術	60 分鐘	2~3 次
高爾夫球	60 分鐘	2~3 次
健走	20~40 分鐘	2~3 次
游泳	30 分鐘	3~4 次
跳舞	30~45 分鐘	2~3 次
有氧舞蹈（低強度）	30~45 分鐘	2~3 次
伸展操	15 分鐘	3~5 次

A型人的運動指南

　　太極拳，或稱太極，是一種加強身體動作彈性的活動。太極拳法緩慢、簡潔、優雅的姿態，似乎掩蓋了它所代表之全速的手腳擊、推、擋。在中國，每天都有人聚在公共廣場，動作一致地練習打太極。**太極可說是一種非常有效的放鬆技巧，不過學習者要有專注力和耐心才能精通。**

　　瑜伽也是 A 型人不錯的抒壓選擇。它結合了內在的正氣與呼吸控制，還有整套動作設計，讓人能夠全然專注不受世俗煩憂而分心。學習者如果能學會基本的瑜伽姿勢，就能創造出一套最適合自己生活型態的常規。許多採取瑜伽放鬆的人都告訴我，除非先把瑜伽做完，否則他們不會出門。

簡單的瑜伽放鬆技巧

瑜伽的開始和結束都是放鬆。我們經常緊縮肌肉，卻很少想到做相反的動作——釋放及放鬆。如果能定期釋放那些因為生活緊張與壓力而殘留在肌肉的緊繃，我們就會覺得更舒服、更健康。

最棒的放鬆姿勢就是躺下來，張開雙手雙腳，讓你的臀部、肩膀和背部得到完全的放鬆。**深度放鬆的目的是要讓人的身心都安定下來、達到舒緩的平靜，感覺就像翻騰的池水最終變得寧靜無波。**

先從腹式呼吸開始。嬰兒在呼吸時，起伏的是腹部而非胸部。不過大部分人長大後，都不自覺地採用了不自然、沒效率並受約束的胸部呼吸習慣。瑜伽的目標之一，就是讓人發現真正的呼吸中心，觀察自己的呼吸模式。你的呼吸是又快又淺而且不規則？或是你容易憋氣？讓你的呼吸回歸更自然的模式——完整、深沉、規律而且沒有憋迫感。試著觀察你腹部的呼吸肌肉，看自己在呼吸時是否能維持胸部不動。呼吸練習要做得平穩，不帶任何壓力。將一手放在腹部，感覺呼吸的起伏，讓肩膀放鬆。

開始練習時試著把氣完全吐出來。吸氣時，假裝有個重物如一本大書，就放在你的腹部上，藉由你的吸氣，試著把這個假想的重量往天花板的方向推上去。接下來，當你吐氣時，讓這個假想的重量往腹部下壓，幫助你吐氣。吐出比你平常還要多的氣，彷彿要「擠出」肺部更多的氣體，這就像是幫橫隔膜做瑜伽伸展，進一步幫助這裡的肌肉釋放壓力，讓腹部肌肉一起運動。吸氣時，將呼吸導向腹部深處，把假想的重量往天花板方向推上去。試著全然地調節自己的氣息，使用腹部呼吸法呼吸，要做到胸部或肋骨都不因呼吸而動作才行。

就算平日比較常做的是有氧練習，最好也要試著融入這種放鬆、規律舒緩的練習，將有助於Ａ型人達成最好的壓力模式控管。

第 7 章

B 型的健康飲食計畫

B 型代表：遊牧民族

- 均衡
- 強壯的免疫系統
- 忍受力強的消化系統
- 最有彈性的膳食選擇
- 適合乳製品
- 以創意面對壓力
- 需要有效的新陳代謝保持身材與活力

B 型人的日常飲食

　　O 型人和 A 型人在很多方面似乎都正好相反，而 B 型人最好的形容詞就是特立獨行、獨一無二，有時還有變色龍般的特質。雖然 B 型在很多方面和 O 型人極為相似，兩者彷彿有所關聯，但 B 型人有時會突然採取一種毫不相同的角度行事，而這卻只有 B 型人獨有。或許你會說 B 型人就像在適應旅程上的一個精密微調，努力地結合互異的人群與文化。

　　頑固又機敏的 B 型人通常能抵抗現代生活中常見的嚴重疾病，如心臟疾病和癌症。就算他們真的罹患這類疾病，也很可能倖存下來。但 B 型人也有點特異，他們的身體系統似乎特別容易有神經免疫系統失調的問題，如多發性硬化症、狼瘡和慢性疲勞症候群（見第 11 章）。

就我的觀察經驗，能仔細遵守推薦飲食的 B 型人，往往就能避開重大疾病，享有健康長壽的生活。

B 型人的飲食是均衡且種類廣泛，套一句我父親的話：「B 型飲食是動物與植物國度的最佳代表」。把 B 型人想成均衡的象徵——是 A 型人與 O 型人之間的平衡力。

關鍵

★增強碳水化合物代謝可以幫助減肥

↑增加微生物群多元性，阻止微生物失衡

↓減少微生物群多元性，促進微生物失衡

肉類與家禽

血型B型的人	*每週建議量* · 如果你的祖先是……			
食物	每份分量約	非洲人	高加索人	亞洲人
瘦紅肉	113–170 公克	3~4份	2~3份	2~3份
家禽	113–170 公克	0-2份	0~3份	0-2份

* 各食物建議量表僅供參考，可根據祖先或種族習性調整。

B 型人可以從選擇性的肉類中獲取助益。如果你感覺疲倦或遭受免疫系統方面的問題，一個禮拜吃數次羔羊肉、羊肉或兔肉等紅肉，會比吃牛肉或火雞肉還要好。

就我的經驗，**B 型人最難做到的調整之一就是放棄吃雞肉**。雞肉的肌肉組織中含有會黏結 B 型血的凝集素。習慣吃家禽勝於紅肉的人，可改吃如火雞或雉雞，牠們口感和雞肉很像，但卻不含這種對 B 型人有危害的凝集素。

有關雞肉的這個消息造成許多人的困擾，因為許多民族都將雞肉當

成基本飲食的一部份。而且，人們常被告知要以雞肉代替牛肉，是因爲雞肉「比較健康」，但這又是一個飲食方針不能一體適用的例子。**雞肉或許（但不是絕對）比紅肉更瘦，但那不是重點，重點是黏結性凝集素的力量會攻擊細胞和干擾消化能力。**所以就算雞肉可能是你摯愛的食物，但我仍要力勸你戒掉它。

高度有益

山羊肉↑★	駝鹿肉↑	兔肉↑
羔羊肉↑★	羊肉↑★	鹿肉↑

中性

牛肉	野牛的水牛肉	火雞肉
牛肝	小牛肝	小牛肉
牛舌	骨髓湯	野雞肉
大骨肉湯（允許的肉）	鴕鳥肉	

不宜

熊肉	鵝肉	豬肉和培根↓
牛肉，牛心	鵝肝	鵪鶉
雞肉↓	松雞	乳鴿
雞肝	火腿↓	小牛胰臟
春雞	馬肉	龜肉
鴨肉	鷓鴣	鴨肝

海鮮

血型B型的人	*每週建議量 · 如果你的祖先是……*			
食物	每份分量約	非洲人	高加索人	亞洲人
所有建議海鮮	113-170 公克	4~6份	3~5份	3~5份

* 各食物建議量表僅供參考，可根據祖先或種族習性調整

B 型人可以多吃海鮮，尤其是深海魚，如鱈魚及鮭魚；牠們富含營養油脂。對 B 型人來說，白肉魚例如星鰈、大比目魚和比目魚，也是優質蛋白質的來源。但要避開所有的貝類——螃蟹、龍蝦、蝦子、淡菜等，這些食物內含的凝集素會擾亂 B 型人身體系統。

高度有益

魚子醬	西班牙鯖魚	大西洋野生鮭↑
鱈魚↑★	鬼頭刀魚↑	大鱗鮭魚↑
白花魚↑	鮟鱇魚↑	鮭魚，紅鮭↑
比目魚↑	河鱸魚，海鱸↑	沙丁魚↑★
石斑魚↑	小梭魚，西鯡魚↑	扇貝↑
北大西洋鱈魚↑	梭子魚↑	鯡魚↑★
大西洋鱈↑	沙丁魚	鮎鰨魚↑
大比目魚↑	嘉臘魚↑	鱘魚↑
鏡魚↑	大西洋鯖魚↑★	鮪魚，黃鰭魚

中性

鮑魚，海耳，高鰭笛鯛	黑鮆	烏賊
鰱魚（大頭魚）	深海橘鱸	鯽魚
鯉魚	鸚嘴魚	翻車魚，北美翻車魚
鯰魚	河鱸魚	劍魚
鰱魚	鯧魚	吳郭魚
鼬魚	紅鯛	馬頭魚
鼓魚	鮋魚	鮪魚，藍鰭
卡斯克魚	旗魚	鮪魚，鰹魚
半月魚	旗魚卵	多寶魚，歐洲多寶魚
鯡魚	香魚	三牙魚
鯔魚（烏魚）	窄牙鯛	白魚
北美狗魚	鯊魚	沙梭
幼鱈		

不宜		
鯷魚	青蛙	鰩
梭魚	醃漬青魚	蝸牛，田螺
青斑魚	龍蝦	鮎鰨魚，灰鰈魚
斑紋鱸魚↓	淡菜	虹鱒（野生鱒魚）
白鯨	章魚	海鱒
蛤蜊	生蠔↓	北美鱒魚（野生鱒魚）
海螺	鮭魚卵	黃尾魚
螃蟹	煙燻/醃漬鮭魚	鰻魚↓
小龍蝦	蝦	海鯉

乳製品與蛋

血型B型的人 ***每週建議量*** **・如果你的祖先是……**

食物	每份分量約	非洲人	高加索人	亞洲人
蛋	1顆	3~4份	3~4份	5~6份
起司	57公克	3~4份	3~5	2~3份
優酪乳	113-170公克	0~4份	2~4份	1~3份
牛奶	113-170公克	0~3份	4~5份	2~3份

* 各食物建議量表僅供參考，可根據祖先或種族習性調整。

B型人是唯一能夠充分享用各種乳製品的血型，原因是B型抗原中的初醣就是半乳糖，和牛奶中呈現的糖是一樣的。因此，許多乳製品，特別是以馴養方式的乳製品，都可以「灌溉施肥」到B型人的腸胃道，從中促進好菌生長。順道一提，雞蛋對是B型是可接受的食物，因爲雞蛋裡面並不含有雞肉組織的凝集素。

不過，遺傳的特殊體質模糊了這個現象。如果你是亞裔，你一開始可能不太適應乳製品——不是因爲你的身體系統抗拒它們，而是因爲文

化裡基本上就不太吃這些食物。在大多數亞洲人的心中，乳製品是野蠻人的食物，所以不適合食用，這個偏頗的想法至今依然存在。然而為數眾多的亞洲 B 型人，若過於堅持以大豆為基本飲食，反而會危害到他們的身體系統。數據顯示，非洲和亞洲血統的 B 型人具有較少的消化基因數量，所以他們會想要向下調整食用乳製品的頻率。

　　如果你有乳糖不耐症怎麼辦？可以先從使用乳糖酵素製劑開始，它能幫助消化乳製品。等你執行 B 型人飲食計畫數週之後，再慢慢納入乳製品，從人工培養或酸味乳製品開始，如優格和克菲爾，它們可能比鮮奶製品如冰淇淋、全脂牛奶及奶油乳酪等更容易被接受。我發現有乳糖不耐症的 B 型人，在調整飲食問題後，往往都能順利地接納乳製品。

高度有益

茅屋起司↑★	脫脂或低脂牛奶↑	印度起司
農家起司	全脂牛奶★	義大利佩科里諾乳酪↑
菲達起司↑	山羊奶★	瑞可塔乳酪★
山羊乳酪	莫札瑞拉乳酪，各種型態★	羅馬尼亞乳清乳酪↑
克菲爾↑★	優格	

中性

布里奶酪↑	切達乾酪	雞蛋
奶油↑	寇比傑克起司	雞蛋黃，雞蛋白
白脫牛奶	奶油起司	埃文達，瑞士奶酪
卡門貝爾乳酪	荷蘭艾德姆半硬質乳酪	夸克乳酪
酪蛋白↑	美國傑克乳酪	雪酪
酥油，脫水奶油↑	芒斯特乳酪	酸奶
高達起司	納沙特蘭乳酪	斯蒂爾頓乾酪
瑞士濃味乳酪	帕馬森起司↑	乳清蛋白
一半奶油一半牛奶	義大利波弗隆起司	
亞爾斯堡起司↑	曼徹格羊酪	

不宜

美國起司↓	鵪鶉蛋	羅馬諾羊奶乾酪
藍乳酪	義大利藍紋乳酪	洛克福乳酪↓
鴨蛋	冰淇淋	起司條↓
鵝蛋		

油與脂肪

血型B型的人	*每週建議量* ．如果你的祖先是……			
食物	每份分量約	非洲人	高加索人	亞洲人
油	1 大湯匙	3~5份	4~6份	5~7份

*各食物建議量表僅供參考，可根據祖先或種族習性調整。

　　在飲食中加入橄欖油，可適度促進消化與排泄。至少每隔一天使用一大湯匙。酥油（Ghee）在印度是的一種精製奶油，也可以用來料理。避免食用芝麻油、紅花油和玉米油，因為這些油含的凝集素會危害 B 型人的消化道。

高度有益

亞麻薺油↑
橄欖油↑
玄米油

中性

杏仁油	月見草油	夏威夷堅果油
杏桃核仁油	亞麻子，亞麻仁油	紫蘇籽油
黑醋栗籽油	榛果油	大豆油
鼠尾草籽油	大麻籽油	葵花油
魚肝油	小麥胚芽油	核桃油

不宜

鱷梨油	玉米油↓	花生油↓
琉璃苣籽油	棉籽油	南瓜籽油
芥花油	豬油	紅花油↓
蓖麻油	人造奶油	芝麻油↓
椰子油	棕梠油	

堅果與種籽

血型B型的人		*每週建議量* ‧ 如果你的祖先是……		
食物	**每份分量約**	**非洲人**	**高加索人**	**亞洲人**
堅果與種籽	6~8顆	3~5份	2~5份	2~3份
堅果醬	1大湯匙	2~3份	2~3份	2~3份

* 各食物建議量表僅供參考，可根據祖先或種族習性調整。

　　大部分的堅果和種籽對 B 型人來說都是中性的。但花生、芝麻和葵花籽這些食物的凝集素會干擾B型人的消化道，而且可能增加發炎機率；至於核桃則對神經具有保護的效果，可以讓 B 型人從中獲益。

高度有益

板栗，中國↑
核桃↑★

中性

杏仁↑	角豆↑	荔枝
杏仁醬↑	板栗，歐洲↑	夏威夷堅果↑
杏仁起司↑	鼠尾草籽↑	胡桃
山毛櫸堅果	亞麻子↑	胡桃醬↑
巴西堅果	大麻籽↑	核桃，英國
白胡桃↑	山胡桃↑	西瓜籽

不宜

腰果
腰果醬
纖維，榛果
花生
花生醬
花生粉
松子，松仁
開心果
罌粟籽
南瓜籽
紅花籽
芝麻醬
芝麻粉
芝麻籽
葵花醬
葵花籽

豆類與豆科植物

血型B型的人 ***每週建議量*** **·如果你的祖先是……**

食物	每份分量約	非洲人	高加索人	亞洲人
所有推薦豆類	1杯，乾燥的	3~4份	2~3份	4~5份

＊各食物建議量表僅供參考，可根據祖先或種族習性調整。

B型人可以吃豆類與豆科植物，但是有一些豆類食物，例如小扁豆、鷹嘴豆、斑豆和豇豆都含有會干擾代謝的凝集素，造成營養不良，以及增加發炎的機會。

高度有益

腰豆
利馬豆
海軍豆

中性

蠶豆
白腰豆
蠶豆
白芸豆（大北豆）↑
青豆
四季豆↑
豆薯
利馬豆粉
豌豆
菜豆
大豆
大豆卵磷脂
大豆麵↑
大豆芽
大豆，天貝↑
敏豆
羅望子↑
白豆

不宜

紅豆	扁豆，各種型態↓	大豆乳酪↓
黑豆	綠豆芽↓	豆粕↓
豇豆↓	納豆↓	豆腐↓
蠟豆↓	斑豆↓	味噌
雪蓮子，鷹嘴豆↓	斑豆芽	豆豉

穀粒和玉米穀片

血型B型的人	*每週建議量* · 如果你的祖先是……			
食物	每份分量約	非洲人	高加索人	亞洲人
所有玉米穀片	1 杯，乾的	2~3份	2~4份	2~4份
麵包，餅乾	1 片	0~1份	0~1份	0~1份
鬆餅	1 個，中等份	0~1份	0~1份	0~1份
穀粒	1 杯，乾的	3~4份	3~4份	2~3份
麵食	1 杯，乾的	3~4份	3~4份	2~3份

* 各食物建議量表僅供參考，可根據祖先或種族習性調整。

在遵守飲食的基本原則下，B 型人會有不錯的平衡，對小麥的飲食也不會有太大的問題。大多數的 B 型人都無法忍受小麥，因為小麥中含有一種凝集素會附著在脂肪細胞中的胰島素受體上，從中阻止胰島素的連結；結果就會降低胰島素的效率，使其無法促進脂肪「燃燒」。

同時 B 型人也應該避免黑麥（裸麥），因為它含有一種會影響心血管系統的反應性凝集素。

玉米和蕎麥是讓 B 型人體重增加的主要因素。比起其他食物，它們更容易造成新陳代謝遲緩、胰島素異常、水腫及疲勞。

請試著食用百分之百的發芽麵包（有時候稱之為埃森或瑪拿麵包）；

這些「活」麵包含有高營養。雖然說它們是發芽的小麥麵包，在發芽過程中有問題的內核會充份被破壞掉，因此對健康相當有益。

我必須再次強調，B型人的健康關鍵在於均衡。你不需要很多種營養，如果你有適量攝取肉、海鮮和乳製品的話，那麼建議你也要溫和適度地攝取義大利麵和米飯。

要多攝取各種穀粒和玉米穀片，稻米和燕麥也是很好的選擇。我強烈建議B型人試試斯佩爾特小麥（spelt），因為它對B型人特別有益。

高度有益

埃森，瑪拿麵包	小米	古麥（斯佩特爾小麥）
福尼奧米 (非洲穀物)	粟粉	古麥粉，全古麥粒，古麥麵
薏仁（薏苡）	燕麥麩	米粉
米糠	燕麥片，燕麥粉，燕麥	瑪蘭加芋頭，千年芋 ↑

中性

大麥↑	落葉松纖維	黃豆粉
大麥粉	利馬豆粉	芋頭，大溪地芋頭，山芋，芋艿
黑豆粉	藜麥↑	布格麥
米乳	印度香米	杜蘭小麥，粗麥粉，古斯米
亞麻子麵包	白米	糙米
（包含允許的穀粒）↑	爆米花，米餅	

不宜

莧菜↓	杜蘭小麥粉	野生米↓
朝鮮薊粉，義大利麵↓	雪蓮子（鷹嘴豆）粉	黑麥↓
蕎麥，蕎麥粥，蕎麥麵↓	高筋麵粉	黑麥粉↓
布格麥粉	粗粒玉米粉	碎小麥
義大利玉米粥	卡姆麥	高粱
玉米片	小扁豆粉，印度豆尼糊↓	木薯粉，木薯，樹薯，木葛↓
玉米粉	黃連木膠↓	苔麩
所有玉米↓	印度薄餅	麥糠麩，麥胚芽↓
麥乳	炒麥花	全穀麥粒↓

蔬菜

血型B型的人	**_每週建議量_** · 如果你的祖先是……	
食物	每份分量約	不分種族
生菜	1杯，處理過的	3~5份
煮或蒸過	1杯，處理過的	3~5份

* 各食物建議量表僅供參考，可根據祖先或種族習性調整。

對 B 型人有益的高品質和營養豐富的蔬菜很多，每天最好能充分攝取 3 到 5 種。只有幾種蔬菜是 B 型人需要避免食用的，請把下列特別指出的食材銘記在心。

番茄含有一種可以增加腸道穿透性，讓過敏原和其他元素自由進出的凝集素，因此 B 型人要避免食用番茄。

玉米也要割捨，它含有之前我們所提到的會引起胰島素及新陳代謝不適的凝集素。同時也要避吃橄欖，它包含了一種可能引發 B 型人的過敏反應的黴（菌）。

大致而言，蔬菜世界就是 B 型人的王國，相較於其他血型，B 型人可以盡情享用馬鈴薯、甘薯、高麗菜和菇類，以及大自然所賜予的其他許多美食。

高度有益

甜菜葉↑★	葡萄葉↑	海帶，昆布
甜菜	羽衣甘藍★	海苔，墨角藻↑
西蘭花↑	蘑菇，椎茸★	藍藻，裙帶菜
綠花椰↑★	芥末葉↑★	愛爾蘭苔癬
抱子甘藍	荷蘭芹	胡椒，甜椒，辣椒
高麗菜★	歐洲防風草根↑	墨西哥辣椒↑
蛋黃果↑	茄子↑★	地瓜
胡蘿蔔↑	薑	蕪菁菜葉↑★
白花椰★	山藥	芥藍菜葉↑★

中性

碗耕苜蓿芽 ↑	芥藍菜葉	香櫞瓜，佛手瓜，佛掌瓜
芝麻葉	球花甘藍，西洋油菜花	紅菊苣，菊苣
蘆筍	芥藍	青、白、黃皮馬鈴薯
四莢豆	酸豆	細葉芹
箭筍	芹菜，西芹	酸菜
青江菜，小白菜	萵苣，波士頓萵苣，	蔥，青蔥，大蔥
羽衣甘藍，中國芥藍	萵苣葉，冰山形萵苣，	海藻
香菜	綜和生菜，長葉萵苣	菠菜
小黃瓜	蘑菇，杏鮑菇，香菇，	西葫蘆 (南瓜)
白蘿蔔	喇叭蘑菇，金針菇，	瑞士甜菜
蒲公英葉	舞菇，秀珍菇，洋菇	芋頭葉，芋頭
蒔蘿	波特菇，草菇，松蕈	蕪菁
闊葉苦苣，苦苣 ↑	銀菇，香蕈	荸薺，馬蹄
茴香	甘藍 ↑	水芥菜
葫蘆巴 ↑	秋葵	櫛瓜
蕨菜	各種型態的洋蔥	辣根 ↑
大蒜	黑皮波羅門參，波羅門參 ↑	豆薯 ↑
棕梠芯	各種酸瓜	甘椒

不宜

蘆薈 ↓	橄欖，黑色 ↓	各種蘿蔔
朝鮮薊 ↓	橄欖，綠色 ↓	大黃
木薯 ↓	南瓜	番茄
玉米，爆米花 ↓	素肉 ↓	
耶路撒冷朝鮮薊 ↓	蘿蔔，蘿蔔嬰	

水果

血型B型的人	***每週建議量 · 如果你的祖先是……***	
食物	**每份分量約**	**不分種族**
所有推薦水果	1 顆，或 85-142 公克	3~4 份

* 各食物建議量表僅供參考，可根據祖先或種族習性調整。

　　B 型人要避免的水果不多，而且大多是不常見的種類，例如柿子、石榴或仙人果（仙人掌果實，火龍果）等較不適合 B 型人食用。

　　如果你是不習慣吃乳製品和肉類的 B 型人，那麼鳳梨對容易脹氣的你來說格外有益，因為它內含鳳梨酵素，能幫助腸道消化。

　　總之 B 型人可以從以下清單中，自由選擇自己想吃的水果。

　　試著每天至少從高度有益的清單中搭配一、兩樣水果，善用它們對 B 型人的藥用食材特性。

高度有益

香蕉↑	木瓜（果肉橘紅色）	梅子
蔓越莓↑	木瓜（果肉黃色）	蛋黃果，曼蜜蘋果↑
葡萄↑	鳳梨↑★	西瓜★

中性

巴西莓（阿薩伊果）	香瓜	奇異果	百香果↑
蘋果	黑醋栗	金桔↑	梨子
杏	棗子↑	檸檬↑	波斯瓜
亞洲梨↑	露莓	萊姆	芭蕉
黑莓	榴槤↑	越橘	李子
藍莓	接骨木莓↑	羅甘莓↑	榅桲
波森莓↑	無花果	芒果	覆盆子
麵包果↑	枸杞，枸杞子	山竹	葡萄乾
扎囊瓜	醋栗↑	桑葚	鳳尾蕉
哈密瓜	葡萄柚	設香瓜	西班牙甜瓜
冬甜瓜	芭樂↑	桃駁李	草莓
櫻桃	蜜瓜	諾麗果	柑橘
甜瓜	波羅蜜	柳橙	楊氏草莓

不宜

鱷梨	蔓越橘	石榴↓
苦瓜	枇杷↓	仙人掌
椰子	柿子↓	楊桃，五鍊子

飲料、茶和咖啡

血型B型的人	*每週建議量* ·如果你的祖先是……	
食物	每份分量約	不分種族
所有推薦果汁	225 CC	2~3 份
水	225 CC	4~7 份

＊各食物建議量表僅供參考，可根據祖先或種族習性調整。

　　雖然咖啡、一般的茶和酒對 B 型人來說沒有壞處，但仍建議最好將飲品限制在草本茶、綠茶、水和果汁。血型飲食的主要目標是讓這些食物功能極大化，而不是讓它們保持中立。如果你是咖啡或茶的嗜飲者，試著改喝綠茶，因為裡頭所含的咖啡因能夠提供抗氧化劑的功能。

　　如果你每天喜歡喝上一杯果汁，當作加強免疫和神經系統的作用，那麼建議不妨改成每天早上飲用一杯「綜合精力湯」（M embrosia）的飲品如下：

　　將一大湯匙的亞麻籽油、一大湯匙的高品質卵磷脂顆粒，以及大約170 至 225c.c. 的果汁混合，搖勻後飲用。卵磷脂是一種脂質，在動物與植物身上可以發現，含有加強新陳代謝及免疫系統的特性。卵磷脂顆粒可以在坊間保健食品店和一些超市中找到。

　　綜合精力湯提供高水平的膽鹼、絲胺酸、乙醇胺（磷脂），對 B 型人大有好處。你可能會訝異它還滿好喝的，因為卵磷脂會乳化油脂，讓它和果汁混合在一起。

高度有益

蔓越莓汁↑★	甘草茶	玫瑰果茶
人蔘茶	米漿	鼠尾草茶
薑茶	木瓜汁	蔬菜汁（可以接受的蔬菜）

葡萄汁	香芹茶	西瓜
日本莖茶	鳳梨汁 ↑	玄米茶
日本粗茶	覆盆子葉茶	

中性

苜蓿茶	咖啡	梨子汁 ↑
蘆薈汁	小黃瓜汁	薄荷茶
蘋果汁，蘋果西打	蒲公英茶	李子汁
杏汁	當歸茶	貫葉連翹茶
啤酒	接骨木莓汁	沙士
所有形式的紅茶	接骨木茶	赤榆皮茶
黑莓汁	枸杞茶	留蘭香茶
藍莓汁	葡萄柚汁	草莓葉茶
牛蒡茶	山楂茶	柑橘汁
胡蘿蔔汁	歐夏至草茶	百里香茶
貓薄荷茶	檸檬水	纈草茶
辣椒茶	萊姆汁	白樺木茶
西芹茶	杏仁奶	白野葛皮茶
洋甘菊茶	桑葚汁	紅酒，白酒
櫻桃汁	桃駁李汁	洋薯草茶
繁縷茶	諾麗果汁	皺葉酸模茶
椰子水	橘子汁	馬黛茶

不宜

蘆薈茶	葫蘆巴茶	菩提子茶	毛蕊花茶
椰奶	龍膽茶	蒸餾酒 ↓	石榴汁
欸冬茶	金印草茶	豆奶 ↓	紅花苜蓿茶
玉米鬚茶	啤酒花茶	汽水（如可樂和健怡）	番茄汁
大黃茶	薺菜茶	美黃芩茶	
氣泡水	番瀉茶		

草本植物和香料

B型人適合溫暖的草本植物和香料，如薑、辣根、咖哩和番椒；但白胡椒和黑胡椒除外，因為它們會增加腸的滲透性（腸漏）。

高度有益

辣椒	辣根
咖哩	甘草
薑	歐芹 ↑

中性

茴香	香菜	乾芥末粉	海鹽
葛根	丁香	肉豆蔻	木質薄荷
羅勒	芫荽	俄勒杆葉	番瀉葉
月桂葉	塔塔粉	紅甜椒粉	綠薄荷
佛手柑	孜然	紅辣椒片	龍蒿
香芹籽	蒔蘿	胡椒子	百里香
小豆蔻	食用紫紅藻	薄荷	薑黃
細葉芹	小茴香	迷迭香	香草
辣椒粉	大蒜	番紅花	冬青
韭菜	荳蔻	鼠尾草	
巧克力	墨角蘭		

不宜

金合歡（阿拉伯膠）	多香果粉 肉桂	玉米澱粉 ↓ 瓜拿納	胡椒，黑胡椒， 白胡椒 ↓

調味品、甜味劑和添加物

大部分的佐料基本上對所有血型來說不是中性就是不宜。一般來

說，B 型人可以處理各種常見的佐料，除了番茄醬（它具有危險的番茄凝集素）；不過爲了健康起見，還是不要使用太多佐料。

至於有些甜味劑，像是白糖、紅糖、蜂蜜和黑糖蜜可以食用，但僅限調味時用，不可以把它當成熱量來補充。而玉米所衍生的糖，例如高果糖、玉米糖漿，無庸置疑地，都是要避免的。少量的巧克力是允許的，但只能做爲調味用，切忌當成主食。

高度有益

糖蜜，黑糖蜜

中性

石花菜	卵磷脂	沙拉醬（低脂，可接受的成份）
龍舌蘭花蜜↑	楓糖漿	無添加小麥醬油
蘋果泥	美乃滋	紅糖，白糖
蘋果果膠	糖蜜	蔬菜甘油
小蘇打	芥末醬↑	各種型態的醋
長角豆	酸黃瓜	烏醋
果糖		烘焙用酵母↑
果膠	米漿	酵母，營養酵母↑
蜂蜜		
果醬，果凍（從可接受的水果）		

不宜

金合歡（阿拉伯膠）	高果糖玉米糖漿↓	味精	黑糖
阿斯巴甜	高果糖麥芽糊精↓	美乃滋，豆腐，黃豆	黃蓍膠↓
麥芽糖↓	轉化糖	味噌↓	酸梅醋
卡拉膠↓	番茄醬↓	聚山梨醇酯80↓	甜菊糖↓
玉米粉	葡萄糖↓	吉利丁	

B型人的日常菜單與食譜設計

星號（＊）表示配方已提供

以下範例菜單和食譜將提供有益於 B 型人的典型飲食概念；由著名營養學家蒂娜卡德（Dina Khader）、MS、RD 以及 CDN 共同開發。這些營養學家已將「血型飲食」成功地應用於患者身上。

菜單中的熱量適中，能保持 B 型人的平衡代謝效率。依照這些建議飲食習慣，大多數人將能輕鬆維持身材，甚至達到減重效果。不過，如果你偏好清淡口味，或希望在熱量受限制同時又能吃得均衡、滿足，那麼食譜中也有替代食物可供選擇（替代食物會直接列在旁邊）。

偶爾你會看到某種食材成份（例如少許胡椒），你也許能夠認受，端看你個人的身體狀況，以及你是否要嚴格遵守飲食規劃。不過菜色的選擇和食譜的設計，大致上都對 B 型人有良好的效果。

等你更加熟悉 B 型的飲食建議後，便能輕鬆設計屬於自己的菜單，調整你最愛的食譜，讓良好的飲食習慣變成你的好朋友吧！

B型人菜單設計範本1

*健康食譜

標準菜單	控制體重選項
早餐	
＊綜合精力湯　（自選）	
埃森麵包，2片，佐＊優格草本起司	埃森麵包，1片
水煮荷包蛋	
綠茶	
午餐	
希臘沙拉（萵苣、西芹，綠洋蔥，小黃瓜，撒適當的菲達乳酪、檸檬和新鮮薄荷）	
香蕉	
冰草本茶	
下午茶	
＊藜麥蘋果醬蛋糕	一大匙低脂乾酪，配梨子片
草本茶	
晚餐	
＊蘆筍燉羊肉	火烤羊排蘆筍
＊番紅花糙米飯	蘆筍
清蒸蔬菜（青花菜，大白菜等）	
優格冰淇淋（紅酒酌量，可）	

B型 人菜單設計範本2

* 健康食譜

標準菜單	控制體重選項
早餐	
＊綜合精力湯（自選）	
米糠穀物配香蕉和脫脂牛奶	
葡萄柚汁	
咖啡	
午餐	
起司薄片（瑞士或芒斯特乳酪）和 火雞胸肉片	火雞胸肉，2片
古麥麵包，2片，	古麥麵包，1片
芥末醬或美奶滋	芥末醬
蔬菜沙拉	
草本茶	
下午茶	
果汁—甜味優格	
草本茶	
晚餐	
＊烤魚	
清蒸蔬菜	
＊迷迭香烤甘薯	
綜合新鮮水果	
草本茶或咖啡（紅酒或白酒酌量，可）	

人菜單設計範本3

＊健康食譜

標準菜單	控制體重選項
早餐	
＊綜合精力湯（自選）	
＊楓糖核桃燕麥餅乾配羊奶	爆米花加羊奶
半熟水煮蛋，1顆	
葡萄柚汁	
綠茶	
午餐	
＊菠菜沙拉	
水漬鮪魚加美奶滋，1/2杯	原味鮪魚，1/2杯
米餅2塊	埃森麵包，1片
草本茶	
下午茶	
＊杏果麵包	低脂優格加葡萄乾
蘋果	
咖啡或茶	
晚餐	
＊美味白醬義大利麵（阿爾費雷多麵）	
青菜沙拉	
優格冰淇淋	
草本茶（紅酒或白酒酌量）	

優格草本起司

罐裝原味無脂優格6.8公升、蒜2大瓣剁碎、百里香1茶匙、
羅勒1茶匙、俄勒岡葉1茶匙、橄欖油1大湯匙

作法

· 用湯匙將優格舀入棉布袋或乾酪包布中，用線將袋口綁緊，
讓優格在廚房水槽或浴缸中滴4個半到5個小時。
· 取出布袋中的優格，放入碗中和所有香料與橄欖油一起攪拌。
· 加蓋後冷藏1-2個小時後再吃（搭配生鮮蔬菜味道最棒）。

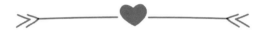

藜麥蘋果醬蛋糕

藜麥粉1又3/4杯、醋栗或其他（允許的）果乾1杯、核桃1/2杯切碎、
小蘇打1/2茶匙、不含鋁的發粉1/2茶匙、鹽1/2茶匙、
丁香粒1/2茶匙、無甜味有機蘋果醬2杯、有機蛋1顆、
黑糖或楓糖1杯、不含鹽的甜奶油1/2杯

作法

· 烤箱預熱至180℃。
· 將1/4杯藜麥粉灑在拌勻的醋栗和堅果上面，備用。
· 將剩下的藜麥麵粉和小蘇打、發粉、鹽及丁香混勻，
加入果乾和堅果的混料及蘋果醬於大碗中攪拌。
· 加入蛋、糖與奶油徹底拌勻。
· 將8乘8吋蛋糕烤盤抹薄油，舀入拌好的麵糊至七分滿。
· 將蛋糕盤放入烤箱中烤40-45分鐘，
或是烤到用蛋糕測試器插入中央拔出時不沾黏即完成。

蘆筍燉羊肉（2人份）

材料新鮮蘆筍450、放養羊肉225g切塊、
中等大小的洋蔥1顆切碎、有機無鹽奶油3大湯匙、
水1杯，鹽，胡椒少許、檸檬汁1顆的量

作法

· 蘆筍切成2吋長，剔除尾端粗纖維的部分，洗淨後瀝乾備用。
· 用奶油將羊肉和洋蔥炒至淺棕色後，加水、鹽和香料，小火煮到肉變軟。
· 鍋中加入蘆筍，小火再煨15分鐘後淋上檸檬汁。關火即可。

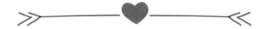

番紅花糙米飯（4人份）

初榨橄欖油3大湯匙、西班牙洋蔥或紅洋蔥1大顆、
芫荽粒1茶匙、肉豆蔻1茶匙、
小豆蔻豆莢2根（只使用裡面的籽）、
番紅花絲1茶匙、玫瑰水2大湯匙（中東食品店有售）、
印度香米2杯、過濾後的開水4杯

作法

· 橄欖油加熱，將番紅花以外的所有香料與洋蔥用小火炒10分鐘。
· 拿一個盤子，將番紅花絲碾碎後，加入鍋裡與材料繼續煨煮。
· 將一半的玫瑰水加入鍋中，再煮15分鐘。
· 加入香米與滾水，烹煮35-40分鐘，等米熟透後即可起鍋。
· 上桌前再加入剩餘的玫瑰水。

烤魚（4人份）

無鹽奶油，酥油或油6大湯匙、辣椒醬1茶匙、
新鮮褐色大蒜1大湯匙、魚排（隨個人喜好）4片、
爆米香粒1杯、新鮮歐芹2大湯匙切碎

作法

· 在小鍋中融化奶油，加入辣椒醬和褐色大蒜拌勻。
· 將4茶匙大蒜奶油倒入長方形的玻璃烤盤內，
放上魚排，撒上米香粒，
再將剩下的奶油淋在魚排上面。
· 進烤箱烤10-15分鐘。
· 上桌前撒上歐芹末，即可享用。

【備註】本食譜由我的病患兼好友Cheryl Miller提供，風味十足。

迷迭香烤甘薯（4人份）

甘藷5~6顆、初榨橄欖油1/4杯、
新鮮迷迭香1大湯匙（若選用乾燥迷迭香則為2茶匙）、
紅辣椒粉或肯瓊香料粉（cajun）適量

作法

· 甘薯去皮切塊，與其它材料混和後放進玻璃耐熱盤中。
· 烤箱預熱至180-190℃。
· 放入山藥烘烤約1個小時，即可上桌。
· 適合搭配青菜沙拉或烤蔬菜食用。

楓糖核桃燕麥餅乾

傳統燕麥片4杯、米麩1杯、芝麻籽1杯、蔓越莓乾1/2杯、
黑醋栗乾1/2杯、核桃1杯切碎、有機芥花油1/4杯、楓糖漿3/4杯

作法

· 烤箱預熱至120℃。
· 將燕麥、麩皮、芝麻籽、水果乾和堅果，於大碗中加入芥花油充分攪拌。
· 加入楓糖漿均勻攪拌，攪拌後的混料應該又脆又黏。
· 將混料鋪在餅乾盤中烘焙90分鐘；
其間，每15分鐘攪拌一次使材料均勻受熱，直到變乾、呈金黃色。
· 待涼後，放進密封罐儲存。

杏果麵包（8人份）

原味無脂優格1又1/4杯、有機蛋1顆、杏子醬1杯（果汁甜味）、
糙米粉2杯、豆蔻粉1茶匙、小蘇打粉1又1/4茶匙、
有機杏子乾1杯切碎（或以其他果乾代替）、
醋栗乾1/2杯切碎

作法

· 將長形烤模抹油，烤箱預熱至180℃。
· 於中碗內攪拌優格、蛋和果醬，
再加入1杯過篩的糙米粉、一半的香料和小蘇打粉攪拌。
· 麵糊攪拌均勻鬆軟後再加入剩下的麵粉與香料
（如果覺得麵糊太濃稠，可以加入適量冷開水或香草豆漿調節攪拌）。
· 加入切碎的杏子乾和醋栗拌勻後，將麵糊倒進烤模中。
進烤箱烘烤40-45分鐘直到完成。
· 將麵包從烤模中取出，先放到烤架上置涼後切片即可上桌。

美味白醬義大利麵（4小碟）

米或斯佩爾特義大利寬麵或細扁麵230公克、
初榨橄欖油1大湯匙、白脫牛奶3/4杯、
帕馬森起司1/3杯加2大湯匙(磨碎)、蔥花1/4杯、
新鮮羅勒2大湯匙（或乾羅勒1茶匙）、
大蒜粉或新鮮蒜末1/4茶匙、檸檬皮1/4茶匙，切細絲

作法

· 依照外包裝的指示，將義大利麵煮至彈牙後撈起瀝乾，移至平底鍋。
· 在鍋中加入橄欖油，稍微攪拌，使橄欖油附著於麵條上。
· 將白脫牛奶、1/3杯帕馬森起司、青蔥、羅勒和大蒜都加到鍋裡，
中大火將所有材料烹煮至不斷冒出泡泡。
· 最後灑上2大湯匙的帕馬森起司和新鮮羅勒裝飾，滴上檸檬汁後食用。

菠菜沙拉（6人份）

材新鮮菠菜2把、蔥1把切碎、檸檬汁1顆的量、
橄欖油1/4大湯匙、鹽及胡椒少許

作法

· 菠菜洗淨、瀝乾，切碎後撒上鹽巴；
靜置幾分鐘後用手擠掉多餘的水份。
· 加入蔥末、檸檬汁、油、鹽和胡椒，與波菜拌勻後，可立即食用。

更多關於各個項目的其他菜單，請上網搜尋特定血型食譜資料庫，
網址為 dadamo.com 以及 4yourtype.com。

B型人的保健品建議

保健品，如維生素、礦物質或草藥等，其功用在於補充飲食中所欠缺的營養素，提供額外所需的保護，B型人的保健品著重在以下幾點：

- 微調已經均衡的飲食
- 改善代謝效率
- 加強免疫力
- 增強大腦清晰度與專注力

B型是一個特殊的（也可以說是幸運）例子，總括來說，只要按照B型人的血型飲食就能避免重大疾病的發生。**因為B型的飲食中已涵蓋豐富的維生素A、B、C、E、鈣和鐵，因此沒有必要額外補充這些維生素和礦物質。**所以請好好享受你的特殊體質，但要遵照血型飲食吃喔！

以下幾項保健品也對B型個體有益，在此提供參考。

礦物質

鎂

其他血型可能有缺鈣的風險，而B型人則可能欠缺鎂。對B型人來說，鎂是代謝機制的催化劑，就像火柴棒，它可以劃開點亮B型人的碳水化合物的代謝效率。由於B型人對鈣的吸收效率很高，因此容易造成鎂鈣失衡，讓自己曝露在容易被病毒侵犯（免疫力降低）、疲倦、鬱鬱寡歡，以及潛在精神失調的風險之中。若發生以上的情況，可以考慮補充適量的鎂（約300-500毫克）。此外，許多B型的兒童也會有濕疹的問題，補充鎂也會有所幫助。任何形式的鎂都可以，但有很多病患回報，檸檬酸鎂比其他形式的鎂更具有輕瀉效果。過量的鎂可能會影響人體鈣的水平，所以也不要忘記攝取高鈣食物，例如：乳製品。但**無論如何，切記「均衡」就是關鍵！**

草藥，植化素與益生菌

甘草

甘草是全世界草藥醫生廣泛使用的植物，至少有 4 種好處：治療胃潰瘍、應付皰疹病毒的抗病毒劑、治療慢性疲勞症候群，以及對抗低血糖症。使用甘草要特別注意：大劑量用在不對的人身上，可能引發鈉滯留體內及血壓上升的情況。如果你是 B 型又有低血糖症，也就是飯後血糖會下降，你可以在飯後喝一、兩杯甘草茶。有慢性疲勞症候群的人，建議除了「甘草素甘草萃取物」（DGL）和甘草茶之外，也可以在醫師的指導下服用甘草製劑。不過別忘了，擅自服用甘草保健品也可能會有中毒之虞。

改性柑橘果膠

改性柑橘果膠（MCP）是一種特殊類型的果膠，在許多（非大多數）植物中都可以發現這種分子。這種果膠廣泛應用於烹飪，一般做為增稠劑使用。MCP 是由糖的長鏈組成，與 B 型抗原具有驚人的相似性。酸在胃中會破壞鏈條進而釋放出糖，然後糖會吸引、阻斷和緩解 B 型人特異的凝集素作用。關於凝集素阻斷附著在肝組織上的研究很多。MCP 可以在某些保健食品店、自然療法醫師和網路上找到。

消化酶

如果 B 型人吃不慣肉類或奶類食品，那麼飲食初期，在適應上則可能會遇到一些困難。請試著在主餐中攝取消化酶一段時間，如此身體會更容易調整，以適應濃縮的蛋白質。鳳梨酵素（又稱菠蘿蛋白酶）是在鳳梨當中發現的一種酶，能以保健品形式取得。

適應性草藥

適應性草藥雖然可以提高注意力和記憶力，但對患有神經失調或病毒性疾病的 B 型患者有時會是一個問題。最好的適應性草藥首推西伯利亞人參（Siberian ginseng；學名為刺五加 Eleutherococcus senticosus）和銀杏，兩者都能輕易買到。據俄羅斯研究顯示，西伯利亞人參可提高打字員的速度和準確性；至於銀杏則是近年來德國最常見的處方藥，每天超過 500 萬人服用。銀杏可以提升大腦的微循環，也是為什麼經常成為老年人處方的原因之一。

卵磷脂

卵磷脂的功能之一是能強化血液，常見於大豆；它可以讓 B 型人的細胞表面抗原更容易移動，更能保護免疫系統。B 型人可以透過攝取卵磷脂顆粒得到好處（不是大豆，因為大豆本身沒有集中效益）。此外，養成喝綜合精力湯的好習慣，因為它能讓你用愉快的方式獲得神經和免疫系統的優良調節劑。

B 型人的壓力與運動解析

B 型人回應壓力的方式與 A 型人類似，但對憂鬱的反應則比較像 O 型人。**B 型人較 A 型人具有更高的皮質醇水準，是由於 B 型的多巴胺 β 羥化酶（DBH）偏低，因此在某種程度上可以彌補這一點。**

因為 B 型人很容易融入陌生的環境，因此大都能輕鬆承受壓力。相較於 O 型人，B 型人不容易產生焦慮或氣盛，也不會像 A 型人那樣容易受到身體上的影響。因此，B 型人既不需要太激烈的有氧運動，也不需要完全聚焦在心理的放鬆運動。對許多 B 型人而言，均衡的運動是由適度的活動所組成，而這些活動需要和其他人共同參與，例如：團體徒步旅行、單車出遊、較不具攻擊性的武術、網球和有氧課程。而激烈運動

如壁球，足球或籃球，並不是 B 型人擅長的項目。

最有效的 B 型人運動計劃應該是每週 3 天進行一次劇烈的體育鍛鍊，以及每週 2 天的放鬆練習。

運動	持續時間	每周頻率
有氧運動	45~60 分鐘	3 次
網球	45~60 分鐘	3 次
武術	30~60 分鐘	3 次
柔軟體操	30~45 分鐘	3 次
健行	30~60 分鐘	3 次
騎腳踏車	45~60 分鐘	3 次
游泳	30~45 分鐘	3 次
健走	30~60 分鐘	3 次
慢跑	30~45 分鐘	3 次
重量訓練	30~45 分鐘	3 次
高爾夫球	60 分鐘	3 次
太極拳	45 分鐘	2 次
哈達瑜珈	45 分鐘	2 次

B型人的運動指南

高強度運動計畫的三種組成分別是熱身運動、帶氧運動以及緩和運動。無論是走路、跑步、騎單車、游泳或打球，適當的熱身非常重要，因為它能避免受傷，讓血液帶進肌肉，讓肌肉準備好運動。熱身運動應該包含伸展和柔軟動作，避免肌肉和肌腱撕裂。

運動分成兩種型態：等長運動（Isometric Exercise）：對靜態肌肉製造壓力，如舉重；等張運動（Isotonic Exercises）：如韻律操、跑步或游泳，是透過一系列的運動產生肌肉阻力。等長運動能增強特定肌肉，並藉由積極的等張運動達到更強的效果。等長運動可以透過強推或強拉一個靜止的物體，或者經由收縮或緊繃的相對肌肉而達成。

第二部
各種血型的健康計畫

為了從有氧運動中獲得最大的心血管效益，你必須讓心跳上升到最大心跳速率的 70%。運動期間一旦達到這個高速率，就要持續維持此速率達 30 分鐘。這套方法每週至少要重複 3 次。

計算最大心跳速率：

1. 用 220 減掉你的年齡即產生差值；這個數字就是心跳速率的極大值。
2. 差值乘以 0.7 即為目標心跳率的上限。如果年齡超過 60 歲、或是體能狀況不佳，就將差值乘以 0.6。
3. 差值乘以 0.5 即為目標心跳速率下限。

舉例來說，一個健康的 50 歲女性，用 220 減掉 50，就得到最大心跳速率 170。將 170 乘以 0.7，得到每分鐘 119 下心跳，這就是她應該努力達到的上限。再將 170 乘以 0.5 得到每分鐘心跳 85 下，這就是她的下限數字。

放鬆練習

除了每週耗費體力的運動之外，**太極拳和瑜伽**是 B 型人均衡運動的好選擇。

太極拳，或稱太極，是一種加強身體動作彈性的活動。太極拳法緩慢、簡潔與優雅的姿態，似乎掩蓋了它所代表的全速手腳擊、推、擋。在中國，每天都有人聚在公共廣場，動作一致地練習打太極。太極可說是一種非常有效的放鬆技巧，不過學習者要有專注力和耐心才能精通。

瑜伽也是 B 型人不錯的抒壓選擇。**它結合內在的正氣與呼吸控制，還有整套的動作設計，讓人能夠全然專注，不受世俗煩憂而分心**。學習者如果能學會基本的瑜伽姿勢，就能創造出一套最適合自己生活型態的

常規。

不過有些病人告訴我，他們擔心學練瑜伽會和自己的宗教信仰抵觸，我的回答是：「吃義大利菜就會變成義大利人嗎？」冥想和瑜伽最終的結果全憑你自己如何詮釋，**看山是山，看山不是山**，全在你的一念之間。瑜伽的動作姿態是中性的，從古至今，恆久的時間已證明它就是單純的一種運動。

簡單的瑜伽放鬆技巧

瑜伽的開始和結束都是放鬆。我們經常緊縮肌肉，卻很少想到要做相反的動作——釋放及放鬆。如果能定期釋放那些因為生活緊張與壓力而殘留在肌肉上的緊繃狀態，我們就會覺得更舒服、更健康。

最棒的放鬆姿勢就是躺下來，張開雙手雙腳，讓你的臀部、肩膀和背部得到完全放鬆。深度放鬆的目的是要讓人的身心都安定下來、達到舒緩的平靜，感覺就像翻騰的池水最終變得寧靜無波。

先從腹式呼吸開始。嬰兒在呼吸時，起伏的是腹部而非胸部。不過大部分人長大後，都不自覺地採用了不自然、沒效率並受約束的胸部呼吸習慣。**瑜伽的目標之一，就是讓人發現真正的呼吸中心，觀察自己的呼吸模式**。你的呼吸是又快又淺而且不規則？或者你容易憋氣？讓你的呼吸回歸更自然的模式——完整、深沉、規律而且沒有憋迫感。試著觀察你腹部的呼吸肌肉，看自己在呼吸時是否能維持胸部不動。**呼吸練習要做得平穩，不帶任何壓力**。將一手放在腹部，感覺呼吸的起伏，讓肩膀放鬆。

開始練習時試著把氣完全吐出來。吸氣時，假裝有個重物如一本大書，就放在你的腹部上，藉由你的吸氣，試著把這個假想的重量往天花板的方向推上去。

接下來，當你吐氣時，讓這個假想的重量往腹部下壓，幫助你吐氣。

吐出比你平常還要多的氣，彷彿要「擠出」肺部更多的氣體，這就像是幫橫隔膜做瑜伽伸展，進一步幫助這裡的肌肉釋放壓力，讓腹部肌肉一起運動。吸氣時，將呼吸導向腹部深處，把假想的重量往天花板方向推上去。試著全然地調節自己的氣息，使用腹部呼吸法呼吸，要做到胸部或肋骨都不因呼吸而動作才行。

第 8 章

AB 型的健康飲食計畫

> ### **AB** 型代表：謎樣的人
>
> - A 型與 B 型的現代融合
> - 面對多變的環境和飲食條件，
>   表現出變色龍般的反應
> - 敏感的消化系統
> - 忍受力強的免疫系統
> - 用心靈、充沛的體力與創意能量回應壓力
> - 進化之謎

AB 型人的日常飲食

　　血型 AB 的人比較稀少，約占人口總數的 2% ～ 5%，而且生理結構是複雜的，與其他血型之間顯得格格不入。血液內含的多種抗原讓 AB 型人有時像 A，有時像 B，有時候又像是兩者的綜合體──AB 型就像是血型中的半人馬。

　　這種多重特性可能是正面，也可能是負面，端視環境而定。所以 AB 型的人要很仔細地閱讀自己的食物清單，同時也要熟悉 A 型與 B 型的飲食，才能更加了解自己在飲食上的各種參數。

　　基本上，A 型或 B 型禁忌的食物，大部分對 AB 型的人也是有害的，但也有例外。泛血球凝集素是能夠凝集所有血型的凝集素，對 AB 型的人似乎具有更好的耐受性，其中的原因可能是凝集素反應會被 A 和 B 雙重抗體減弱。番茄就是最好的例子，A 型和 B 型不能忍受番茄中的凝集素，但 AB 型人吃了番茄之後卻沒有任何明顯的反應。

　　相較於靜態安份的 A 型人，AB 型人往往更加強壯和好動，這可能是因為 AB 型的基因記憶，仍然保留著逐水草的 B 型祖先的遺風吧！

關鍵

★　增強碳水化合物代謝可以幫助減肥

↑增加微生物群多元性，阻止微生物失衡

↓減少微生物群多元性，促進微生物失衡

肉類與家禽

| 血型AB型的人 | *每週建議量*　·如果你的祖先是…… | | |
食物	每份分量約	非洲人	高加索人	亞洲人
瘦紅肉	113-170 公克	1~3份	1~3份	1~3份
家禽	113-170 公克（男生）	0-2份	0-2份	0-2份

* 各食物建議量表僅供參考，可根據祖先或種族習性調整。

　　對於肉類和家禽的食用方面，AB 型的人具備了 A 型和 B 型的特色。如同 A 型人一樣，AB 型的人因為無法製造足夠的胃酸，因此無法有效地消化大量的動物性蛋白質；因此飲食的關鍵就在於份量和頻率。AB 型的人需要一些肉蛋白，尤其是那種能夠代表 B 型特徵的肉類——也就是用羔羊、羊肉、兔肉和火雞肉代替牛肉。而雞肉的凝集素會刺激 B 型血液和消化道，對 AB 型的人也有同樣的效果，所以記得要遠離雞肉。

同樣地，要避開所有煙燻或醃漬的肉類，這些食物可能會導致胃酸濃度低的人罹患胃癌的風險，而這正是AB型與A型共有的特色。

高度有益

火雞肉↑★

中性

牛肝	羔羊肉，山羊肉	野雞
小牛肝	羊肉	兔肉

不宜

熊肉	鴨肉	鷓鴣
牛肉	鴨肝	豬肉和培根↓
牛心	鵝肉	鵪鶉
牛舌	鵝肝	乳鴿
大骨湯（允許的肉）	松雞	松鼠肉
野生水牛	春雞	小牛胰臟
馴鹿肉	馬肉	烏龜肉
雞肉↓	袋鼠肉	小牛肉
雞肝	骨髓湯	鹿肉
珠雞肉	駝鹿肉	負鼠肉

海鮮

血型AB型的人 ***每週建議量*** **・如果你的祖先是……**

食物	每份分量約	非洲人	高加索人	亞洲人
所有建議海鮮	113–170 公克	3~5份	3~5份	4~6份

* 各食物建議量表僅供參考，可根據祖先或種族習性調整

海鮮是AB型人良好的蛋白質來源，可以選擇的種類也很豐富。和A型人一樣，AB型的人對白肉魚（如鮎鰨魚和比目魚）中的凝集素無法

有效地消化。而食用蝸牛（羅曼蝸牛）含有強大的凝集素，可能有助於預防 AB 型個體本身容易罹患的某些癌症。

高度有益

鱈魚↑★	嘉臘魚↑	鮭魚，紅鮭↑
石斑魚↑	紅鯛魚↑	鮨魚↑
大西洋鯖魚↑★	旗魚	蝸牛，田螺↑
鬼頭刀魚↑	旗魚卵	鱘魚↑
鮟鱇魚↑	大西洋鮭魚（野生）↑	鮭魚↑
梭魚子，西鮨魚↑	大鱗鮭魚↑	鰹魚
梭子魚↑	鮪魚	黃鰭魚

中性

鮑魚，鮑魚海耳，高鰭笛鯛	鯖魚，馬鮫	幼鱈
鮭魚 (大頭魚)	梭魚	窄牙鯛
鯧魚	北美大梭魚	海鯉
鯉魚	淡菜	鯊魚
鯰魚	扇貝	香魚
魚子醬	黑魠	烏賊，魷魚
鱧魚	深海橘鱸	鯽魚
白花魚	鸚嘴魚	北美翻車魚
鼬魚	河鱸魚	劍魚
鼓魚	海鱸魚	吳郭魚
月鯛	沙丁魚	馬頭魚
鏡魚	黃線狹鱈	三牙魚
鯖魚	魪魚	白魚

不宜

鯷魚	湖鱸魚	蛤蜊
梭魚	斑紋鱸魚↓	海螺
青斑鱸魚	白鯨	螃蟹
小龍蝦	龍蝦	海鱒

鰻魚↓	燻鮭魚	北美鱒魚（野生鱒魚）
比目魚	章魚	沙梭
青蛙	生蠔↓	黃魚
北大西洋鱈魚	鮭魚卵	黃尾魚
大西洋鱈	醃漬鯡魚，煙燻鯡魚	蝦子
大比目魚	鮎鰨魚	鰩

乳製品與蛋

血型AB型的人　　　*每週建議量*・如果你的祖先是……

食物	每份分量約	非洲人	高加索人	亞洲人
蛋	1 顆	3~5份	3~4份	2~3份
起司	57 公克	2~3份	3~4份	3~4份
優酪乳	113–170 公克	2~3份	3~4份	1~3份
牛奶	113–170 公克	1~6份	3~6份	2~5份

* 各食物建議量表僅供參考，可根據祖先或種族習性調整。

乳製品方面，AB 型可以戴上「B」型的帽子，因此 AB 型也能從乳製品得到益處，尤其是加入益菌或發酵的乳製品，如優格、克菲爾和無脂酸奶油，這些是最容易消化，也能促進健康微生物菌叢的發展。

但也必須特別留意過量黏液的生成；就像 A 型人一樣，AB 型的人本身也會產生許多黏液，所以要注意這方面的問題。此外，AB 型的人也要當心呼吸道問題、鼻竇炎發作或耳朵感染，這些狀況都可能暗示你應該減少乳製品的攝取了。

蛋是 AB 型人良好的蛋白質來源，雖然它們含有高膽固醇，而 AB 型也和 A 型人一樣容易罹患心臟疾病。但根據研究顯示，造成膽固醇過高的罪魁禍首不是含有膽固醇的食物，而是飽和脂肪。

高度有益

茅屋起司 ↑	克菲爾 ↑	義大利佩科里諾乳酪 ↑
蛋白，雞 ↑	曼徹格羊酪	瑞可塔乳酪
農家乳酪	奶，山羊奶 ★	羅馬尼亞乳清乳酪 ↑
菲達乳酪	莫札瑞拉乳酪 (所有型態)	酸奶油 ↑
山羊乳酪		優格

中性

酪蛋白	埃文達，瑞士奶酪	美國傑克乳酪
魚子醬	酥油，脫水奶油 ↑	芒斯特乳酪
切達乾酪	高達起司 ↑	納沙特蘭乳酪
寇比傑克起司	瑞士濃味乳酪	印度起司
奶油起司	亞爾斯堡起司 ↑	夸克乳酪
荷蘭艾德姆半硬質乳酪	牛奶（脫脂或低脂）	斯蒂爾頓乾酪
鵝蛋	雞蛋，雞蛋黃	起司條
鵪鶉蛋	乳清蛋白	瑞士奶酪

不宜

美國乳酪 ↓	蛋，鴨	義大利波弗隆起司 ↓
藍乳酪	義大利藍紋乳酪 ↓	羅馬諾羊奶乾酪
布里奶酪	Half-and-Half 牛奶冰淇淋 ↓	洛克福乳酪 ↓
奶油	牛奶（全脂）	雪酪
白脫牛奶	帕馬森起司	卡門貝爾乳酪

油與脂肪

血型AB型的人	**每週建議量** ・如果你的祖先是……		
食物	每份分量約	非洲人	高加索人	亞洲人
油	1 大湯匙	1~5份	4~8份	3~7份

* 各食物建議量表僅供參考，可根據祖先或種族習性調整。

　　AB 型的人應該用橄欖油替代動物脂肪、氫化植物油脂或其他植物油。橄欖油是單元不飽和脂肪，已被證實能幫助降低血脂膽固醇。或者也可以在料理中加入少量的印度酥油，它在印度是一種廣受歡迎的半液態無水（澄清或脫水）奶油。在沙拉中加入少許核桃油可以促進細胞清潔，特別是大腦和神經系統中的細胞，這個過程稱為細胞自噬。

高度有益

杏桃核仁油	大麻籽油	胡桃油↑★
亞麻薺油↑	橄欖油↑★	

中性

杏仁油	魚肝油	紫蘇籽油
黑醋栗籽油	月見草油	玄米油
琉璃苣籽油	亞麻子，亞麻仁油	大豆油
芥花油	榛果油	黃豆油
蓖麻油	夏威夷堅果油	小麥胚芽油
鼠尾草籽油	花生油	

不宜

鱷梨油	豬油	紅花油↓
椰子油	人造奶油	芝麻油↓
玉米油↓	棕梠油	葵花油↓
棉籽油	南瓜籽油	

堅果與種籽

血型AB型的人	*每週建議量* ·如果你的祖先是……			
食物	每份分量約	非洲人	高加索人	亞洲人
堅果與種籽	6~8 顆	2~5份	2~5份	2~3份
堅果醬	1 大湯匙	3~7份	3~7份	2~4份

* 各食物建議量表僅供參考，可根據祖先或種族習性調整。

　　堅果和種籽對 AB 型的人是否有益，目前尚無定論，雖然堅果和種籽是蛋白質良好的補充來源，種籽也是食物凝集素的常見來源，但雙重的 AB 抗原基因會讓它們帶來很多損害的機會。因此建議僅慎選擇，並少量食用。

高度有益

中國栗子↑	花生醬↑	花生↑★
歐洲栗子↑	花生粉↑	核桃↑★

中性

杏仁↑，杏仁醬↑	腰果↑，腰果醬	胡桃↑，胡桃醬
杏仁奶，杏仁起司↑	鼠尾草籽↑	山胡桃↑
山毛櫸堅果	亞麻子↑	松子，松仁↑
巴西堅果↑	大麻籽↑	開心果↑
白胡桃↑	荔枝	紅花籽
角豆	夏威夷堅果↑	西瓜籽

不宜

榛果纖維	南瓜籽	芝麻粉，芝麻籽
罌粟籽	中東芝麻醬	葵花醬，葵花籽

豆類與豆科植物

血型AB型的人	*每週建議量* ・如果你的祖先是……		
食物	**每份分量約**	**非洲人**	**高加索人**	**亞洲人**
所有推薦豆類	1 杯，乾燥的	3~5份	2~3份	4~6份

* 各食物建議量表僅供參考，可根據祖先或種族習性調整。

　　對 AB 型人而言，豆類與豆科植物是否有益健康也是個謎。和種籽一樣，豆類也是食物凝集素的來源之一，相同地，AB 型人的雙重抗原基因會讓他們置身雙倍的危險；不過也有些豆類卻是獨鍾於 AB 型人。

　　AB 型人需要攝取一些像是豆腐的黃豆製品。日常飲食中在少量的肉類和奶製品中加入黃豆製品是有益的。

高度有益

小扁豆菜葉	黃豆，黃豆芽↑	黃豆豆腐★
納豆↑	黃豆起司	大豆味噌
海軍豆	斑豆，斑豆芽↑	黃豆天貝↑

中性

白腰豆	各種型態的扁豆，	大豆起司
蠶豆	豌豆	豆漿
白芸豆 (大北豆)↑	菜豆	敏豆
青豆	黃豆顆粒，黃豆卵磷脂	羅望子↑
豆薯	豆粕	白豆
扁豆芽	黃豆義大利麵↑	

不宜

紅豆	蠟豆↓	利馬豆（皇帝豆）↓
黑豆	雪蓮子，鷹嘴豆↓	利馬豆粉↓
豇豆↓	四季豆	綠豆芽↓
佛豆↓	腰豆↓	

穀粒和玉米穀片

血型AB型的人	*每週建議量* ·如果你的祖先是……			
食物	**每份分量約**	**非洲人**	**高加索人**	**亞洲人**
麵包，餅乾	1 片	0~1份	0~1份	0~1份
鬆餅	1 個	0~1份	0~1份	0~1份
穀粒	1 杯，乾的	2~3份	3~4份	3~4份
麵食	1 杯，乾的	2~3份	3~4份	3~4份

* 各食物建議量表僅供參考，可根據祖先或種族習性調整。

　　提供給 AB 型人的指導方針跟給 A 型人和 B 型人的建議都還算一致。一般來說，AB 型的人對穀物甚至小麥的反應都不錯，但必須限制攝取量；減重中的人則不建議食用。AB 型的人如果有因爲氣喘或經常性感染造成痰液過多的患者，建議小麥的攝取要有所限制。

　　最好限制一週只能吃一次小麥胚芽與麥麩。燕麥、大豆片、粟米、穀粉、研磨米和大豆顆粒等，都是對 AB 型的人很好的穀類食品，但必須避開蕎麥和玉米。

　　值得注意的是，市售的發芽麵包通常只摻入少量的發芽小麥，其基本上是全穀麵包，購買時請注意成份說明。通常百分之百的發芽小麥製品稱之爲「瑪拿」（Manna）或「埃森」（Essence）麵包。

　　在 AB 型人的飲食中，米飯攝取可多過於義大利麵，但每週還是可以享用粗麥粉或菠菜義大利麵一或二餐。再叮嚀一次，**玉米和蕎麥還是要規避**，可用燕麥和黑麥替換。

高度有益

莧菜	燕麥麩，燕麥粉	白米，野生稻米
埃森，瑪拿麵包	燕麥，燕麥粥	糙米
蒸粗麥粉 (古斯米)	米糠	紫米
薏仁（薏苡）	米粉	黑麥
馬蘭加芋頭	印度香米	黑麥漿果
千年芋↑	爆米花，米餅	黑麥粉
小米	全古麥粒	黃豆粉★

中性

大麥↑	落葉松纖維	大溪地芋頭，山竽，芋芳
黑豆粉	扁豆粉，印度豆尼糊	麥麩，小麥胚芽
米奶 (米漿)	黃連木膠	布格麥
船型麥	印度薄餅	杜蘭小麥，粗麥粉 (古斯米)

亞麻子麵包	爆麥花	全顆粒小麥，小麥粉
（包含允許的顆粒）	藜麥 ↑	白麵粉
全穀粉	碎小麥	古麥粉，古麥麵

不宜

菊芋粉，菊芋義大利麵↓	雪蓮子粉（鷹嘴豆）	高粱
蕎麥，蕎麥粥，蕎麥麵↓	粗粒玉米粉	木薯粉，木薯，樹薯，木葛↓
玉米澱粉	卡姆麥	苔麩
玉米粉，玉米粥	利馬豆粉	義大利玉米粥↓

蔬菜

血型AB型的人   *每週建議量* ·如果你的祖先是……

食物	每份分量約	不分種族
生菜	1杯，處理過的	3~5份
煮或蒸過	1杯，處理過的	3~5份

* 各食物建議量表僅供參考，可根據祖先或種族習性調整。

新鮮蔬菜是植化素的重要來源，它是食物中的天然物質，能有效預防癌症和心臟疾病，最好每天多吃幾次。AB 型的人對蔬菜的選擇十分豐富，幾乎所有對 A 型或 B 型有益的蔬菜對 AB 型的人也有益。

有趣的例子就是番茄，番茄中的泛血球凝集素對所有血型都會造成影響，但是因為 AB 型具備太多的血型素材，而且沒有特定的凝集素，因此他們似乎可以避開泛血球凝集素的不良影響。

和 B 型人一樣，AB 型的人必須避開新鮮玉米以及所有以玉米為製作基礎的食物。

高度有益

碗耕苜蓿芽	黃瓜↑★	歐芹
甜菜	蒲公英葉	歐洲防風草根↑
甜菜葉↑★	茄子↑★	愛爾蘭苔癬
綠花椰↑	大蒜	藍藻
中國芥藍↑★	葡萄葉↑	地瓜
蛋黃果	棕櫚芯↑	蕪菁菜葉↑★
白花椰↑	舞菇★	山藥
芥藍菜葉★	芥末葉↑★	西芹↑★

中性

芝麻菜	甘藍↑	紅、黃、藍、白皮的馬鈴薯
蘆筍	球花甘藍，西洋油菜花	白蘿蔔，胡蘿蔔
四菜豆	抱子甘藍	南瓜
箭筍	芥藍，芥藍菜葉	豆薯↑
小白菜	菜葉萵苣，貝比萵苣，	荸薺，馬蹄
菠菜	長葉萵苣	芋頭葉，芋頭
秋葵	波士頓萵苣，冰山形萵苣	蕪菁(蔓菁)
高麗菜	所有型態的洋蔥	瑞士甜菜
番茄	香菇，金針菇，秀珍菇	大蔥，青蔥，薑↑
西葫蘆	洋菇，草菇，喇叭蘑菇	海帶，昆布，海苔
佛手瓜，佛掌瓜，香櫞瓜	波特菇，香蕈	裙帶菜，墨角藻↑
菊苣，紅菊苣	綠橄欖	芹菜，細葉芹
苦苣↑	辣根↑	香菜
闊葉苦苣	黑皮波羅門參，波羅門參↑	茴香
水芥菜	胡椒，甜椒，甘椒	蕨菜
酸菜		

不宜

蘆薈↓	耶路薩冷朝鮮薊↓	所有酸黃瓜
朝鮮薊↓	椎茸↓	蘿蔔嬰
鱷梨↓	黑橄欖↓	玉米，爆米花↓
酸豆↓	墨西哥辣椒	大黃
木薯↓	葫蘆巴↓	櫛瓜

水果

血型AB型的人	***每週建議量*** · 如果你的祖先是……	
食物	每份分量約	不分種族
所有推薦水果	1 顆，或 85-142 公克	3~4 份

* 各食物建議量表僅供參考，可根據祖先或種族習性調整。

AB 型的人承襲了 A 型對某些食物的不適應與偏好，因此最好著重在比較鹼性的水果，如葡萄、梅子和莓果類，這些水果有助於平衡在肌肉組織中所形成的酸性。

AB 型的人對某些熱帶水果的反應也不太好，尤其是芒果和芭樂；但鳳梨是 AB 型人絕佳的消化幫手。

AB 型的人也應該避免橘子，因為它們會在飲食中影響腸道修復。葡萄柚和橘子雖有著密切關係，也同樣是酸性水果，但它對 AB 型人的胃確有正面的效果，在消化過後會呈鹼性特質。檸檬對 AB 型的人來說也是絕佳的水果，不但能幫助消化，還可以清除體內的黏液。

由於維生素 C 是重要的抗氧化物，尤其可以預防胃癌，因此要多攝取其他富含維生素 C 的水果，如葡萄柚或奇異果。

香蕉的凝集素也會干擾 AB 型人的消化系統，建議改採其他高鉀水果，如杏、無花果以及某些瓜類。

高度有益

櫻桃★	波羅蜜	木瓜（果肉黃色）
蔓越莓↑★	奇異我↑	鳳梨↑★
無花果↑	檸檬↑	梅子
醋栗★	羅甘莓★	西瓜
葡萄柚↑	蛋黃果，曼蜜蘋果↑	葡萄↑

中性

巴西莓	棗子 ↑	百香果 ↑
蘋果	榴槤 ↑	桃子
杏	接骨木莓 ↑	梨子
亞洲梨 ↑	枸杞，枸杞子	波斯瓜
黑莓	蜜瓜，香瓜	芭蕉
藍莓	金桔 ↑	李子
波森莓 ↑	萊姆	葡萄乾
麵包果 ↑	越橘	覆盆子
扎囊瓜	山竹	西班牙甜瓜
哈密瓜，甜瓜	桑葚	草莓
木瓜	麝香瓜	柑橘
黑醋栗	諾麗果	楊氏草莓

不宜

鱷梨	蔓越橘	仙人掌
香蕉	枇杷 ↓	榴梿
苦瓜	芒果	鳳尾蕉
椰子	橘子 ↓	楊桃 (五斂子)
露莓	柿子 ↓	
芭樂	石榴 ↓	

飲料、茶和咖啡

血型AB型的人	*每週建議量* ·如果你的祖先是……	
食物	**每份分量約**	**不分種族**
所有推薦果汁	225 CC	2~3 份
水	225 CC	4~7 份

* 各食物建議量表僅供參考，可根據祖先或種族習性調整。

　　AB 型的人最好每天早上起來就喝一杯含有半顆新鮮檸檬汁的溫開水，清潔睡眠時在體內所累積的黏液；同時它也能溫和稀釋血液，幫助排泄。接下來再喝一杯稀釋過的葡萄柚汁或木瓜汁。總之，選擇高鹼性的水果汁，例如：黑莓、蔓越莓或葡萄汁就對了。

高度有益

苜蓿茶	日本莖茶	玫瑰果茶
牛蒡茶	日本粗茶	草莓葉茶
洋甘菊茶	玄米茶↑★	蔬菜汁（挑選氧化蔬菜）
櫻桃汁	山楂茶	西瓜汁
蔓越莓汁↑	檸檬水↑	葡萄汁
紫錐花茶	米漿	鳳梨汁↑
人蔘茶		

中性

蘋果西打，果汁	接骨木莓汁	木瓜汁
杏汁	接骨木茶	香芹茶
啤酒	薑茶	梨子汁↑
黑莓汁	金印草茶	薄荷茶
藍莓汁	葡萄柚汁	李子汁
貓薄荷茶	歐夏至草茶	覆盆子葉茶
辣椒茶	甘草茶	鼠尾草茶
繁鏤茶	杏仁奶↑	貫葉連翹茶
小黃瓜汁	黃豆奶	沙士
蘇打水	桑葚茶	氣泡水
蒲公英茶	駁桃李汁	赤榆皮茶
當歸茶	諾麗果汁	留蘭香茶
柑橘汁	馬鞭草茶	白酒
麝香茶	白樺木茶	洋薔草茶
番茄汁	白野葛皮茶	皺葉酸模茶
纈草茶	紅酒	馬黛茶

不宜

蘆薈茶	芭樂汁	紅花苜蓿茶
所有型態的紅茶	啤酒花茶	大黃茶
椰奶	菩提子茶	番瀉葉茶
咖啡	蒸餾酒↓	薺菜茶
欵冬茶	芒果汁	美黃芩茶
玉米鬚茶	毛蕊花茶	汽水，可樂健怡等
葫蘆巴茶	石榴汁	橘子汁↓
龍膽茶		

香料和草本植物

香料一開始是作爲藥材使用，因此我們就從這個概念出發，。許多香料和草本植物都含有很豐富的抗微生物精油，然而有些則是抗氧化、增強免疫力的植化素，也是產生熱能燃燒脂肪的最佳來源。請試著將以下建議的香料放入你的日常飲食當中。

避開胡椒和醋，因爲它們容易讓消化道的吸收機制失衡。蔬菜或沙拉淋醬可以改用檸檬汁、橄欖油以及香草來取代醋。

別害怕食用大量的大蒜，它是強效的保健品以及天然的抗生素，對AB型的人尤其有益。

巧克力和糖淺嚐即止，可以將它們當作調味品就好。

高度有益

咖哩	薑	牛至（俄勒岡葉）↑
大蒜	辣根	香芹↑

中性

葛根	肉桂	甘草	木質薄荷
羅勒	丁香	荳蔻	番瀉

月桂葉	芫荽	墨角蘭	綠薄荷
佛手柑	塔塔粉	乾燥的芥末	龍蒿
茴香	孜然	肉豆蔻	百里香
小荳蔻	蒔蘿	紅甜椒粉	薑黃
細葉芹	紫紅藻粉	薄荷	香草
辣椒粉	小茴香	迷迭香	冬青
韭菜	薑↑	番紅花	香菜
巧克力	海帶	鼠尾草	海鹽

不宜

多香果粉	瓜拿納	乾燥辣椒片↓
八角	黑胡椒↓	

調味品、甜味劑和添加物

切記，避開所有醃漬的調味品，因為它們對於微生物叢會產生負面效果；番茄醬也要避免，因為它含有醋。

高度有益

味噌★
糖蜜，黑糖蜜

中性

石花菜	果膠	黃豆豆腐製成的美奶滋
龍舌蘭花蜜↑	蜂蜜	不含小麥和醋的芥末醬
蘋果泥	米漿↑	可接受的水果果醬與果凍
蘋果果膠	甜菊糖	可接受的成份製成的沙拉醬
小蘇打	卵磷脂	蔬菜甘油
糙米漿	楓糖漿	無添加小麥的醬油
長角豆	紅糖，白糖	烘焙用酵母↑
果糖	梅子醋	啤酒酵母↑

不宜

金合歡（阿拉伯膠）	高果糖玉米糖漿↓	聚山梨醇酐脂肪酸酯↓
蘆薈	高果糖漿麥芽糊精↓	羧甲基-纖維素鈉鹽↓
杏仁萃取油	轉化糖	醬油
阿斯巴甜	番茄醬↓	黑糖
麥芽糖↓	味精	黃蓍膠↓
長角豆	甲基纖維素↓	所有型態的醋↓
卡拉膠↓	含醋和小麥的芥末醬	伍特斯醬（烏醋）↓
玉米粉↓	吉利丁	酸黃瓜↓
葡萄糖↓	瓜爾椒	

AB 型人的日常菜單與食譜設計

星號（*）表示配方已提供

以下範例菜單和食譜將提供有益於 AB 型人的典型飲食概念；由著名營養學家蒂娜卡德（Dina Khader）、MS、RD 以及 CDN 共同開發，這些營養學家已將「血型飲食」成功地應用於患者身上。

菜單中的熱量適中，能維持 AB 型人平衡代謝的效率。依照這些建議飲食習慣，大多數人能夠輕鬆維持身材，甚至達到減重的效果。不過，如果你偏好清淡口味，或是希望在熱量受限制的同時又能吃得均衡、滿足，食譜中也有替代食物可供選擇（替代食物會直接列在旁邊）。

偶爾食譜中會出現不宜清單上的食材，少許的份量是容許的（例如少許胡椒），端看個人身體狀況以及是否要嚴格堅守飲食規劃。不過菜色的選擇和食譜的設計，大致上都對 AB 型的人有良好的效果。

等你更加熟悉血型 AB 型的飲食建議後，便能輕鬆設計屬於自己的菜單，調整你最愛的食譜，讓良好的飲食習慣變成你的好朋友吧！

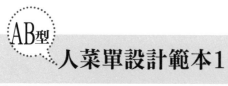

AB型

人菜單設計範本1

標準菜單	控制體重選項
早餐	
檸檬水（晨起即飲）	
稀釋的葡萄柚汁，225cc	
埃森麵包，2 片	埃森麵包，1 片
* 優格草本起司	水煮蛋，1 顆
咖啡	
午餐	
火雞胸肉，切片，115 公克	
裸麥（黑麥）麵包，2 片	裸麥麵包，1 片 (或裸麥脆餅 2 片)
凱撒沙拉	
李子，2 顆	
草本茶	
下午茶	
* 豆腐起司蛋糕	低脂優格加水果，1/2 杯
冰草本茶	
晚餐	
* 豆腐歐姆蛋	
炒蔬菜	
綜合水果沙拉	
低咖啡因咖啡（紅酒酌量，可）	

人菜單設計範本2

標準菜單	控制體重選項
早餐	
檸檬水（晨起即飲）	
稀釋的葡萄柚汁，225CC.	
* 楓糖核桃燕麥餅乾加豆漿	
咖啡	
午餐	
* 塔布勒沙拉	
葡萄，1串（或蘋果，1顆）	
冰本茶	
下午茶	
* 角豆餅乾	密瓜配一匙乾酪
咖啡或草本茶	
晚餐	
* 烤兔肉	
* 四季豆沙拉	蒸青花菜及白花椰菜
印度香米飯	
優格冰淇淋	
低咖啡因咖啡 （紅酒酌量，可）	

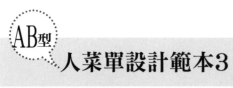

人菜單設計範本3

標準菜單	控制體重選項
早餐	
檸檬水（晨起即飲）	
稀釋的葡萄柚汁，225c.c.	
水煮蛋，1顆	
埃森麵包配有機杏仁醬，2片	埃森麵包，1片配低糖果醬
咖啡	
午餐	
＊豆腐沙丁魚排或 ＊豆腐青醬千層麵	豆腐炒青菜
綜合蔬菜沙拉	
李子，2顆	
草本茶	
下午茶	
甜味果汁優格	
晚餐	
烤鮭魚配新鮮蒔蘿與檸檬	
＊番紅花糙米飯	蘆筍
＊菠菜沙拉	
低咖啡因咖啡（紅酒酌量，可）	

優格草本起司

罐裝原味無脂優格6.8公升、蒜2大瓣剁碎、百里香1茶匙、
羅勒1茶匙、俄勒岡葉1茶匙、橄欖油1湯匙

作法

‧用湯匙將優格舀入棉布袋或乾酪包布中,
用線將袋口綁緊,讓優格在廚房的水槽或浴缸中滴4個半到5個小時。
‧取出布袋中的優格,放入碗中和所有香料與橄欖油一起攪拌。
‧加蓋後冷藏1-2個小時後再吃(搭配生鮮蔬菜味道最棒)。

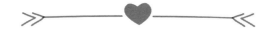

豆腐起司蛋糕(8人份)

(本食譜由伊旺‧查普曼提供)

(內餡)
板豆腐680克、豆漿2/3杯、鹽1/4茶匙(自選)、
新鮮檸檬汁2茶匙、檸檬皮1顆的量、香草精1茶匙
(派皮)
小麥(或裸麥)麵粉3/4杯、燕麥1/2杯、鹽1/2茶匙、
油1/2杯、冷水2湯匙

作法

‧將內餡所有材料拌勻。
‧派皮材料混合後加入油攪拌,再加入適量的水慢慢揉成麵糰。
最後以麵棍3. 壓成圓形派皮。
‧取一個8吋派盤,將派皮放入、壓平,覆蓋整個盤面,
再用叉子在底部戳幾下。
‧將豆腐混料均勻鋪在派皮上面,放入預熱至150℃的烤箱中,
烤30-45分鐘即可。

豆腐歐姆蛋 (3-4人份)

嫩豆腐450g（瀝乾後搗碎）、秀珍菇或松蕈5~6朵切絲、
胡蘿蔔或白蘿蔔225g磨成碎末、
味醂或雪莉酒1茶匙調理用、
溜醬油或醬油1大湯匙、新鮮歐芹1大湯匙、
糙米粉1茶匙、有機蛋4顆稍微打散、
選擇允許的調味料、特級初榨橄欖油2茶匙

作法

· 將油以外的所有材料放進攪拌碗中拌勻。
· 取一只大平底鍋加熱油，倒入一半的混合材料。
· 蓋上蓋子後小火慢烘約15分鐘；烘熟後食物放至大盤並保持熱度。
· 重複以上烘熟動作，將剩餘的另一半材料也完成。

楓糖核桃燕麥餅乾

傳統燕麥片4杯、米糠1杯、芝麻籽1杯、
蔓越莓乾1/2杯、黑醋栗乾1/2杯、
核桃1杯切碎、有機芥花油1/4杯、楓糖漿3/4杯

作法

· 烤箱預熱至120℃。
· 將燕麥、米糠、芝麻籽、水果乾和堅果，於大碗中加入芥花油充分攪拌。
· 加入楓糖漿均勻攪拌，攪拌後的混料應該又脆又黏。
· 將混料鋪在餅乾盤中烘焙90分鐘；
其間，每15分鐘攪拌一次使材料均勻
· 受熱，直到變乾、呈金黃色。
· 待涼後，放進密封罐儲存。

塔布勒沙拉（4人份）

小米1杯煮過、洋蔥1把、歐芹1把、
新鮮薄荷1把（或乾薄荷2茶匙）、
黃瓜1條切開或撥開（自選）、
橄欖油1/3杯、檸檬汁3顆的量、鹽1湯匙

作法

· 洋蔥、歐芹、薄荷切碎備用。
· 將小米和所有切碎的蔬菜放進大碗裡均勻混和。
· 加入油、檸檬汁和鹽拌勻後，以新鮮萵苣盛裝，或搭配萵苣葉、嫩葡萄葉
· 用叉子吃，即為一道開胃或野餐沙拉。

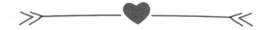

角豆餅乾（約40個）

有機芥花油1/3杯、純楓糖漿1/2杯、香草精1茶匙、
有機蛋1顆、燕麥或糙米粉1又3/4杯、小蘇打粉1茶匙、
角豆1/2杯（無加糖）、多香果粉香料少許

作法

· 烤箱預熱至190℃；烤盤預先抹油。
· 油、楓糖漿和香草精於中型碗中拌勻。
· 蛋先在小碗攪勻，再拌入混料中。
· 麵粉過篩後，與小蘇打粉慢慢倒入混料中攪拌，直到黏稠的糊狀。
· 拌入角豆後，以小湯匙舀出麵糊，放到已抹油的烤盤上；
每一小球麵糊間隔2指寬（避免加熱膨脹後沾黏），再放入烤箱。
· 烘烤10-15分鐘，直到餅乾呈金黃色，即可取出放涼。

烤兔肉（4-6人份）

兔肉2隻、蘋果酒醋1杯、小洋蔥1顆切碎、鹽2茶匙、
水1/4杯、米麵粉1杯（或碾碎的無小麥麵包屑）、
胡椒1/4茶匙、肉桂粉少許、人造奶油1/3杯

作法

‧將酒醋、洋蔥和鹽水混合而成即為醃料。
‧兔肉洗淨切成一口大小後放入醃料中醃製數小時使其入味。
‧麵粉或碎麵包屑、鹽和香料倒進平盤中混合，並待人造奶油融化。
‧醃漬過的兔肉片稍微瀝去水分後一塊塊攤開，先沾一層人造奶油，
再放到乾的麵粉盤中，均勻裹粉後排列於烤盤上。
‧將烤盤放入預熱200℃的烤箱中，
烤30-40分鐘，直到麵衣變成金黃色。

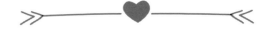

四季豆沙拉（4人份）

菠菜0.5kg、檸檬汁1顆的量、橄欖油3大湯匙、
大蒜2瓣壓碎、鹽2~3茶匙

作法

‧洗淨新鮮四季豆，去掉豆莢的兩端和粗纖維，切成5公分左右長段。
‧四季豆入滾水煮到軟後撈起、瀝乾。
‧待四季豆涼後放進沙拉碗中、以檸檬汁、橄欖油、大蒜及鹽巴調味。

豆腐沙丁魚排（2人份）

（食譜由伊旺·查普曼提供）

去骨沙丁魚1罐、板豆腐1寸大小2塊、
辣根粉1/4茶匙（或山葵粉）、蘋果酒醋少許、橄欖油

作法

·沙丁魚用叉子搗成糊狀後，放入豆腐搗勻。
·在豆腐沙丁魚泥上，撒上辣根粉與少許果醋繼續攪拌至充分混和。
·將豆腐沙丁魚泥分成小團並一一壓成小肉餅狀。
·長柄平底煎鍋加熱少許橄欖油，將小肉餅慢煎成兩面呈褐色，
或放到烤架上烤成褐色即可上桌。
·這道菜很適合搭配沙拉食用。

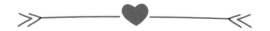

豆腐青醬千層麵（4-6人份）

嫩豆腐約450g、橄欖油2大湯匙、
低脂莫札瑞拉起司1杯，切細絲、
有機蛋1顆（自選）、冷凍或新鮮菠菜2袋切碎、
鹽1茶匙、俄勒岡葉1茶匙、青醬4杯（可酌量使用）、
古麥或米千層麵9片烹調過、水1杯

作法

·將豆腐、起司、蛋和菠菜拌混攪拌。
·將青醬1杯鋪在9x13英吋烤盤中。
·將烹煮過的麵鋪上，加入起司，拌入青醬。
·一層起司、一層麵，一層青醬；重複鋪上，最後一層是麵與青醬。
·烤箱預熱至180℃。
·將鋪好材料的千層麵，放入烤箱烤30-45分鐘，或烤至熟透即完成。

番紅花糙米飯（4人份）

初榨橄欖油3大湯匙、西班牙洋蔥或紅洋蔥1大顆、香菜末1茶匙、
肉豆蔻1茶匙、小豆蔻莢2根（只使用裡面的籽）、
番紅花絲1茶匙、玫瑰水2大湯匙（中東食品店有售）、
印度香米2杯、過濾後的開水4杯

作法

· 橄欖油加熱，將番紅花以外的所有香料與洋蔥用小火炒10分鐘。
· 拿一個盤子，將番紅花絲碾碎後，加入鍋裡與材料繼續煨煮。
· 將一半的玫瑰水加入鍋中，再煮15分鐘。
· 加入香米與滾水，烹煮35-40分鐘，等米熟透後即可起鍋。
· 上桌前再加入剩餘的玫瑰水。

菠菜沙拉（6人份）

新鮮菠菜2把、蔥1把切碎、檸檬汁1顆的量、
橄欖油1/4湯匙、鹽及胡椒少許

作法

· 菠菜洗乾淨、瀝乾，切碎後撒上鹽巴；
靜置幾分鐘後用手擠掉多餘的水份。
· 加入蔥末、檸檬汁、油、鹽和胡椒，與波菜拌勻後，
可立即食用。

更多關於各個項目的其他菜單，請上網搜尋特定血型食譜資料庫，
網址為 dadamo.com 以及 4yourtype.com。

AB 型人的保健品建議

　　保健品，如維生素、礦物質或草藥等，其功用在於補充飲食中所欠缺的營養素，提供額外所需的保護。AB 型人的保健品著重在以下幾點：

- 調理免疫系統
- 提供對抗癌症的抗氧化劑
- 鈍化壓力
- 強化心血管系統

　　提到保健品血型 AB 型代表一種混合體，雖然有 A 型人脆弱的免疫系統和容易生病的特色，但幸好 AB 型的飲食能提供豐富營養素協助抗戰。例如，AB 型的飲食中含有大量維生素 A、B_{12}、E 和葉酸，足以對抗癌症和心臟疾病。除非 AB 型的人基於某些理由無法遵守血型飲食，我才會建議他進一步攝取保健品。即使是在 A 型蔬食者飲食中嚴重缺乏的鐵質，在 AB 型人的食物中也很足夠。但是仍有一些保健品有益於 AB 型人食用的。

維生素

維生素 C

　　AB 型的人之所以罹患胃癌的比例偏高，是因為他們的胃酸濃度較低；所以可以藉由攝取維生素 C 保健品來得到好處。例如，在煙燻和醃製的肉品中會產生亞硝酸鹽，這對 AB 型的人來說會是一個更需要注意的問題，因為亞硝酸鹽的致癌風險，在胃酸濃度較低的人身上更明顯。大家都知道，維生素 C 具備的抗氧化特性，就能阻擋這種反應（最根本

的解決方法還是要避免煙燻和醃製食品）。但也不能因此就大量攝取，我發現 AB 型的人對 1000mg 高劑量以上的維生素 C 反應不佳，容易造成他們腸胃的不適。所以一天只需服用 2 至 4 顆 250mg 的維生素 C 膠囊，應該就不會有消化上的問題了。

礦物質

鋅

我發現少量的鋅（一天只要 5mg）就能保護 AB 型的兒童不受感染，尤其是在耳朵方面特別明顯。然而鋅的補給就像雙面刃一樣，少量及定期的劑量可以強化免疫力，但長期使用較高劑量的鋅，反而會導致免疫力衰退和干擾其他礦物質的吸收。鋅的保健品隨處可見，但食用前一定要徵詢過醫生。

草藥，植化素與益生菌

山楂

AB 型具有容易罹患心臟病的傾向，因此必須謹慎對待保護心血管系統。本身或家族有心臟病史的 AB 型人，一定要把山楂加進飲食的管理中，用它來降低罹患心臟疾病的風險。植化素（phytochemical）具有出色的預防能力，而山楂樹（銳刺山楂：Crataegus oxyacantha）則具有數種改善心血管效能的植化素；它能增加血管彈性、強化心臟、降低血壓，以及對動脈斑塊也能產生溫和的溶解作用。山楂的萃取物和酊劑可以透過自然療法醫師、健康食品店及藥局取得。

落葉松阿拉伯半乳聚醣

阿拉伯半乳聚醣（Arabinogalactan）是一種糖分子，常見於許多

植物之中，尤其最常使用西方落葉松（Larix occidentalis）來提取。阿拉伯半乳聚醣對 AB 型個體有許多正向優點：它可以透過增加健康的短鏈脂肪酸的產生來幫助微生物叢達到平衡；它也是可溶性纖維的來源之一；是一種安全、溫和且有效的免疫調節劑。

其他強化免疫的草本植物

AB 型的人對於病毒和感染較無抵抗力，因此溫和的免疫強化草本植物如矢車菊（紫錐菊），可以幫助擊退感冒或流感，對於優化免疫系統和監督抗癌也有助益；矢車菊一般以液態或藥片形式呈現，用途很廣。此外，中藥裡頭的黃耆（黃祝：Huangki, Astragalus membranceus）也是免疫補劑，但並不好找。這兩種草藥的醣活性成份扮演細胞有絲分裂促進劑的角色，可以刺激白血球增生，保衛免疫系統。

安定型草藥

AB 型人可利用溫和的草藥鬆弛劑，如洋甘菊和纈草（Valerian Root）幫助抗壓。這些草本植物可以做為茶飲經常飲用。纈草帶有一點刺激的奇異氣味，習慣後反而會喜歡這種味道。另外一種能讓 AB 型人有效放鬆的草本植物為檸檬香脂草（lemon balm；學名蜜蜂花 Melissa officinalis），已證實可以安定消化道，對改善心情和個性也有助益。

槲皮素

槲皮素是一種在蔬菜中可以被大量發現的生物類黃酮，黃色洋蔥的含量尤其多。槲皮素保健品在健康食品店都可以找到，通常膠囊劑量為 100–500 毫克。槲皮素具有一種非常強效的抗氧化劑，比維生素 E 的效力更勝數百倍，是 AB 型防癌計畫的一大幫手。

奶薊

和槲黃素一樣，奶薊（Mike Thistle；學名水飛薊 Silybum marianum）也是有效的抗氧化劑；它還有另外一種特性就是能在肝臟和膽管中達到非常高的濃度。AB 型人的消化系統經常失衡，特別是在肝臟與膽囊方面的問題，如果家族有任何肝臟、胰臟或膽囊相關病史，不妨考慮將奶薊放入個人的保健品計畫中（健康食品店找得到）。至於接受化療的癌症病患也可以使用它來保護肝臟，避免受到傷害。

鳳梨酵素（菠蘿蛋白酶）

如果你是常受脹氣或蛋白質吸收不良所苦的 AB 型人，建議你可以使用鳳梨酵素。這種酵素對於分解膳食蛋白質有不錯的效果，具有增進消化道吸收蛋白質的能力。

AB 型人的壓力與運動解析

你的血型與生俱有扭轉壓力負面效果的能力。如之前所說，壓力本身不是問題，問題在於你對壓力的回應。儘管我們一次又一次地看到 AB 型是 A 型和 B 型之間的聯姻，但在壓力方面，AB 型人似乎和 O 型人具有比較多的相同特徵（戰鬥或逃跑），還添加了一點過度活躍的皮質醇。然而，如果您採用瑜伽或冥想等安靜技巧，您就可以透過專注和放鬆來應對負面壓力，從而獲得巨大的好處。尤其在面對接踵而來的困境，AB 型人較無法做出很好的反應，因此需要考慮並練習冷靜的方式來達到鎮靜的效果。專注於改善睡眠質量，消除干擾並關閉電視，就寢前可以飲用任何一種飲食中推薦的鎮靜草藥茶。選擇可以提供鎮定和集中力的運動是讓 AB 型人擺脫壓力的良藥。

太極拳是一種慢動作、拳路形態的中國運動，而哈達瑜伽則是西方

盛行的一種瑜伽練習；兩者都是需要沉著和專注的體驗。而適度的等張運動，例如：健行、游泳和騎單車也都很適合 AB 型的人。我建議做靜態的運動並不代表不能流汗，**關鍵其實在於將心靈和運動做一個結合**。

以下的運動推薦給 AB 型的人，要特別注意每次運動的時間長度。想要達到持續放鬆緊張情緒與恢復活力，以下每一種或數種運動就必須每週做三或四次以上。

運動	持續時間	每周頻率
太極	30~45 分鐘	3~5 次
哈達瑜珈	30 分鐘	3~5 次
合氣道	60 分鐘	2~3 次
高爾夫球	60 分鐘	2~3 次
期腳踏車	60 分鐘	2~3 次
健走	20~40 分鐘	2~3 次
游泳	30 分鐘	3~4 次
跳舞	30~45 分鐘	2~3 次
有氧舞蹈（低強度）	30~45 分鐘	2~3 次
爬山	45~60 分鐘	2~3 次
伸展操	15 分鐘	每次運動

AB 型人的運動指南

太極拳，或稱太極，是一種加強身體動作彈性的活動。太極拳法緩慢、簡潔、優雅的姿態，似乎掩蓋了它所代表之全速的手腳擊、推、擋。在中國，每天都有人聚在公共廣場，動作一致地練習打太極。太極可說是一種非常有效的放鬆技巧，不過學習者要有專注力和耐心才能精通。

瑜伽也是 AB 型人不錯的抒壓選擇。它結合了內在的正氣與呼吸控制，還有整套動作的設計，讓人能夠全然專注，不受世俗煩憂而分心。

學習者如果能學會基本的瑜伽姿勢，就能創造出一套最適合自己生活型態的常規。

許多採取瑜伽放鬆的 AB 型人都告訴我，除非先把瑜伽做完，否則他們不會出門。

簡單的瑜伽放鬆技巧

瑜伽的開始和結束都是放鬆。我們經常緊縮肌肉，卻很少想到要做相反的動作—釋放及放鬆。如果能定期釋放那些因為生活緊張與殘留在肌肉裡的緊繃壓力，我們就會覺得更舒服、更健康。

最棒的放鬆姿勢就是躺下來，張開雙手雙腳，讓你的臀部、肩膀和背部得到完全放鬆。深度放鬆的目的是要讓人的身心都安定下來、達到舒緩與平靜，就像翻騰的池水最終變得寧靜無波。

先從腹式呼吸開始。嬰兒在呼吸時，起伏的是腹部而非胸部。不過大部分人長大後，都不自覺地採用了不自然、沒效率且受約束的胸部呼吸。瑜伽的目標之一，就是讓人發現真正的呼吸中心，觀察自己的呼吸模式。你的呼吸是又快又淺而且不規則？或是你容易憋氣？請讓你的呼吸回歸更自然的模式——完整、深沉、規律而且沒有憋迫感。試著觀察你腹部的呼吸肌肉，看自己在呼吸時是否能維持胸部不動。呼吸練習要做得平穩，不帶任何壓力——將一手放在腹部，感覺呼吸的起伏，讓肩膀放鬆。

開始練習時，試著把氣完全吐出來。吸氣時，假裝有個重物如一本大書，就放在你的腹部上，藉由你的吸氣，試著把這個假想的重量往天花板的方向推上去。

接下來，吐氣時，讓這個假想的重量往腹部下壓，幫助你吐氣。要吐出比平常還要多的氣，彷彿要「擠出」肺部更多的氣體，就像是幫橫

隔膜做瑜伽伸展，進一步幫助這裡的肌肉釋放壓力，讓腹部肌肉一起運動。吸氣時，將呼吸導向腹部深處，把假想的重量往天花板方向推。試著調節自己的氣息，使用腹部呼吸法呼吸，要做到胸部或肋骨都不因呼吸而有起伏動作才行。

第 9 章

10 天血型飲食的挑戰計劃

血型飲食十天挑戰計劃是簡單快速檢驗專屬你的血型飲食是否有效，同時也是學習檢查自己是否成功的標記。為期十天的初始計劃希望你能認真執行，因為它意味著專心確切遵循這些指導原則，才能真正衡量這個量身定做的飲食方法是否有效。

我建議盡可能百分之百執行，畢竟確實遵循等於效果極大化。也就是說從攝取高度有益的食物，再加上健康的中性食物開始。根據我的經驗，如果能充份依從個性飲食的人，會迅速重建身體的生物化學機制、促進新陳代謝、平衡血糖，以及已損害的凝集素也會得到修復。以高規格得執行力挑戰 10 天飲食計劃的人都可以期待以下結果：

1. 體重減輕 0.5–2.25 公斤
2. 腰圍減小
3. 飯後腹脹情形變少
4. 關節疼痛減輕
5. 精力更旺盛
6. 消化不良情形降低
7. 排泄狀況改善

預備動作 · · ·

1. 了解你的血型和分泌物狀態（可在 4yourtype.com 上進行測試）。
2. 清理櫥櫃和冰箱，並補充有益的食物和保健品。
3. 根據身體狀況和血型飲食中的具體建議，事先擬定運動計畫表。

4. 加入社群媒體對話，或搜尋網站 dadamo.com 或 4yourtype.com
以尋求取支持、資訊、補充和啓發。

為期 10 天的挑戰計劃分成兩個部分

Day 1-5	Day 6-10
凝集素排毒	恢復與平衡

Day 1-5：凝集素排毒

首先選擇那些被認爲對你血型高度有益的食品。透過食用一些有益的食物，並攝取和血型相符的保健品，身體就能清潔和排毒，讓所有系統發揮最佳功能。盡可能購買有機成份，並堅持完整包裝（盡可能不是分裝、分袋或罐頭及加工食品）。**記住！這不是一種剝奪你的飲食，請確保遵循建議份量，並且每天吃足食物。**

每天從大杯水和新鮮的檸檬汁開始；目標一天喝 8 到 10 杯白開水。水能促進細胞再生，幫助身體清潔。

避免在刺激性的化學藥品附近食用，也盡可能採用醋、檸檬汁和小蘇打來代替化學清潔劑，如此不僅對身體有益，對環境更友善。

以凝集素解毒營養素來補充你的飲食。除了書中所建議的品項之外，也可以參考網站 4yourtype.com，挑選更多屬於你特定的食物和產品。

確實記錄你的飲食、運動習慣和補充的營養品。在開始施行時記錄你的飲食習慣，方便追蹤進度並追究責任。寫下自己的身體感受、精神狀態、情緒以及想要記錄的其他內容。

對你來說，一開始就將重點放在高度有益的食物上可能是項挑戰，但在前五天內，它將提供你最純淨的血型飲食。以下提供了每種血型的排毒日程表範例，讓你對血型飲食有最大化有進一步概念。

（範例）O型人的日程：凝集素排毒

食物 / 飲品	
6:30 a.m.	檸檬水
7:00 a.m.	早餐奶昔：將 1/4 顆中型鳳梨、少量藍莓、少許鳳梨汁、少許杏仁奶和 2 大湯匙蛋白粉混合在一起
10:00 a.m.	核桃、南瓜籽和綠茶
12:00	鮭魚沙拉佐新鮮蔬菜和海藻，淋上橄欖油和檸檬汁
2:30 p.m.	梅子或無花果乾，或 1 片埃森麵包抹上西梅醬
6:30 p.m.	炒牛肉和蔬菜，搭配胡椒、洋蔥、綠花椰和韭菜；草本茶
運動	有氧運動：45 分鐘
保健品	墨角藻：隨餐服用 1 顆膠囊（100 毫克） N- 乙醯葡萄糖胺（NAG）：隨餐服用 1 顆膠囊 大蒜萃取物：1 顆膠囊（400 毫克），每天 2 次 O 型友好益生菌（4yourtype.com）
意見回饋（舉例）	「今天感覺清晰和強烈！我為孩子們做的炒菜很受歡迎——我也很喜歡！」

（範例）A型人的日程：凝集素排毒

食物 / 飲品	
6:30 a.m.	檸檬水
7:00 a.m.	早餐奶昔：將 1/4 顆中型鳳梨、少量藍莓、少許鳳梨汁、少許豆漿和 2 大湯匙大豆蛋白粉混合在一起
10:00 a.m.	2 個米餅抹花生醬
12:00	蕎麥麵加豆腐，綠花椰、胡蘿蔔及大蒜
2:30 p.m.	1 杯小扁豆湯
6:30 p.m.	蝸牛，烤鮭魚，清蒸羽衣甘藍及菠菜；草本茶
運動	太極拳：45 分鐘 健走：20-30 分鐘
保健品	硫酸軟骨素：2 顆膠囊，隨餐服用 蒲公英（西洋蒲公英）：1 顆膠囊 (250 毫克)，每天 2 次 A 型益生菌（4yourtype.com）
意見回饋（舉例）	「工作很辛苦——壓力很大——但打太極拳和溜狗散步，確實為美好的夜晚殿下了基調。」

（範例）　B型人的日程：凝集素排毒

食物 / 飲品	
6:30 a.m.	檸檬水
7:00 a.m.	早餐奶昔：將 1/4 顆中型鳳梨、少量藍莓、少許鳳梨汁、少許牛奶和 2 大湯匙蛋白粉混合在一起
10:00 a.m.	1 杯優格或乾酪和葡萄
12:00	大份的菠菜佐菇類沙拉，以及 1 杯海軍豆湯
2:30 p.m.	1 片埃森麵包抹乳酪醬
6:30 p.m.	烤鰈魚或比目魚，利馬豆和青花菜；草本茶
運動	游泳：45 分鐘 瑜伽課
保健品	改性柑橘果膠：1 茶匙，每天 2 次 B 型友好益生菌（4yourtype.com）
意見回饋（舉例）	「今天起個大早去游泳，儘管必須趕著上瑜伽課，但總體來說非常積極！最後以新鮮美味的茶來結束這一天。」

（範例）　ＡＢ型人的日程：凝集素排毒

食物 / 飲品	
6:30 a.m.	檸檬水
7:00 a.m.	早餐奶昔：將 1/4 顆中型鳳梨、一顆奇異果、少許鳳梨汁、少許豆漿和 2 大湯匙大豆蛋白粉混合在一起
10:00 a.m.	1 杯酸奶，撒上少許核桃
12:00	印度香米配豆腐炒蘑菇、胡蘿蔔和綠花椰蓋飯
2:30 p.m.	米餅配花生醬
6:30 p.m.	羊排配清蒸綠色蔬菜和烤地瓜；草本茶
運動	騎自行車：45 分鐘
保健品	落葉松阿拉伯半乳聚醣：1 茶匙，每日 2 次 AB 型友好益生菌（4yourtype.com）
意見回饋（舉例）	「和好朋友一起去騎腳踏車，共度歡樂時光，彷彿回到童年！感覺活力煥發！」

Day 6-10：恢復與平衡

　　後五天的恢復與平衡階段限制放寬，你可以在飲食中選擇中性食物，讓食物更多元；但仍希望你在飲食中還是繼續偏愛使用高度有益，並且完全避開不宜的食材。

(範例) O型人的日程：恢復與平衡

食物 / 飲品	
6:30 a.m.	檸檬水
7:00 a.m.	1 片埃森麵包佐杏仁醬、1 顆水煮蛋、170cc 蔬菜汁和綠茶
10:00 a.m.	藍莓石榴汁，裸麥餅乾加杏仁醬
12:00	大份量的雞絲綜合蔬菜沙拉，淋上 1 大湯匙橄欖油及檸檬；1 碗闊葉苦苣加黑眼豆湯
2:30 p.m.	1 把生核桃及杏仁，搭配草本茶
6:30 p.m.	菲力牛排搭配清蒸菠菜和羽衣甘藍，烤地瓜加一點點奶油；1 杯鳳梨切片；草本茶
運動	休息日
保健品	N- 乙醯葡萄糖胺（NAG）：隨餐服用 1 顆膠囊 O 型友好益生菌（4yourtype.com）
意見回饋（舉例）	「今天雖然沒有安排運動，但是對於明天將在州立公園舉辦的慢跑活動，這是我最長距離的挑戰，感覺相當興奮。」

(範例) A型人的日程：恢復與平衡

食物 / 飲品	
6:30 a.m.	檸檬水
7:00 a.m.	爆米花加豆漿，1/2 顆柚子；綠茶
10:00 a.m.	切片蘋果加花生醬
12:00	1 杯小扁豆湯，大碗生菜沙拉加豆腐，淋上檸檬汁和橄欖油
2:30 p.m.	1 杯豆漿或藍莓優格
6:30 p.m.	烤鮭魚，清蒸綠花椰、胡蘿蔔及古斯米
運動	瑜伽：1 小時
保健品	硫酸軟骨素：1 顆膠囊，隨餐服用 A 型益生菌（4yourtype.com）
意見回饋（舉例）	「今天體驗了全新的瑜伽課程，雖然我花了一些時間才跟上，但是我真的很享受做這些難度更高的動作。」

（範例）　B型人的日程：恢復與平衡

食物 / 飲品	
6:30 a.m.	檸檬水
7:00 a.m.	燕麥片加牛奶和香蕉，綠茶
10:00 a.m.	瓦薩高纖麵包加杏仁醬
12:00	1 杯海軍豆湯，青菜蛋沙拉
2:30 p.m.	杏仁、核桃和 1 顆李子，草本茶
6:30 p.m.	烤羊排加綠花椰，搭配米飯；甘草茶
運動	打太極拳：45 分鐘
保健品	鳳梨酵素 B 型友好益生菌（4yourtype.com） 改性柑橘果膠：隨餐服用 1 顆膠囊
意見回饋 （舉例）	「走路去打太極拳。今天很想吃巧克力蛋糕。熬過去了，幸運的是我們晚餐吃的排骨真的很合胃口。」

（範例）　ＡＢ型人的日程：恢復與平衡

食物 / 飲品	
6:30 a.m.	檸檬水
7:00 a.m.	燕麥穀片加優格和奇異果切片；綠茶
10:00 a.m.	瓦薩高纖麵包配杏仁醬
12:00	單片斯佩爾特小麥三明治，夾火雞肉片和芝麻菜；鳳梨切片
2:30 p.m.	2 大湯匙山羊起司及葡萄
6:30 p.m.	烤鮭魚配綜合辣椒、香菇和印度香米
運動	每日步行額外增加 3.2 公里
保健品	鳳梨酵素：隨餐服用 1 顆 奶薊：膠囊 1 顆，每天 2 次 ＡＢ型友好益生菌（4yourtype.com） 柳葉松阿拉伯半乳聚醣：1 茶匙，每天 2 次
意見回饋 （舉例）	「今天是個美好的一天——在我超長環湖步行中玩得很愉快。是時候該買雙新的健走鞋了。

評量結果

體重：挑戰計劃前_____　　挑戰計劃後_____

腰圍：挑戰計劃前_____　　挑戰計劃後_____

改善評量表

以下每個項目分別包含 1 到 5 不等的評鑑分數，數字愈大表示你對這十天的飲食挑戰計劃體驗改善效果愈好。

睡眠	①	②	③	④	⑤
精神	①	②	③	④	⑤
腹脹	①	②	③	④	⑤
胃灼熱	①	②	③	④	⑤
排泄	①	②	③	④	⑤
壓力減輕	①	②	③	④	⑤
關節疼痛	①	②	③	④	⑤
頭痛	①	②	③	④	⑤
思路清晰	①	②	③	④	⑤
皮膚狀況	①	②	③	④	⑤
其他_____	①	②	③	④	⑤

結果反思

我對你將在這 10 天內，看到結果的承諾，充滿信心。我能理解人們對飲食的反應將有所不同，但根據壓倒性的經驗顯示，大多數人都能在這短暫的時間內，獲得明顯的效果；例如體重減輕、消化問題與過敏緩解、睡眠和精力等各方面都能全面改善。我建議你不妨花一些時間認真思考這些結果——除了分配的數字之外，也要列出現實生活中所帶來的好處。此外，如果執行其中遇到問題，也請將它列出——因為它們可以幫助你調整成更適合的飲食計劃。

請記住，由於「血型飲食」是根據個人而設計，因此飲食的範圍會有所差異，你會發現它相對提供了更多的選擇，足以滿足你的偏好。

邁向未來

10 天的訓練已讓你邁向成功的道路，請務必充份利用血型飲食的潛力，繼續前進。

此外，附錄六的內容提供你獲得線上支援以及手機應用程式，並針對自己的血型採購、攝取和進行飲食計畫。

第 5 章

第 3 部

各種血型的
健康法則

第10章

常用的健康對策

現在你已經知道血型和健康有著密切關係，因此就算你對某些狀況有所不捨，我也希望你能開始努力控制管理，畢竟，「血型飲食」是一生健康的基石。

接下來的三章，我們將進一步探討每個人都關心的特定醫學問題，以及如何利用「血型飲食」資訊，為自己的健康做出最佳的選擇。以下先從現代生活中常見的藥物和治療開始談起。

藥物在醫學上的應用已經流傳千年，早期祭司和巫師在調製藥水時，藥水不僅具有醫學權威，更是心靈寄託的力量。因為它帶有魔法，良藥苦口，為了健康，病人也心甘情願地吞下它。

直到今日，人們對於藥物的角色和觀感還是沒有太大的改變。

目前醫師處方箋定價過高，藥物濫用的情況非常嚴重。但相對於自然療法專家全盤拒絕藥物治療，也未必較佳，我認為應該採取更理性與靈活的治療觀點。因為大部分的藥物在開發時，都是針對大多數人有效而設計，而且是應用在治療最嚴重和潛在疾病方面。

但我們也要認清藥物的本質：所有的藥也都是毒藥。某個基因資料庫甚至定義疾病為「破壞分子系統」，而將藥物解釋為「任何可以破壞分子系統的東西」。因此，讓我們直截了當的說，**基本的藥物治療就是透過額外、嚴密的控制破壞；並不完全是為了健康。**

過去幾世紀以來，少數功效好的藥原本也有毒性，但絕大多數毒性都比較小。例如，用於癌專科化療用的藥物擴散，在破壞癌細胞的過程中，同時間也會攻擊好的細胞（我無意詆毀腫瘤科醫生，而是描述當前的治療技術，就事論事）。

好消息是，化療有時會奏效；但壞消息則是，即使化療成功了，患者卻也常常意外地死於與治療相關的併發症，這是一個可怕的兩難問題。

現代科學為醫學界帶來了眼花撩亂的各種藥物，而這些藥物都被好心的醫師們放在處方箋當中。但是我們在使用抗生素和疫苗時是否足夠謹慎？你要怎麼知道哪種藥劑是最適合你、你的家人和孩子？同樣地，適不適合，我們在血型中，也可以找到答案。

非處方藥（成藥）

市面上充斥著各式各樣針對頭痛、關節疼痛、鬱血和消化不良的非處方用藥（OTC medication）；表面上看來，這些成藥便宜、方便，又有效。

但身為一位自然療法醫生，我會盡量減少處方藥的開立；而且對於大多數的病例情況，有些天然替代品效果反而比非處方藥更好。此外，有些成藥本身就具有危險性，包括：

- 阿司匹靈的血液稀釋特性對於原本血液就已經稀薄的 O 型可能會造成困擾；儘管有時候我會推薦 A 型和 AB 型患者使用，特別是如果他們有心臟病史或大腸癌家族史。但即使那樣，阿司匹靈還是個大雜燴，因為它也會掩蓋嚴重感染或疾病的癥狀。
- 而一些抗組織胺的藥會讓血壓升高，這對 A 型和 AB 型來說是非常危險的；此外，這種藥也會導致失眠，並加劇前列腺惡化。
- 習慣性使用通便劑事實上反而會造成便秘，並且破壞自然排泄的過程。對於患有發炎性腸道疾病，或者因為菌叢不良而造成生物群失衡的人是有害的。
- 咳嗽，喉嚨和胸腔方面的偏方，通常也會產生包括高血壓，嗜

睡和頭暈等副作用。

在使用成藥治療頭痛、抽筋或其他疾病之前，請先檢查這些問題可能會引起的原因；通常它和你的飲食或壓力息息相關。試著問問自己以下的問題，或許對你會有所幫助：

- 我的頭痛是壓力造成的嗎？
- 我的胃不舒服是因為吃了讓血型不容易消化，或者會引起發炎的食物嗎？
- 我的鼻竇問題是否是因為吃了太多容易產生黏液的食物？
- 我的感冒是因為免疫系統太弱的關係嗎？
- 我的支氣管炎和瘀血是因為呼吸道分泌的黏液太多所引起的嗎？
- 我對市售通便劑的過度依賴，是否就是造成干擾自然排泄和引起腹瀉的原因？

如果你的症狀是屬於長期且特別嚴重，建議你去看醫生，尋求醫療援助。至於疼痛、無力、咳嗽、發燒、瘀血和腹瀉，這些可能是更嚴重疾病的徵兆，**使用藥物或許會掩蓋真相，並非根本解決之道。**

針對偶爾產生的疼痛和不適，可以採用天然的替代物來取代成藥；包括茶、敷料、液體酊劑（註：用酒精和藥物配置成的液體藥劑）、萃取物、粉末和膠囊，這些在藥妝店或網路上都能方便購買。

自己製作草本茶也很簡單，只要將水煮開，將天然草本植物放入當中浸泡，約五分鐘就完成了。

請注意，以下符號代表每一種血型應留意的特殊事項。

● O 型應避免

■ A 型應避免

▼ B 型應避免

§ AB 型應避免

★ 針對所有血型的特別說明

症　狀	緩解不適症狀的草藥	
頭痛	洋甘菊 達米阿那●（西番蓮科）	小白菊 纈草 白柳樹皮
鼻竇炎	葫蘆巴▼§	百里香
關節炎	苜蓿● 乳香（橄欖科） 鈣	硫酸鎂海鹽浴（瀉鹽浴） 迷迭香茶浸泡
耳痛	大蒜毛蕊花橄欖油滴耳液	
牙痛	壓碎大蒜膠	丁香油牙齦按摩
消化不良 胃灼熱	墨角藻 鳳梨酵素 龍膽草●§	薑 金印草（北美黃連） 薄荷
抽筋、 脹氣	洋甘菊 茴香茶 薑	薄荷茶 含有雙歧因子的益生菌補充劑，如 比菲德氏菌
噁心、反胃	辣椒■（番椒） 薑	甘草茶
流行性感冒	紫錐花 大蒜	金印草（北美黃連） 落葉松阿拉伯半乳聚糖 玫瑰果茶
發燒	貓草■（貓薄荷） 小白菊	馬鞭草 白柳樹皮
咳嗽	款冬●▼ 苦薄荷	椴樹▼ （菩提）

喉嚨痛	葫蘆巴茶漱口▼	石根、毛茛根和鼠尾草茶漱口劑
瘀血	甘草茶 毛蕊花▼	蕁麻 馬鞭草
便秘	蘆薈汁●▼§ 落葉松樹皮（ARA-6）★	洋車前子纖維★★ 榆樹皮
腹瀉	藍莓 接骨木漿果	嗜酸乳桿菌（優格培養物） 覆盆子葉
經痛	牙買加山茱萸	

★這是一種粉末狀的落葉松樹皮，在我的網站中，搜尋「ARA-6」關鍵字就可以買到。它已經通過測試，是一種很不錯的天然免疫系統增強劑。此外，落葉松樹皮中的一種叫做丁酸鹽的物質，對所有血型都是安全有效的天然纖維來源。更多相關訊息和訂購方式，請參閱附錄六。

★★天然纖維存在於許多水果、蔬菜和穀物當中。在選擇纖維來源之前，請務必檢查你的血型食物清單。

血型對各類疫苗的敏感度

在傳統和替代醫學中，接種疫苗是一種情緒性的議題。然而就正統角度來看，疫苗接種是預防醫學的第一防線，各級政府都愈來愈重視和強制全民接種疫苗。但這種策略會造成什麼後果？

疫苗對人類有益無庸置疑，它挽救了數百萬人的生命，並避免了不必要的痛苦。少數情況下，疫苗有時會對特別敏感的人產生不良反應。對於免疫系統的認知，目前仍不足以了解疫苗是否對人體造成影響，例如疫苗會不會降低我們對某種癌症天生的免疫力？但是，當我們對新疫苗是否該照單全收、質疑是否該接種所有疫苗時，許多公共衛生官員和

醫學家就會表現出「對這件事質疑就是不愛國」的態度。

此外，大眾對於接種疫苗仍心存疑惑；許多家長想知道究竟孩子該施打哪種疫苗？老人、有過敏反應的人、孕婦，以及一般人都會擔心預防接種的效果。你也知道這個答案因人而異，每個人對疫苗的反應和自體的血型也大有關係。

當研究人員或醫生談到流感時，因為患者被流感病毒所感染，所以病徵非常明確。流行性感冒分為A型和B型，最常見的症狀就是發燒（成人通常為 37.8 至 39.5℃）、呼吸道症狀（例如咳嗽，喉嚨痛，流鼻涕或鼻塞）、頭痛、肌肉酸痛，甚至經常是極度疲倦。

關於血型和A型流感之間的關係，我們的觀察是，當出現流感病毒抗原變異時，B型和AB型的人比較容易感染；這不是個好消息，因為A型流感病毒變異會造成疫情大流行。當病毒株在傳播時，O型人容易受到流感所感染，當年疫情險峻且大爆發時，O型人病情最為嚴重。至於A型人在面對A型流感時是幸運的一群，他們對於毒性較低的病毒株比較敏感，而對毒性較強的病毒株則不太容易受感染。

O型人對疫苗的敏感度

針對所有疫苗，O型小孩的父母應該特別留意所有發炎的跡象，如發燒或關節痛，因為O型的免疫系統很容易有這種反應。一般來說，做父母的要錯開孩子接種疫苗的時間，不要累積；讓免疫系統有時間可以充分適應這個外來的刺激。這就好比在相同時間中，一方面要聽歷史典故，另一方面又要聆聽地理講座，試問你可以記住多少（更糟的狀況是，你有可能得到許多錯誤訊息）？多種疫苗的過度刺激會干擾免疫系統得到正確的學習。

剛施打疫苗的O型兒童應仔細觀察幾天，以確保不會產生併發症。此外，不要讓他們服用乙醯胺酚（Paracetamol；普拿疼與一般止痛藥

的主要成份），這種針對疫苗最常用的成藥「泰諾止痛片」（Ty1eno）。根據我的經驗，O 型兒童對該藥的反應似乎比較差。在大部分的健康食品店都能買到一種對 O 型特別有效的天然藥效，叫作「小白菊」（feverfew）。每隔幾個小時給小孩服用一次液態酊劑形式的小白菊，或是將四到八滴的酊劑滴進果汁中，即可得到正面的效果。

如果你是 O 型的孕婦，流感疫苗可能會對你特別危險，尤其是寶寶的父親是 A 型或 AB 型。流感疫苗會增強系統抗 A 抗體的存在，進而影響並損傷胎兒。O 型對 A 型流感病毒（H1N1）和 A（H3N2）病毒的天然抗體具有相對反應能力；但對 B 型流感來說，B 型對它的抗體反應則沒有像 A 型和 O 型那樣顯著。因為 B 型能夠在更早的時間內發動免疫反應，而且持續時間也更長。

A 型和 AB 型人對疫苗的敏感度

A 型和 AB 型小孩對疫苗的反應良好。一個完整的疫苗接種計畫——包括百日咳疫苗——應該對他們都不會產生副作用；儘管通常我都建議不用過份安排接種計畫。A 型對於典型的流感疫苗反應良好，通常在注射一劑之後會發生血清轉化。總體而言，對於 AB 型來說，流感可能是每年最容易變成的問題；相較於其他血型，他們對 A 型和 B 型流感更敏感。此外，AB 型也比其他血型更早及更嚴重地遭受到這些病毒的感染；因此，對於 A 型流感病毒的突然變化也需要格外小心。

B 型人對疫苗的敏感度

B 型小孩有時候對預防接種會有嚴重的神經性反應。父母應在孩子接種後，特別注意各種可能產生併發症的徵狀，像是小孩走路或爬行姿態是否改變，或是個性上是否改變等。B 型小孩若要接種疫苗，務必確認孩子是否完全健康——沒有感冒、流感或耳朵感染。

B 型小孩應該和 O 型一樣最好使用口服的小兒麻痺疫苗。

為什麼 B 型人對疫苗的反應比較差？其中原因可能是，B 型抗原或相對的血型抗體和某些特定的疫苗會產生交叉反應；又或者是增強疫苗的某個化學物質在 B 型個體中易引起不良反應；甚至它可能還只是用於培養疫苗的培養基（一種營養液，用於在實驗室裡培養細胞或微生物），只是我們還不知道罷了。

B 型具有相當，但不是最強的抗 A 型流感病毒（HIN1）能力；而且在所有血型之中，B 型產生抗 A 型流感（H3N2）抗體的能力最慢（可能需要三到五個月）也最弱。然而，B 型人對於 B 型流感病毒卻具有明顯的優勢，他們可以更早反應 B 型免疫能力，且持續的時間也更長，這點和 A 型或 O 型不同。

當 A 型流感（H3N2；也被稱為香港流感）及其相關病毒株盛行時，B 型所受到的傷害將會是最為嚴重的。而 B 型個體感染 B 型流感的難度相對較小，但必須非常留意 A 型流感病毒株的突變。

抗生素治療的利弊

當我還是一名年輕的醫學院學生時，老師教育我們，萬古黴（van-comycin：一種糖　類抗生素，用來治療許多細菌感染的抗細菌藥抗生素）是官方使用的抗生素，非必要時機不可使用。這種藥物，就像消防斧，必須放在鎖著的玻璃盒中，只有在緊急情況下才能用小錘子將玻璃敲碎；現在，它卻常被用於常見的感染（例如萊姆病）治療藥方。從對小兒感冒和流感的處方用藥過量，到加速牲畜生長的使用。我們濫用抗感染神奇藥物的狀況，在在都顯示我們浪費了現代醫學的一些偉大的禮物。**不斷濫用抗生素是導致我們無法根除疾病的主要原因；當這些藥物過度使用之後，就愈能促使病原體產生愈強的抗藥性，繼而需要更強的**

抗生素才能治療與對抗它。**所以當你的醫生或孩子的兒科醫生經常開抗生素來治療單純的感冒和流感的話，我的建議是：換個醫生吧。**

適當的飲食、休息和減輕壓力等天然處方，遠遠比市售的任何抗生素藥性都來得強。

通常，出現感染到身體免疫系統產生反應是有時間差的；就像撥打 119 後，救護車不可能立刻出現在你家門口一樣。大多數人無法意識到，抗生素會減緩病原體快速成長，目的就是為了要等身體趕上感染的速度；最終還是需要仰賴身體及自體免疫系統來進行清理和分解。

現代醫療競相使用抗生素治療發燒，但發燒基本上算是一個好的徵兆，是一種警訊， 表示身體的代謝率已經過度驅使，透過製造不被具傳染性有機體吞噬的環境，從而燒毀入侵者。**持續且大量使用抗生素不僅會摧毀感染原，也會破壞消化道中所有的好菌。很多人都有腹瀉的經驗，女性則容易反覆出現陰道念珠菌感染（酵母菌感染）的現象。**

透過服用藥片或飲用優格補充一種友善的消化菌——嗜乳酸桿菌，可以恢復消化道細菌的適度平衡。

過度使用抗生素會破壞微生物群。根據一項在《mBio》期刊上發表的研究指出，單療程抗生素足以破壞腸道中微生物的正常組成長達一年，從而導致耐藥性。美國疾病控制與預防中心（CDC）希望醫生能有限度的使用抗生素。在美國，每年因為抵禦抗生素細菌而生病的人，超過 200 萬例，死亡人數為 2 萬 3 千人。

當然，需要適當的抗生素時就應該要服用。如果你必須服用抗生素，可服用一些含**波蘿蛋白酶的保健品**，確保抗生素能迅速擴散、更容易穿透組織。鳳梨就含有這種酵素，**因此在服用抗生素期間可以多喝鳳梨汁或食用鳳梨酵素。**

家裡若有在服用抗生素的病童，父母應該將鬧鐘設在凌晨三到四點，讓孩子在睡眠循環中多服一劑，這樣可確保藥物能更快速集中對抗

感染。

請特別注意，若真的需要抗生素就不要避諱！如果感染的情況拖很久，就該考慮使用抗生素。我只是覺得在使用抗生素前，應該先讓身體的免疫系統去做它被創造出來所要做的事——抵抗病毒。

O 型人對抗生素的敏感度

如果有其他替代品的話，O型人應該避免青黴素（penicillin；盤尼西林）類的抗生素，O型的免疫系統對這類藥物更敏感；**如果服用磺胺（sulfa）類藥物如撲必寧錠（Bactrim）時，記得要同時補充益生菌。**

盡量避免使用巨環內酯（macrolide）類抗生素；紅黴素（Erythromycin）和比較新的克拉黴素（Biaxin）和日舒膠囊（Zithromax），它們會加劇O型骨骼發炎的情況。此外，如果O型人目前有服用稀釋血液像是可邁丁錠（Coumadin）或是脈化寧錠（warfarin），則要特別注意，這些藥會讓O型薄血狀況更加惡化。

A 型人對抗生素的敏感度

碳頭孢烯（Carbacephem）類抗生素似乎對A型效果很好，副作用也少；女性應服用益生菌以預防陰道酵母菌感染。大多數A型人對青黴素與磺胺類的抗生素反應良好，這些都比四環黴素（tetracycline）或較新的巨環內酯類抗生素更可取。

如果要開立巨環類抗生素給A型人，紅黴素則優於日舒膠囊或開羅理黴素（clarithromycin），因為這兩種抗生素都可能引起消化問題或營養不良，而且會干擾A型系統中的鐵質代謝。

AB 型及 B 型人對抗生素的敏感度

如果你是 AB 型或 B 型，可以的話，請盡量避免使用奎諾酮（quinolone）類抗生素，例如氧氟沙星（Floxin）和環丙沙星（Cipro）；

如果一定要使用，則請服用少於處方箋的劑量。服用抗生素期間，也要注意任何神經系統失調的跡象，例如視線模糊、精神紊亂、暈眩或失眠等。一旦出現這些症狀，請停止服用抗生素並立即聯繫醫生。

牙科的抗生素治療

使用抗生素作為預防感染措施，是牙醫師作業上的標準程序。。患有心臟二尖瓣脫垂的心臟病患者，通常牙醫會先給予抗生素藥物，避免引發任何細菌感染及造成爾後瓣膜損傷的可能。不過，英國醫學期刊《Lands》有一項研究發現：對大多數病患而言，在進行侵入性治牙的程序前，服用抗生素是沒有好處的。非分泌型的人因鏈球菌導致心內膜炎（心臟肌肉黏膜感染）和風濕熱的案例特別多，因為這類型的人口腔和喉嚨黏膜所產生的保護抗體比較少。反之，分泌型的人 IGA（免疫球蛋白A）抗體比較多，因而能困住細菌，並在細菌得以進入血液前將其摧毀。

從深層清潔到口腔手術，非分泌型患者應該在進行任何侵入性牙科手術之前，先接受預防性抗生素治療。除非是深層感染或可能出現大出血的情況，否則O型人應盡可能避免使用抗生素治療，可試著採用含有抗鏈球菌活性的草藥，例如金印草（Goldenseal；學名 Hydrastis canadensis，又名白毛茛或北美黃蓮）。

如果 A 型、B 型和 AB 型個體對抗生素的反應較差，則不妨與牙醫或醫生討論其他替代的治療方法。

許多牙醫都會將不願意接受施打抗生素預防的病人拒絕於治療門外；因此就算你是個健康的人，過去也沒有感染的病史，你也可以考慮到別家診所看診。

手術恢復更好的小撇步

任何侵入式治療都會對系統造成衝擊；即使是小手術，也不要掉以輕心。無論血型為何，都需要提前調整好你的免疫系統。

維生素 A 和維生素 C 在治療傷口和減少疤痕組織方面有很好的效果，各種血型的人只要在手術前服用適合的保健品都能獲益。至少術前四到五天就要開始攝取維生素 A 和 C，術後再持續至少一週，我的病人中有按照這個建議去做的人，都得到不錯的效果，包括他們自己甚至他們的醫師，都很驚訝能有這樣迅速的恢復效果。

術後保健品建議		
血型	每日維生素 C 攝取量	每日維生素 A 攝取量
O 型	2,000 MG	30,000 IU
A 型	500 MG	10,000 IU
AB 型、B 型	1,000 MG	20,000 IU

O 型人手術應注意事項

O 型人通常會比其他血型的人在手術中及手術後流失更多的血，因為他們的血清凝血因子比較少。切記術前體內要有大量具備凝血功能關鍵的維生素 K，芥藍、菠菜和羽衣甘藍等食物，都能提供我們豐富的維生素 K。不過最好能在飲食外補充液態的葉綠素，葉綠素保健品在健康食品店都可買到。

O 型人也可以用激烈的運動來輔助免疫系統與新陳代謝。如果在手術前可以做到這一點，就會讓身體更有效率的面對手術的壓力，復原的速度也會加快。

B 型人手術應注意事項

B 型人很幸運，在手術後比較不會產生併發症，只要在手術之前有

充分補充維生素 A 和 C 即可。

　　身體狀況較差的 B 型人，在術前最好可以喝些提振免疫力的草本茶，牛蒡根和紫錐花都是絕佳的免疫力提振劑。每天喝幾杯茶並持續幾周，對提升免疫力會有很大的助益。

A 型和 AB 型人手術應注意事項

　　A 型和 AB 型的人容易有術後細菌感染的狀況，而且這些感染將會是康復的絆腳石，也可能讓原本就辛苦的狀況更加惡化。我強烈建議這兩種血型的人，在術前一或兩周內必需額外補充維生素，加強造血功能與免疫系統。除了維生素 A 與 C 之外，B_{12}、葉酸和鐵劑保健品也是需要的。因為你需要達到的維生素濃度很高，而且很難透過血型食物飲食取得，所以服用營養保健品是最好的方法。

　　鐵元（Floradix）是液態鐵，也是草本來源，對消化道影響溫和而且很好消化，我強力推薦把它當作鐵質保健品，因為對 A 型與 AB 型人來說，鐵質通常會刺激消化道，鐵元卻能避免這樣的問題，鐵元在大部分健康食品店中可以找到。

　　另外還可以利用兩種絕佳的加強免疫力草本茶，牛蒡根和紫錐花。手術前至少兩個禮拜每天喝幾杯這種草本茶，對身體會有很大的幫助。

　　冥想和意念形象法兩種放鬆技巧，對 A 型和 AB 型來說有莫大助益；研究顯示，**壓力會讓這兩種血型人的血液變得濃稠**。當血液黏度增加時，可能會產生像是術後血栓的併發症的風險。藉由執行以上建議技巧，可以協助你在恢復過程產生深遠的影響。至於有些麻醉師會在替患者執行麻醉過程中進行意念形象法，關於這部分，我建議不妨請教醫師相關的內容。

術後恢復

萬壽菊（金盞花汁）被用來幫助傷口癒合和保持乾淨，非常適合所有血型。金盞花汁作為順勢草藥療劑，已被視為是一種對所有刀傷和擦傷的絕妙治療物；花的汁液具有溫和的抗生素特性，使用後效果仍能繼續保留。記得要買金盞花「汁」（juice）或「液」（succus），而非含有高酒精成份的酊劑，因為酊劑清洗傷口會產生刺痛感。

當傷口癒合，拆除縫線或拔掉鋼釘後，局部使用維生素 E 可以大大減少疤痕組織的形成，讓皮膚更緊緻。有些人會將維生素 E 膠囊剪開直接塗抹在皮膚上，不過，口服劑無法作為皮膚治療的聖品，使用局部傷口癒合的相關乳膏和乳液才能達到真正效果。

傾聽你的血型

許多維生素和草藥保健品能幫助提升身體的抵抗力與自癒力。書中建議的手術用保健品僅只是保護和強健自我的最低限度。每種血型飲食都有適當的資訊，讓你對食物和飲品的取捨做出合理的選擇，這些選擇都會對你的健康和生活品質造成深遠的影響。做出明智的選擇，決定對自己身體最好的生活與飲食習慣，就能大大影響手術後恢復的狀況；不但讓你更能掌握目前的身體狀況，也能確保未來的健康。

家中有正值接種疫苗年齡孩子的父母、有病毒感染的人和面臨動手術的患者——每個人都能藉由了解血型與健康的連結而獲益。這些論點有其道理並能解開許多迷惑，**為什麼有些人對常見的治療反應很好，但有些人卻容易產生併發症和苦痛。我極力建議你參考本書，根據自己的體質、血型調整飲食與生活習慣，做個快樂的健康人。**

第11章

戰勝疾病的力量

每個生病的人都會問「為什麼是我？」即使科技發達醫療技術進步，我們偶爾還是找不出解答。然而有愈來愈多的證據顯示，有些人因為血型的關係特別容易罹患某種疾病；或許這就是醫學上缺失的一環，我們可以藉此了解造成疾病的細胞成因，有效擬定對抗與消滅的方式。

一次又一次地，我發現「血型飲食」長期所發揮的效果應驗在那些病患身上。生病可以讓你了解自己的狀況、如何判斷結果，以及身體所產生的變化。

為什麼某些人感染機率較高？

還記得年輕時，好朋友慫恿你做一些你猶豫的事情嗎？突破禁忌抽一口菸？或是偷喝老爸酒櫃裡的威士忌？後來的你，抽了那口菸或喝了那口酒了嗎？如果答案是肯定的，就表示你是容易被朋友影響的──也就是缺乏抗拒力的人。

易感受性（Susceptibility；這個字源自於拉丁文「suscipio」，意思是「我接受」）或說是缺乏抗拒力，也是大部分疾病的基本問題。許多微生物都有能力去模擬被某種血型的維安部隊視為友善的抗原，這些聰明的模擬客會避開警衛長驅直入；一旦進入體內，它們就會迅速蔓延，掌握局勢。

你是否想過，為什麼有些人可以一直很健康？但有些人卻動不動就成為最新的感冒或流感的犧牲品？其中原因就是健康人的血型對那些特殊的入侵者有沒有「易感受性」。

血型與疾病的連結

有許多病因很明顯地都受到血型的影響。舉例來說，**有心血管家族病史的 A 型人，應該仔細檢視日常飲食，紅肉及各種飽和脂肪都不是好選擇**，因為你的消化道不容易處理這類食物，而且還會因此導致三酸甘油酯和膽固醇超標。A 型友善的免疫系統也比較容易使他們罹患癌症，因為它們不善於辨視敵人。

我曾說過 O 型人對全麥裡的黏結凝集素相當敏感，**這種凝集素會和 O 型消化道黏膜相互作用，產生不該有的發炎**。如果你是 O 型且患有克隆氏症、結腸炎或大腸激躁症問題的人，小麥在你的體內就像是毒藥一樣。一般來說，O 型人的免疫系統很強悍但也是有極限的。

B 型因為具備獨有的 B 抗原，因此疾病狀況不同於 O 型與 A 型。他們容易染上進程緩慢、甚至潛藏好幾年的病毒疾病，例如多發性硬化症及罕見的神經疾病等，這些疾病有時是被食物中的凝集素所引發的，例如雞肉和玉米。

AB 型的疾病資料檔是最複雜的，因為他們同時擁有似 A 及似 B 的抗原；但大部分的疾病都比較類似 A 型。如果一定要分類的話，AB 型應該可以說是像 A 型更勝於 B 型。AB 型的免疫系統必須更努力地工作，才能彌補缺乏任何對立的血型抗體。

血型與健康和疾病之間的連結是讓我們尋求最佳治療方法的有效工具。為了避免大家誤以為我提出的說法是種神奇的公式，在此我必須再三聲明，生活中造成個人罹患疾病的因素不勝枚舉，如果認為血型是唯一的決定性因子，不免過於簡化而且愚蠢。無論 O、A、B 或 AB 型人，只要喝下一杯砷（砒霜）肯定會死。同樣地，如果四個不同血型的人都是老菸槍，他們也容易感染肺癌。**血型資訊不是萬靈丹，而是一項有意義的改進之道，讓每個人都能處於健康的顛峰狀態。**

現在我們來談談最常見也最惱人的疾病與身體狀況，並從中定義這些問題與血型之間的關係；在這當中有些疾病和血型之間的關聯性非常清楚。我們不斷地在學習，但每一天我們都能看到血型是身體健康的重要因素，而且也是我們追逐健康時常遺漏的一環。

類別 *
- 老化疾病
- 過敏
- 氣喘和花粉熱
- 自體免疫失調
- 血液疾病
- 心血管疾病
- 兒童疾病
- 糖尿病
- 消化道疾病
- 感染
- 肝臟疾病
- 皮膚病變
- 婦科與生殖問題

*癌症是一個非常複雜的主題，我將另闢專章介紹（參閱第 12 章）。

老化疾病

每個人都會老，無論你是什麼血型。但為什麼我們會老？可以延緩老化的過程嗎？這些問題一直都讓我們神魂顛倒。每個世紀的人都在期盼不老之泉的出現。今日，因為有了精密的醫學科技以及愈來愈了解造成老化的因素，因此我們似乎離答案更近了。

另外，還有一些耐人尋味的問題：為什麼每個人的老化模式差異會這麼大？為什麼 50 歲的田徑選手，身材削瘦看來也很健康，最後卻因心臟病暴斃？而一個一輩子從沒流過一滴汗的 89 歲老太太，身體卻沒有大礙，依舊健朗？為什麼有些人會得到阿茲海默症或失智症，有些人卻不會？為什麼人要到了某個年紀，身體衰退才會變得明顯？

我們只知道部分答案。**基因扮演著重要的角色；染色體獨特的變化造就易感染性，讓某個人比其他人更快衰敗。**

新的研究為血型和智力功能下降之間的關係提供了線索。研究顯示，血型與衰老相關的神經系統疾病之間，息息相關，英國謝菲爾大學研究發現，相較於其他血型，O 型人大腦中具有更多的灰質（gray matter，又稱皮質 cortex），**可以提供像是阿茲海默或失智症的保護作用。**灰質存在於 O 型的小腦中更多，而 A、B 和 AB 血型的人在處理記憶形成的大腦中的灰質則相對較少。

在《大腦和智力表現診斷》（Brain and Mental Performance）的另一項發表中，研究人員發現 **AB 型血液與導致記憶力喪失的失智症之間存在密切的連結**——相較於其他血型，AB 型惡化的可能性為 82%。

我們也知道，不同的血型都有其特殊的危險因素，而且隨著年齡的增長，這些疾病會加劇健康狀況。例如，O 型很容易感染發炎相關的疾病，這對年紀大的人會有所影響；而**A 型血液中皮質醇升高的趨勢則和心臟病以及免疫力下降有關；**B 型個體會面臨緩慢傳播的病毒和神經肌肉問題的風險，而這些問題會隨著年紀愈大而惡化；**至於 AB 型則會因為血液凝固因子的增加而造成血栓，引發中風的風險。**

血型與老化之間有個關鍵的連結，一是凝集素的凝結作用，二是衰老的最大生理現象——發炎。事實上，發炎在老化的各種面向中，都可以發現，但這裡僅探討兩個部分：**大腦與腎臟。**

隨著年紀增長，我們的腎功能會逐漸下降，所以一般人到 72 歲時，

腎臟只能發揮原來 25% 的作用。

　　腎臟的功能在於將乾淨的血液經過清洗之後，再重新送回整個血液系統。這個過濾系統非常精細──大到足以讓血液中的各種液態元素穿過，也可以小到能夠讓整個細胞穿越。

　　想一想之前所提過的凝集素黏結作用，它可以穿透腸道和引起腸道發炎，使得細菌和過敏原進入淋巴和循環系統；接著這些毒素又會和血流中經常存在的抗體發生反應，形成免疫複合體（immue compex），免疫複合體凝固漂浮在血液之中，最終會到達腎臟，造成腎臟中，微妙的過濾器官，腎小球阻塞。**因為腎臟扮演血液淨化的功能，但隨著時間的流逝，這些免疫複合體的作用會破壞這個脆弱的過程。**這樣的過程就會類似水管堵塞，最終整個過濾系統停止運作。隨著沉積物愈來愈多，可以清洗的血液也就愈來愈少，這是一個緩慢的過程，最終卻是致命。**腎衰竭是老年人身體惡化的主要原因之一。**

　　第二項與老化有關的生理現象發生在大腦。**凝集素在大腦裡同樣扮演著具有毀滅性的角色。**我們知道阿茲海默症是失智最常見的形式之一，這與大腦斑塊（plaque）和糾結（tangle）有關。斑塊是緻密的，大部分是無法溶解，稱為 β-**澱粉樣蛋白**（beta-amyloid）的　沉積物，是神經元周圍的細胞物質。至於糾結是一種稱為**濤蛋白**（protein tau）的蛋白質束，它們會在細胞內累積。儘管阿茲海默症和基因遺傳有相當強的關係，但真正發病原因仍舊是個謎。其中一個因素可能和飲食中的凝集素有關。研究顯示**阿茲海默症患者的大腦細胞中，醣與蛋白質或脂肪**（或醣化：glycoslated）**的結合方式與正常人不同，這可以使它們與凝集素更加輕易結合，並可以繼續改變許多蛋白質的形狀。抵達到體循環**（又成大循環：心血管系統的一部分，將血液送入心臟以及帶離心臟）**的凝集素也會刺激細緻的血管壁發炎，這個過程通常會造成周圍組織發炎。**

　　顯而易見的，若能減少或刪除飲食中最危險的凝集素，我們的腎臟和大腦就能延長使用時間，更長久的保持健康的功能。這就是為什麼有些年紀很大的人，仍然保持耳聰目明、身強體健的原因吧！

　　凝集素造成老化的第三種方式是荷爾蒙與同化功能的影響。有不少文獻指出，隨著年齡增長，凝集素在吸收與代謝方面會遇到更多的麻煩。許多飲食中的凝集素都是抗營養物質，它們會阻礙食物中其他元素例如蛋白質，礦物質和維生素的正常攝取；而這就是**為什麼老年人即使正常進食，也往往會營養不良的原因之一**。許多膳食指南通常會建議老年人要多添加保健品，但前提必須是這些黏結性的凝集素不會讓系統不堪重負、沒有改變，也不會干擾賀爾蒙作用，如此這些老年人就可以像年輕時一樣有效的吸收營養素。

　　我並不是說血型的解決之道就是不老之泉！而且這個方法無法逆轉已經發生的老化效果，但我們可以藉由減少凝集素的攝取，降低細胞受損程度。最主要的是血型計畫可以避免老化，讓我們能夠在整個成年的生活中減緩老化的過程。

過敏

食物過敏

　　我覺得另類醫學領域中，最常讓人「瞎猜」的就是對什麼食物過敏這件事。每一個病人都要實際進行複雜又昂貴的測試，才能得到一份「食物過敏」的清單。

　　我的病人也會習慣性地把自己對不舒服的食物反應歸為「食物過敏」，不過大多數的時候，這些描述的都不是過敏，而是「食物不耐症」。比方說，**對牛奶裡的乳糖產生適應問題並不是對它過敏，而是缺乏一種可以分解它的酵素**。換言之，你是乳糖不適症而非乳糖過敏，這

種不適應並不一定表示你喝了牛奶就會生病。例如有乳糖不適症的 B 型人，是可以慢慢的將牛奶製品加入飲食當中的；此外，也有一些加入乳糖酵素的牛奶製品，可讓有不耐症的人更容易接受。

　　儘管食物過敏測試在醫學上是有效的，但有時候其結果顯示卻並非如此。比方說，已經罹患食物過敏的患者並不會對已經產生過敏的食物有所反應；其他的測試也顯示，縱使引起過敏的食物已經存在了，但是病患吃了這些食物歷經多年也沒有任何問題發生。事實上，抗體通常是連結在食物蛋白上，而且可能是腸道中的食物和微生物之間共有的蛋白。

　　真正的食物過敏的確存在，但它不是發生在消化道而是在免疫系統。你的免疫系統會對某種食物產生抗體，而且反應既迅速又劇烈，皮膚、腫脹、抽筋，或是其他特殊症狀的產生，這些跡象顯示你的身體正努力地擺脫引起過敏的食物。

　　食物過敏不僅會影響腸道，還會產生其他問題。飲食中的凝集素會產生免疫球蛋白 E（IgE），該抗體可以引發過敏反應，這也就是為什麼遵循血型飲食的人能減輕鼻竇和氣喘徵狀的原因。**每一種血型飲食都富含一種稱為「黃酮」（flavone）的天然抗氧化劑，它可以阻止嗜鹼性白血球（basophils）的特殊細胞釋放不必要的免疫球蛋白 E。**

　　自然界的所有的東西並非都經過完美安排，過敏反應可能源自於遺傳，而這些基因可能和你的血型無關。偶爾我還是會遇到有人對列在他血型飲食中的某種食物過敏。解決方法無他，只需剔除這個引起過敏的食物就行了。**重點不在食物過敏，更需要注意的是別讓隱藏的凝集素進入你的身體。**有時候吃下某種食物，你或許不會覺得難受，但它卻還是會影響你的身體。A 型也應該注意，如果食物會讓你產生過量的黏液，那可能就是過敏，對於這類食物就應該敬而遠之。

氣喘與花粉熱

O型在過敏競賽中勇奪佳績！但他們比其他血型更容易遭受氣喘或花粉熱所苦，這兩者顯然特別針對O型。許多花粉含有凝集素會刺激強烈的組織胺後釋放——「砰」！發癢、打噴嚏、流鼻水、喘鳴、咳嗽和流眼淚——這些全是過敏的症狀。

許多食物的凝集素，尤其是小麥，會和血液中的免疫球蛋白E抗體互相作用。這些抗體會刺激嗜鹼性白血球不僅會釋放出組織胺，還包括一種叫作激（Kinins）的強烈化學過敏原。這些可能導致嚴重的過敏反應，讓喉嚨組織腫脹，進而壓縮肺部。

其實只要按照血型推薦的飲食，患有氣喘和花粉熱的患者就能有效改善。比方說，O型人只要不吃小麥，**通常就能減輕打噴嚏、呼吸問題、打鼾等症狀，以及減少不停出現的消化問題。**

而A型人則面對不同的問題。他們的氣喘通常和壓力有關，而非對環境的反應，也就是皮質醇分泌較多。當A型因為選擇不良膳食而導致過量的黏液分泌時，就會讓氣喘更加惡化。此外，A型人天生就會分泌較多的黏液，因此當他們吃下會產生黏液的食物（如乳製品），就會導致更多呼吸道的問題。**所以A型人只要謹慎避開容易產生黏液的食物，並且適時將壓力反轉為正向能量，他們的氣喘狀況自然就會改善或消失。**

B型本來就比較不容易出現氣喘，他們有高過敏門檻，除非吃到錯誤的食物。舉例來說，即使是最有抵抗力的B型，一旦吃下雞肉及玉米的凝集素，也會引發過敏現象。

AB型似乎最沒有過敏問題，可能是因為他們的免疫系統對環境最友善。似A加上似B的抗原，讓AB型擁有雙重劑量的抗原，可以充容應付過敏原。

自體免疫失調

　　自體免疫失調是免疫系統崩潰的狀況。免疫系統就像患了嚴重失憶，連自己都不認得，導致它們大開殺戒，製造自體抗體去攻擊自己的組織。這些好戰的自體抗體以為在保護自己的地盤，但實際上卻是在摧毀自己的器官，而這個運作方式刺激了發炎反應。自體免疫疾病的例子包括：類風濕關節炎、狼瘡性腎炎（紅斑性狼瘡造成的腎臟炎症）、多種形式的腎臟疾病、慢性疲勞症候群（人類皰疹病毒第四型：Epstein Barr Virus，縮寫 EBV）、多發性硬化症（MS），以及肌萎縮性脊髓側索硬化症（ALS，有時也稱為盧・賈里格症：Lou Gehrig's disease）。

關節炎

　　多年前我父親觀察到，O 型人容易發展出砂狀的關節炎；一種軟骨慢性惡化，稱之為骨關節炎（Osteoarthritis）的關節炎病症，特別好發在老年人身上。**O 型免疫系統對環境特別不耐受，有許多食物，尤其是穀物與馬鈴薯，它們的凝集素會對 O 型人的關節造成發炎反應。**此外，如果 O 型一生蛋白質攝取不足，則可能導致大量的骨質脫鈣（骨中礦物質脫除）。請記住，O 型人的飲食中需要適合份量的蛋白質和脂肪，來刺激腸道中輔助鈣吸收的攜。

　　A 型人則容易發展出關節腫脹問題，比較嚴重的是急性的類風濕關節炎疾病；多重關節的損壞會讓人痛不欲生、體力耗盡。

　　就我的行醫經驗中，大部分患有類風濕性關節炎的病人都是 A 型。A 型會發展出這種關節炎，可能和他們的凝集素有關。實驗室的動物在注射 A 型凝集素後，出現的發炎與關節損毀和類風濕性關節炎幾乎沒兩樣。但這也可能和壓力有關；有些研究顯示，患有類風濕性關節炎的人經常處於高度緊張，容易出現睡眠障礙，情緒低落；這和皮質醇代謝失

調症狀相同，常見於 A 型個體。當他們處理生活壓力的反應機制變差之後，疾病的發展就會更快。鑒於我們對壓力因子的了解以及 A 型可能承受的風險來看，會有這種反應似乎是可以理解的。患有類風溼性關節炎的 A 型人，每天一定要配合做放鬆技巧以及冷靜的練習。

慢性疲勞症候群（CFS）

近年來，我治療過許多面臨一種棘手疾病的患者，這種疾病我們稱之為「**慢性疲勞症候群**」（CFS），**它的主要癥狀是極度疲勞，其他還有肌肉與關節疼痛、持續不斷的喉嚨痛、消化問題、過敏以及化學敏感等症狀。**我從研究結果及臨床經驗後得到一個重點，CFS 可能根本就不是自體免疫疾病而是肝臟毛病。**雖然 CFS 假扮成病毒或自體免疫疾病，但其根本原因更有可能是肝臟代謝不良，以及無法中和有害化學物質所引起的。**就我的推論，只有這類的肝臟問題，才會產生免疫效果及其他系統（如消化或肌肉骨骼）特有的效果。

我發現 O 型的 CFS 病患，如果在 O 型飲食外加上甘草（Licorice）與鉀保健品會有很好的效果。**甘草對身體有許多的影響力，對肝臟的效果尤其耀眼。而膽管（解毒作用發生的地方）會變得更有效率，也能提供更好的保護對抗化學損害。**這種預先排除肝臟壓力似乎對副腎及血糖都有正面的影響，能讓人增加活力，產生一種幸福感。此外搭配血型的推薦運動，也會讓你整個人回到良好的生理狀態。（注意：使用甘草一定要遵照醫師囑咐）。

病例

慢性疲勞症候群
凱倫，44歲，B型
約翰·普蘭提斯醫師提供

這是我同事約翰·普蘭提斯醫師第一次嘗試用血型計畫治療患有嚴重 CFS 的病人。原本他對是否會成功感到質疑，但在替這位重症病患做了各方努力都失敗之後，他一聽到我也在治療 CFS 病患時便與我聯絡。

　　凱倫是個棘手的案例，她的整個成年生活都有嚴重的疲勞問題。從少女時期開始，雖然每天睡上 12 個小時，但她仍然覺得不夠。過去 7 年來，疲憊不堪讓她無法繼續工作。另外，她的頸部、肩膀和背部經常感到疼痛，並且深受頭痛之苦。最近，凱倫開始出現嚴重的焦慮、心悸，嚴重時必須打 119 求救，感覺就好像她整個身體和循環都停止運作了。

　　雖然凱倫的經濟狀況不錯，但她大部分繼承的遺產都花在就醫上面。她看過五十多位醫生，無論是一般醫學或是另類醫學，她都試過了，最後她才找上普蘭提斯醫師。

　　普蘭提斯醫師一開始便要求凱倫要嚴格遵守 B 型人的飲食、保健品及運動菜單的計畫。不到一個禮拜，他和凱倫都很訝異地發現，她的體力就有很大的提升。幾個禮拜內，凱倫大部分的症狀就都消失了！

　　普蘭提斯醫師告訴我，如今凱倫煥然一新。「就像是發條裝置。」他說：「當她沒有『照著』飲食清單吃時，她的身體就又會用嚴重的症狀警告她，所以她都嚴格遵守著。」他與我分享一封凱倫寫給他的信：「我有了全新的人生。我所有的病徵幾乎全都消失了，現在我有兩份工作，就算一天連續工作十四個小時仍然活力十足。我相信飲食是這個重大改變的關鍵。我現在非常活躍，覺得沒有什麼事是做不到的。真的非常謝謝你！」

多發性硬化症（盧·賈里格症）

　　多發性硬化症和盧·賈里格症出現在 B 型人身上的頻率相當高，這是因為 B 型容易受到進程緩慢病毒感染與神經失調的問題。B 型人的連結或許可以解釋為何 B 型人口眾多的猶太人，比其他人種或族群更容易有這種疾病。有些研究人員認為，多發性硬化症和盧·賈里格症是病毒造成的，好發在年輕人身上具有似 B 型的外觀。B 型免疫系統無

法對抗這種病毒，因為它無法產生抗 B 抗體。病毒會緩慢成長，人體無任何異狀，直到病毒進入身體 20 多年後才會出現。之後，病毒會在免疫系統中大範圍的活躍起來，造成發炎和破壞神經細胞周圍的髓鞘。另一種可能性是，因為 B 型比 A 型和 O 型更容易產生一氧化氮（NO），因此對致病因子（病毒等）的反應可能更強烈，導致更高的發炎機會和神經細胞的死亡。**AB 型也有多發性硬化症（MS）和肌萎縮性脊髓側索硬化症（ALS）的風險**，因為他們產生的一氧化氮和 B 型有著許多相同的趨勢。

病例

自體免疫失調

瓊安，55歲，O型

瓊安，一位中年婦女，她的先生是位牙醫。她是自體免疫失調受害者的典型範例。。她有嚴重的慢性疲勞／EB 病毒（Epstein-Barr，第四型人類皰疹病毒）、關節炎症狀及脹氣造成的不舒服。瓊安的消化系統混亂到她幾乎吃什麼都會造成腹瀉，她來到我辦公室時，已經和這種情況搏鬥了一年以上。她虛弱並且痛苦沮喪。由於自體免疫失調很難明確說明，許多人（甚至有一些醫生）都不認為慢性疲勞患者真的生病了。想想看，在你痛不欲生時，別人卻告訴你那全是你自己的想像，你會有多麼挫折！

更糟的是，瓊安的醫生試用過包括類固醇在內的幾種藥物治療，卻讓她病得更重，而這正是造成她脹氣的主因。醫生也要她多吃富含穀物與蔬菜的食物，儘可能不要吃紅肉——這和我提出 O 型人的飲食正好相反。

瓊安的症狀這麼嚴重，治療方法卻很簡單——解毒計畫、O 型飲食和一套營養保健品。短短兩星期，瓊安的狀況就大有改善。過了六個月，她又再次感到「正常」了。此時她精神狀況良好，消化也恢復健康；只有在涉入碳水化合物和乳製品時，關節炎的毛病就會發作。

病例

紅斑性狼瘡

瑪希雅，30歲，A型

湯瑪斯·庫魯茲醫師提供

我的同事庫魯茲醫師有興趣嘗試血型治療法，但剛開始也是抱持著懷疑的態度。一個狼瘡性腎炎的病例，讓他見識到利用血清類型治療疾病的真正價值。

瑪希雅，一位為狼瘡所苦的虛弱年輕女性，她從加護病房出院後被哥哥帶到了庫魯茲醫師的辦公室。因為她的病和循環免疫複合體有關，她出現腎衰竭的現象。瑪希雅接受洗腎已經幾個禮拜了，並安排在未來六個月內接受腎臟移植。

庫魯茲醫師拿到她的病歷後發現，瑪希雅的飲食富含乳製品、小麥與紅肉，這些食物全都對她這種身體狀況的 A 型人相當不利。庫魯茲醫師讓她嚴格遵守素食，加上水療法和順勢療法。兩週內，瑪希雅的情況就獲得改善，洗腎的次數與需求也減少了。更驚人的是兩個月內，瑪希雅就完全擺脫洗腎的需求，而之前安排的腎臟移植手術也取消了。

血液疾病

可想而知，任何與血液有關的疾病，例如貧血和凝血問題等，都與特定血型有關。

惡性貧血

惡性貧血是因為缺乏維生素 B_{12} 的結果，顯然地，A 型飲食中最欠缺該種維生素的吸收。AB 型也容易罹患惡性貧血，但情況不如 A 型嚴重。

缺乏維生素 B_{12} 的原因在於，人體需要高濃度胃酸以及內在因子 (Intrinsic Factor)，這個內在因子是由胃黏膜所產生的一種化學物

質，負責維生素的吸收。因為 A 型和 AB 型的內在因子濃度比其他血型低，不會產生那麼多胃酸。因此，大部分患有惡性貧血的 A 型和 AB 型人，直接注射維生素 B_{12} 是最有效的，因為不需要經過消化過程就能吸收這種維持生命必需又有效的營養素，讓身體可以處於更高濃度的狀態。在這種情況下，儘管 A 型和 AB 型能夠吸收液態鐵和草藥補充劑，不過，單靠飲食是無法解決惡性貧血的。

如果飲食得當，加上胃酸量高和充足的內在因子，O 型人和 B 型人不容易罹患貧血。

病例

貧血

卡蘿，35歲，O型

強納森‧萊特醫師提供

萊特醫師成功地利用血型飲食，治療一位患有長期低血鐵的女性。卡蘿試過各種形式的鐵保健品，效果都不好；萊特博士也試過其他幾種療法也沒成功。唯一有效的辦法就是注射鐵劑，但它的效果是短暫的，卡蘿的鐵濃度再次無可避免地下降。

我之前曾和萊特醫師提過我在凝集素與血型上的研究，他因此向我詢問更多細節。他決定讓卡蘿試試 O 型飲食，剔除那些可能會損壞她紅血球的不宜凝集素，並且遵守高動物性蛋白質的飲食之後，卡蘿的血鐵濃度開始上升，之前起不了作用的保健品也開始有了助益。萊特醫師和我都同意，卡蘿這個案例是因為她的腸道是被不宜的食物凝集素黏結，才會阻礙了鐵質的吸收。

凝血問題

提到凝血議題，這是 O 型人面臨的最大問題。絕大多數的 O 型人都缺乏充分的各種凝血因子，這可能會造成嚴重的後果，尤其是在手術期間或是在失血的狀況下，比方說，**O 型女性比其他血型女性更容易在產**

後大量失血。

具有出血異常和中風病史的 O 型人，應該加強攝取富含葉綠素的食物，以幫助調整他們的凝血因子。葉綠素可以在綠色蔬菜中得到，也可以透過保健品來獲得。

雖然研究發現 A 型和 AB 型個體可以阻止凝血異常，但是他們身上的濃稠血液卻會衍生另外一個不利的事實，較濃稠的血液更容易誘發動脈發炎，這也就解釋了為什麼 A 型和 AB 型更容易罹患心血管疾病的原因之一。如果 A 型和 AB 型女性不妥善控制飲食，那麼在月經期可能會出現嚴重的凝血問題。如果 A 型和 AB 型患者本身的血液黏度（厚度）很高的話，就會罹患幾種可能已經發現的疾病，包括癌症、糖尿病、周邊動脈阻塞，以及壓力。這也是為何麼要練習減輕壓力，如瑜伽和太極拳的另一個原因。

B 型則沒有凝血障礙或血液濃稠的困擾，只要遵循屬於他們的血型飲食，平衡系統就能有效發揮。

心血管疾病

心血管疾病是西方社會的流行病，形成的因素有很多，包括飲食、缺乏運動、抽菸和壓力。

血型、易感染性和心血管疾病之間有關聯嗎？著名的麻薩諸塞州佛雷明漢心臟研究中心人員在調查血型與心臟病之間的關係時，他們發現並沒有清楚的劃分出哪種血型比較容易罹患心臟病。不過，研究卻明顯發現血型和心臟病患存活率之間的強烈關係。研究指出，39 歲到 72 歲之間的 O 型心臟病患，較同年齡群的其他血型心臟病患其存活率要高出許多。特別是介於 50 歲到 59 歲之間的 O 型男性尤其明顯。

雖然研究中心並沒有對血型和心血管疾病之間的關係做進一步研

究，卻也顯示出可能影響心臟病存活率的因素，為預防醫學提供一定的警惕作用。儘管 A 型和 AB 型罹患心血管疾病的風險較高，但總體而言，研究和臨床診療也顯示，根據不同血型，心血管疾病的發病途徑也有所不同。

高膽固醇更可能是 A 型和 AB 型冠狀動脈疾病的高風險因素。**人體內的膽固醇大部分都在肝臟產生；但是有一種稱之為「磷酸　」（Phosphatase）卻是在小腸中製造，它負責吸收飲食中的脂肪。**高鹼性的磷酸攜會加速脂肪的吸收與代謝，導致血清膽固醇偏低。一般說來，O 型人體內的磷酸攜最高，其次是 B 型，A 型和 AB 型最低。AB 型的血清膽固醇和三酸甘油酯（血液脂肪）最高，A 型稍高，O 與 B 型則偏低。在此情況下，O 型的血液稀薄，凝血因子比較少，反倒能防止斑塊的沉積。

但這並不是說 O 型和 B 型就可以高枕無憂，免於心血管疾病的侵襲。高碳水化合物的飲食會導致胰島素抗拒、肥胖和三酸甘油酯偏高。有愈來愈多的證據顯，高三酸甘油酯與高膽固醇含量一樣，都是造成心臟病的高風險因素。在某些壓力狀況下，例如「A 型個性」，因為過度憤怒、焦慮和具攻擊性個性，心臟病發病的機率會更高。諷刺的是，正如我們所發現的，以上行為似乎是 O 型所具備的；因此漸進式和劇烈運動反而是 O 型人抵禦心臟病的最佳方法。

病例
心臟病
威瑪，52歲，O型

威瑪，黎巴嫩人，52 歲，患有重度心血管疾病。我第一次幫她檢查時，她剛完成氣球擴張術，這是臨床上運用於治療冠狀動脈阻塞的一項重要醫療措施。

因為威瑪是 O 型人，因此我可以斷定問題出在飲食上。

　　威瑪吃的是黎巴嫩傳統食物，包括大量穀物和魚。不過五年前，她感覺頸部與雙臂開始出現疼痛，以為是關節炎，壓根兒沒想到會是心臟病。醫師診斷出她的問題來自心絞痛，疼痛是因為血液與心肌供氧不足所造成的，這個結論讓她大吃一驚。

　　做完血管成形術後，威瑪的心臟科醫師建議她開始服用史他汀（Statin）藥物以降低膽固醇。威瑪是個博覽群書的健康消費者，因為擔心藥物治療產生的長期問題，因此，她想在接受藥物前嘗試自然的方法，這就是她為什麼來找我的原因。

　　由於威瑪是 O 型，我建議她要多吃瘦的紅肉。有鑑於她的身體狀況，不難理解要她攝取這些通常高膽固醇或心臟病患者忌口的食物時，她會有多麼緊張。她立刻諮詢她的心臟科醫師，毫不意外的，這位醫師再次敦促她服用史他汀類藥物。但威瑪是認真考慮過要迴避藥物治療的，所以她決定遵循 O 型飲食三個月後，再去做一次膽固醇檢查。

　　威瑪證實了我對高膽固醇易感受性的許多理論。儘管飲食受到嚴格限制，有時候由於遺傳或其他機制，人們血液中的膽固醇仍然很高，通常這些人身體的膽固醇代謝控制會有缺陷。我的猜測是，當 O 型吃下大量的某種碳水化合物（通常是小麥製品），就會改變胰島素的功效，使它變得更有效、更持久。一旦胰島素活性提升，身體就會在組織中儲存更多的脂肪，也提高了三酸甘油酯的儲存量。

　　除了建議威瑪增加飲食中紅肉的比例之外，我也幫她找到替代品，取代她之前大量吃小麥的習慣；此外我還開山楂萃取物（用來當作心臟和動脈補劑的一種草藥）與低劑量的菸鹼酸（維生素 B_3），幫助降低膽固醇。

　　威瑪是一位執行祕書，工作壓力大又很少運動。當我提到 O 型人壓力與運動之間的關係，以及壓力與心臟病之間的關係時，她顯得十分好奇，但她從來沒有固定做運動，所以不太知道該從何做起。我建議她從走路計畫開始，之後再慢慢增加有氧體適能。幾個禮拜後，威

瑪告訴我：「走路真是天上掉下來的禮物！」因為她從來沒這麼舒服過。

六個月內，威瑪的膽固醇在沒有服藥的情況下驟降到 187，保持穩定。她很開心膽固醇回到正常範圍，這簡直就是不可能的任務。

我辦公室裡自然療法的實習醫生既訝異又困惑。因為所有正規醫學裡的證據都表示膽固醇過高的人，不是應該要避開紅肉嗎？威瑪毫不忌口卻能得到正面結果。所以「血型」就是醫學裡缺失的那個環節。

病例

高膽固醇

約翰，23歲，O型

約翰，一位剛畢業的大學生，三高（血糖、膽固醇、三酸甘油脂）指數高的嚇人，對年輕人來說，這樣的健康指標真的很不尋常。因為有強烈的家族心臟病史，他的父母當然也很緊張。在耶魯接受心臟科醫師會診與密集檢查後，約翰被告知他的遺傳易感性（genetic predisposition）太強了，以至於服用降低膽固醇的藥物也無濟於事。事實上，約翰被告知註定會得到冠狀動脈疾病，而且時間很快就會到來。

在辦公室裡，約翰顯得沮喪而且昏昏欲睡，抱怨自己嚴重疲勞。他說：「我以前喜歡鍛鍊身體，但現在根本就沒有體力。」此外，約翰還經常出現喉嚨痛和腺體腫脹的狀況，過去也曾有過單核白血球增多症（mononuclcosis）和兩次萊姆病史。

約翰遵照心臟科醫師開給他的素食食譜吃了一段時間，但他坦承，這樣的飲食，讓他感覺更糟，而不是更好。

不過，當約翰採用 O 型飲食後幾個禮拜，他就看到驚人的結果。五個月內，約翰的血清膽固醇、三酸甘油酯和血糖全部都降回正常水準；三個月後做的血液檢測也有類似的結果。

如果約翰繼續遵循 O 型血型飲食，定期運動並服用營養補充劑，那麼他就很有可能戰勝會因為遺傳因素而患病的機率。

　　心臟不斷的跳動維繫著體內的運作，有規律地將血液打通至全身；這整個過程平順到讓我們幾乎忘了它的存在，而這就是爲什麼高血壓稱之爲「沉默的殺手」的原因。我們可能都有高血壓的危險傾向，但卻渾然不覺。

　　測量血壓時會讀取到兩個數字。收縮壓（較高的數字）指的是心臟收縮及泵出血液時動脈血管內的壓力；舒張壓（較低的數字）指的是心臟在兩次駁動之間可測得的動脈壓力。正常的收縮壓爲低於 120，舒張壓則低於 80。大於 120/80 任何一個數字就可以視爲升高的血壓，但高血壓一般是指 140/90 以上。

　　依據嚴重程度和持續時間的長短，高血壓若放任不管，則可能衍生出像是心臟病或中風的大麻煩。此外，高血壓常伴隨心臟病發，所以 A 型和 AB 型應格外警惕。高血壓和心臟病的危險因子類似，吸菸者、糖尿病患、停經婦女、肥胖的人、久坐不動以及處於壓力狀態的人等，都應該特別注意其血型飲食的細節。

病例
高血壓
比爾，54歲，A 型

　　比爾是一位有高血壓的中年證券交易員。我第一次在辦公室看到他時，他的血壓將近是破錶的 150/105 到 135/95mmHg。沒多久我就從他壓力巨大的生活裡找到造成這些數字的線索。他是頂尖公司的合夥人，同時還有一堆家庭問題。不顧醫師的建議，比爾中斷服用高血壓藥，因為那會讓他昏昏欲睡和便秘，他想試試更自然的療法，但必須立刻執行。

　　我讓比爾採用 A 型飲食——對這個魁梧的義大利裔美國人來說，這真是一大調整。我立刻採用 A 型設計的運動選單去對付比爾的壓力。他起初對做瑜伽和放鬆練習感到尷尬，但是當他感到瑜伽讓他覺得更平

靜、更積極之後，他很快就對瑜伽刮目相看。

初次造訪時，比爾也吐露他的另一個特殊問題。當時他和合夥人正在協商公司的健康計畫，如果投保時身體檢查中發現到有高血壓，公司就必須多付高額的保費。利用減壓技巧、A 型飲食及數種植物性藥材，比爾就能順利通過核保了。

矛盾的是，保險公司拒絕支付比爾在整個自然療法過程中的花費，聲稱這不是必需的醫療。但另一方面保險公司看到現在他的血壓數字變低時，又聲稱公司必須支付較高的保費，原因是「他正在接受藥物治療」。正如比爾所描述的，他直奔保險公司總裁辦公室並且說：「聽著，你們不能同時享盡兩種好處，一方面拒絕支付診療費用，另一方面又說如果採取相同的治療方法就要支付這麼高的保費。」結果那天下午他的保險費用降低了；第二天，保險公司總裁自己也想找我們預約看診。

兒童疾病

很多到我辦公室來的父母，都是因爲小孩出現一堆毛病──從長期腹瀉到不斷復發的耳朵感染，孩子的母親通常都被逼得快要抓狂了。其實，我最滿意的一些臨床結果都跟小朋友有關。

結膜炎

結膜炎，一般也稱爲紅眼症，通常是葡萄球菌在小朋友之間互相傳播而產生。與 O 型或 B 型兒童相比，A 型和 AB 型兒童更容易患結膜炎，這可能是因爲他們的免疫系統比較弱的原因。

抗生素軟膏或眼藥水是治療結膜炎常用的方法，但是有個緩和且令人吃驚的替代品，就是新鮮的番茄切片（不要用番茄汁嘗試喔！）。新鮮番茄切片含有一種凝集素，能夠黏結並摧毀葡萄球菌，微酸的番茄顯然和眼睛本身分泌物的酸度非常接近。將新鮮的番茄汁液滴在紗布上，

並將其敷在被感染的眼睛上也會感覺舒緩。

有時候同樣一種食物的凝集素，拿來吃可能會危及身體，但卻有很好的治療效果；番茄就是一個很好的例子。後面我們會討論其他更多的例子，凝集素在人體內常扮演著雙重角色——白臉與黑臉，特別是用在對抗癌症的戰鬥中。

腹瀉

兒童腹瀉是一種惱人又危險的情況。它不僅耗費元氣和讓人感到不舒服，還可能造成嚴重脫水，導致虛弱與發燒。

大部分的兒童腹瀉是因為微生物失衡與飲食不當所造成，本書提供了非常具體的指導原則，提醒你哪些食物會引起不同血型人的消化問題。

O 型兒童會經歷輕度至中度的腹瀉，通常是由較溫和的大腸菌群所引起；這是因為孩子們挑食，過度依賴乳製品、穀物和碳水化合物所造成。

A 型和 AB 型兒童容易罹患梨形鞭毛蟲症（Giardiasis Lamblia），一般稱為蒙特祖瑪的復仇（Montezuma's Revenge）。這種寄生蟲會模仿 A 型抗原，逃避適當的免疫反應。

B 型兒童若太愛吃小麥製品就會出現腹瀉，雞肉和玉米也會造成同樣的反應。更進一步來說，B 型分泌型者（幾乎 80% 的 B 型人）容易罹患諾羅病毒，這是腹瀉常見的原因。

如果腹瀉是導因食物不耐症或過敏，那麼這些小孩通常還會出現其他症狀，從黑眼圈、眼袋浮腫、濕疹、乾癬（牛皮癬）或氣喘。

除非腹瀉的成因是更嚴重的病情，例如寄生蟲感染、局部性腸道堵塞或發炎，否則通常一段時間就會自行痊癒。但若是小朋友糞便中含有血液或黏液，最好立刻就醫。急性腹瀉（小於 14 天）也可能具有傳染性，

爲了保護家人免受傳染，最好屬行嚴格的清潔標準。

爲了讓孩子在腹瀉期間保存適當的體液均衡，請不要餵食果汁，可以在湯內加入蔬菜或肉塊。角豆是適合所有血型的神奇草藥，不僅對簡單的腹瀉有效，而且還有小孩子喜歡的巧克力味道。

耳部感染

六歲以下的兒童有多達三分之二患有慢性耳部感染。這裡所謂的「長期」，指的是每年冬季都有五、十、十五、甚至二十個感染案例。這些兒童大部分對環境和食物微粒過敏，最好的解決之道就是血型飲食。

耳朵感染的常規療法是使用抗生素，但若是長期感染，顯然就無效。如果我們一開始就能對症下藥找出問題的起源，而不是拿出近來最流行的萬靈丹——在這裡我指的是比以前更精密、最新款的抗生素——我們就有機會，讓身體展現它自己強而有力的反應。一開始若能認識血型易感染度與耳朵感染的關聯，對我們了解整個問題會有很大的幫助。

A 型和 AB 型兒童因爲不恰當飲食而引起的黏液分泌問題更大——這是耳部感染的因素之一。對 A 型兒童來說，乳製品通常就是罪魁禍首；AB 型還可能對玉米和牛奶敏感。總括來說，這些小孩也比較容易有喉嚨和呼吸道問題，這些問題往往會演變成耳朵的問題。因爲 A 型和 AB 型兒童的免疫系統能忍受的細菌種類較多，所以對一些源自於傳染性生物的問題無法積極回應。有幾項研究顯示，有長期耳朵感染病史的小朋友，其耳液缺乏一種稱爲「補體」（Complement）的化學物質，這種物質能攻擊並摧毀細菌。

另外，有一份研究顯示，長期感染的兒童耳液中欠缺了一種叫作「甘露糖結合蛋白」（ Mannose Binding Protein）的血清凝集素；這種凝集素顯然會結合並凝集細菌表面上的甘露糖，讓它們更快被移除。

這兩個重要的免疫因子因為成長發育，終究會發展到適當的量，這或許可以解釋為什麼耳朵感染的頻率會隨著小孩成長而逐漸降低。治療耳朵感染 A 型與 AB 型小朋友，除了飲食調整之外，還要提升他們的免疫能力。加強免疫力最簡單的方法，就是少讓他們吃糖。有很多研究報告顯示糖會降低免疫系統，讓身體的白血球變得遲緩，不想去攻擊受到入侵的生物。

多年來，自然療法都採用溫和的草藥免疫力促進劑──紫錐菊。紫錐菊最早被美洲原住民所運用，它能促進身體免疫力對抗細菌和病毒，具有安全又有效的優越性。因為紫錐菊要加強免疫功能就要仰賴適度的維生素 C 來均衡它，因此，我通常還會開立富含維生素 C 的玫瑰果萃取物。依據我的經驗，紫錐菊似乎對 A、B 和 AB 型比較有效。此外，我還會把西方落葉松的萃取物當作超級紫錐菊來使用，該產品（落葉松阿拉伯半乳聚醣）比紫錐菊中所含的活性成份要來得多。

耳朵感染對小朋友來說是很痛苦的，對父母而言也不好受。大部份的感染是因為有毒的液體或氣體跑向中耳的連接管（耳咽管），導致阻塞所致。因為過敏反應，耳咽管周圍組織就會變得無力、腫脹或感染。

許多父母會因為無法使用抗生素根治耳部感染而沮喪，感染之所以對藥物產生抗拒是有原因的。寶寶第一次耳朵感染時，醫師多半會用溫和的抗生素治療，如安莫西林（Amoxicillin；青黴素的一種）；下一次發生耳朵感染時，還是採用同樣的藥物，最後因為抗藥性的感染出現時，安莫西林就不再有效了；於是就產生所謂的「升級現象」，也就是施用的藥物愈來愈強，侵入性的治療過程也就跟著變多。

當抗生素不再管用，而感染的痛苦持續發生時，就會進行鼓膜切開術（Myringotomy）這個過程是將通氣導管植入鼓膜，以增加流體從中耳到喉嚨的排出。

現在大多數兒科醫學會都建議不要只是用抗生素來治療簡單的耳朵

感染。取而代之的是改用抗組織胺，為患者提供疼痛和支持性療程，幫助消除腫脹和壓力，這是自然療法醫師數十年來一直在做的事情。至於我在治療慢性耳部感染時，則是將焦點放在預防復發的方法上。因為當你知道另一隻耳部感染正逐漸升溫時，嘗試用快速劑量的抗生素來解決是沒有用的。和過去一樣，再一次地，我在飲食中找到了解決方法。

我的孩童病患什麼血型都有。我發現不管是哪個小孩，只要吃了讓他身體反應不佳的食物，就會出現耳朵感染；幾乎所有病例都是和小朋友最愛的食物有明顯的關聯。

O型和B型兒童似乎比較不常出現耳朵感染，就算真的感染了，一般來說也比較容易治療；改變飲食多半就能有效消除問題。

在B型兒童中，病毒感染通常是罪魁禍首，接著導致嗜血桿菌（Hemophilus）感染，B型特別容易感染這種細菌。在飲食方面要禁止番茄、玉米和雞肉，這些食物的凝集素會和消化道表面產生反應，導致腫脹和黏液分泌，通常會擴散到耳朵和喉嚨。

我個人認為O型小孩若能親餵母乳而不是用奶瓶，就能避免耳朵感染。母親只要餵哺六個月到一年左右，就有時間讓小孩的免疫系統與消化道發展良好。O型小孩只要在飲食中避開小麥和乳製品，也能避免耳朵感染，他們小時候對這些食物的反應異常敏感，但只要攝取比較高價值的蛋白質，例如：魚類和瘦的紅肉，就能輕鬆提升免疫力。

如果家中小朋友耳朵一再感染，膳食改變往往相對困難，因為一看到孩子痛苦的模樣，焦急的父母往往就會讓他們隨心所欲地吃，覺得這樣才能撫慰孩子。這些小孩最後就會變得比較挑食，吃的東西種類很侷限，而那些往往就是引發他們生病的食物！

> **病例**
>
> 耳部感染
>
> 湯尼，7歲，B型

　　湯尼是慣性耳部感染的七歲男孩。媽媽第一次帶他來我的診間時，焦急得快發瘋。湯尼一旦停用治療前一次感染的抗生素，耳內感染就會再次出現，發作頻率是每個冬天十到十五次，兩次的通氣導管植入手術都徒勞無功。這就是小朋友只依賴抗生素治療的最佳範例——抗生素的劑量逐次增加，預期的成效卻逐次遞減。

　　當我一開始就問湯尼媽媽孩子的飲食狀況時，她似乎有點抗拒。她告訴我：「哦，我想那不是重點吧！我們吃得很好。吃很多雞、魚、水果和蔬菜。」

　　我轉頭問湯尼：「你最喜歡吃什麼？」

　　他興奮地回答：「雞塊。」

　　我問：「那你喜歡啃玉米嗎？」

　　他說：「當然啊！」

　　「這就是問題所在。」我對湯尼的媽媽說：「妳兒子對雞肉和玉米過敏。」

　　「是嗎？」她懷疑地打量我。「你怎麼知道？」

　　「因為他是B型。」我回答並解釋食物與血型的關係。雖然湯尼的媽媽不服氣，但我還是建議她讓湯尼嘗試B型飲食兩、三個月後再來看看情況。

　　之後的故事不用說大家都知道了。接下來兩年，湯尼的狀況非常好，每季幾乎都只有一次耳部感染，相較於過去 10 到 15 次的頻率，這些偶發性的感染，無論是用自然療法或是溫和低效抗生素都能輕鬆治好。

過動症與學習障礙

　　專注力失調及過度活躍症（ADHDs，Attention Deficit Hyperactivity Disorders；簡稱過動症）起因眾多，但它與血型之間的關連與

結論則需要更多資訊支持。不過，不同血型對環境的反應倒是可以得到一些觀察結果。比方說，從我父親行醫 35 年以上的經驗中發現， 如果讓O型小孩有機會運動，那麼他們就可以將潛力發揮到最大，會更快樂、更健康也更機警。

因此當 O 型小孩患有過動症時，應該鼓勵他盡可能地多運動。這可能包括額外的健身房課程、團體運動或體操。另一方面，A 型和 AB 型小孩，則可以鼓勵他們發展知覺與觸覺相關的技巧，例如雕刻或手工藝，基本的放鬆技巧如深呼吸等，都可以從中獲得益處。至於 B 型小孩則對游泳和健身操反應良好。

值得考慮的因素之一為壓力荷爾蒙的影響。O 型更容易導致兒茶酚胺上升和多巴胺的失衡，而這與過動症有關。

我近來發現一個有趣的關聯，或許可以說明 O 型小孩和 ADHD 之間的關係。有個同時患有輕微貧血和 ADHD 的 O 型兒童被帶到診間來，我開立了一些高蛋白飲食、維生素 B_{12}，以及葉酸的保健品處方給他，結果貧血症狀就消失了。他母親同時也發現孩子的注意廣度也改善了。後來我也用這種低劑量的維生素治療過好幾個 O 型 ADHD 兒童，改善效果則從輕微到顯著都有。

如果你的小孩是過動兒，可以請教營養學專家，增加維生素 B_{12} 和葉酸，再搭配血型飲食輔助。

鏈球菌性喉炎、單核白血球增多症，以及流行性腮腺炎

由於單核白血球增多症（Mononucleosis）的早期癥狀和鏈球菌性喉炎（Strep Throat）很像，做父母的很難分辨兩者的不同。但無論是罹患哪一種疾病，都可能出現一個或多個以下症狀：喉嚨痛、全身無力、發燒、寒顫、頭痛、腺體腫大或扁桃腺炎；這時就需要做血液檢查和咽喉細菌培養，才能判斷是哪個疾病造成這些問題。

鏈球菌性喉炎是一種鏈球菌（一種細菌）感染的咽喉炎；往往伴隨著一些癥狀，如流鼻水、咳嗽、耳朵痛、喉嚨後方出現白色或黃色斑點，還有從頸部和胸部開始擴散到腹部和四肢的疹子。鏈球菌性喉炎的診斷要以臨床症狀和咽喉細菌培養爲根據，標準療法包括抗生素、臥床休息、阿斯匹靈，以及治療發燒和疼痛的藥水。

以上治療方法仍舊是處理立即的感染，而不是解決更大、更長期的健康問題。如果你的小孩一再地感染症狀，標準療法是無效的。

通常，O 型和 B 型兒童比 A 型和 AB 型兒童更常感染鏈球菌性喉炎，因爲他們對病毒的抵抗力比較弱；但是，O 型和 B 型卻可以比較輕鬆並且完全恢復。鏈球菌一旦進入 A 型和 AB 型兒童的血液之後，便會定居下來，不想離開。 因此，這些孩子將反覆感染。

有些自然療法能幫助避免復發。我發現用鼠尾草和金印草做成的漱口水，對於預防喉嚨和扁桃腺感染鏈球菌很有效。而且有研究發現，金印草對抗鏈球菌的活性非常有效，但是它的味道像雜草一樣，有種獨特的苦澀，小朋友並不喜歡。可以改用噴霧瓶比較方便，一天數次直接噴在孩子的喉嚨後方即可。除了血型飲食之外，我會用營養保健品來支撐免疫力，包括 β- 胡蘿蔔素、維生素 C、鋅和紫錐菊來幫助提升孩子的抵抗力。

O 型似乎比 A 型、B 型或 AB 型更容易受到病毒性感染的單核白血球增多症。抗生素對單核白血球增多症是沒有效的，因爲它的病源是病毒而不是細菌。持續發燒時建議臥床休息，在康復期的第一週到第三週則建議長時間休息，可以服用阿斯匹靈和補充適當水分來退燒。

B 型小孩出現嚴重腮腺炎的風險似乎比較高，它是下巴與耳朵下方唾液腺的一種病毒感染。就像其他 B 型容易罹患的疾病一樣，腮腺炎也和神經有關。如果你的小孩是 B 型或 Rh 陰性，當罹患腮腺炎時需要特別注意神經以及與聽力方面是否出現問題。

糖尿病

血型飲食可以有效治療第一型糖尿病，以及預防與治療第二型糖尿病。第二型糖尿病以前被稱爲成人糖尿病，但現在年輕人罹患的比例也逐年增加。

A 型和 B 型人更容易罹患缺乏胰島素所造成的第一型糖尿病。胰島素是由胰臟所製造的一種荷爾蒙，負責讓葡萄糖進入體內細胞。胰島素匱乏是因爲唯一能夠製造胰島素的 β 細胞遭到破壞。

儘管目前除了注射胰島素可以治療第一型糖尿病之外，尙無有效的自然療法可以替代，但有一種重要的自然療法可以考慮使用櫟皮素，它是源自一種植物的抗氧化劑。櫟皮素已經被證明可以預防糖尿病所引發的併發症，如白內障、神經性疾病及心血管疾病。如果你打算使用任何天然藥物治療糖尿病，請向專業使用植物化學物質的營養師諮詢，因爲你可能需要重新調整胰島素的劑量。

幾項有趣的研究顯示，有些食物（如蠶豆和香蕈）的凝集素或許可以幫助糖尿病患者胰臟中的胰島素 β 細胞再生。所以如果你是 A 型或 B 型，可以在飲食中加入蠶豆，如果是 O 型和 AB 型，在食物中添加香蕈或許有所幫助。

第二型糖尿病患者的血液中一般都有高濃度的胰島素，但他們的組織對胰島素缺乏敏感度。這個狀況是日積月累形成，通常是飲食不佳所造成。**第二型糖尿病常見於長年吃乳製品、小麥與玉米食品的 O 型；還有吃很多肉類與乳製品的 A 型。任何血型都可能罹患第二型糖尿病，而且患者通常體重過重和伴隨三高的產生。**

第二型糖尿病患者每天需要用葡萄糖試紙監測血糖數次，而且需要常常注射胰島素。但是透過適當的血型飲食和運動，可以減輕症狀並控制病情，獲得積極成果。在自行使用任何物質治療糖尿病之前，請先諮

詢醫生和營養師，因爲你可能需要調整糖尿病藥物的劑量。

消化道疾病

乳糜瀉（粥狀瀉 CD）

乳糜瀉是一種腹腔毛病，屬於胃腸道疾病；常見症狀包括慢性腹瀉、體重減輕、缺鐵和營養吸收不良。與大多數「流行」的傳播信息一樣，儘管對它幾乎一無所知，但它卻已成爲新聞焦點，且常被眾人誤解。

一般認爲該疾病是對麩質的免疫反應，尤其是麥醇溶性蛋白（glaidin；穀膠蛋白），它是一種在小麥、黑麥、燕麥和大麥中發現的蛋白質。大約有五分之四的腹腔疾病患者的血液中都含有抗麥醇溶性蛋白的抗體。

非分泌型與罹患腹腔疾病之間有很強的關聯。非分泌型發生乳糜瀉的可能性是分泌型的兩百倍；一項研究報告指出，高達 48% 的腹腔疾病患者是非分泌型的人；這是有道理的，因爲非分泌型的免疫球蛋白（IgA；一種在黏膜內層產生的抗體）較分泌型要少。

凝集素與乳糜瀉之間的關係已被廣泛研究，儘管結果參差不齊，目前尚無定論。但許多人懷疑 O 型是否是因爲厭惡小麥，所以更容易發生乳糜瀉？但是我發現，腹腔對每一種血型的影響一視同仁，會造成乳糜瀉的罪魁禍首是醇溶性蛋白，和小麥胚芽中的凝集素不同，後者是 O 型人日常的主要問題。

這並不是說麩質本身沒有凝集素，而是說它本身就不是小麥胚芽凝集素。事實上，麩質本身可以表現出具有結合富含碳水化合物的組織，就像凝集素一樣。麩質甚至可以被特定的糖（α-D- 甘露醣）所抑制。奇怪的是，許多腸流感病毒也與 α-D- 甘露醣結合。此外，應用於基因改造食物的植物——石蒜科雪花（snowdrop；雪花蓮 Galanthus niva-

1is）的凝集素，除了對付小蟲（結合昆蟲消化道上皮細胞糖蛋白受體，
對昆蟲產生局部或系統的毒害作用，從而抑制其生長，甚至將其殺死）
之外，植物雪花蓮中的凝集素，還可以跟 α-D- 甘露醣結合。

便祕

　　便祕通常指排便困難或是排便模式改變，次數變得比較不頻繁。大
部分長期便祕是因為排便習慣不佳與不定時用餐，飲食中欠缺纖維質與
水分；其他原因還包括習慣性使用通便劑、匆忙且壓力大的日常行程，
以及需要突然調整飲食與睡眠模式的旅行。缺乏運動、嚴重疾病、直腸
疼痛，以及某些藥物也有可能造成便祕。

　　只要你有上述不良的生活習慣，無論什麼血型都很容易便祕。**便祕
算是一種警示性的疾病，出現該狀況表示消化系統可能出了問題，而你
能在飲食中找到大多數的解答。**

　　飲食中的纖維素足夠嗎？喝的液體夠多嗎？喝下去的是水還是果
汁？有定期運動嗎？

　　許多人一有便祕就直接使用通便劑，但那並無法解決便祕在體內的
成因，長期的解決之道在於飲食。A 型、B 型和 AB 型可以用含有纖維未
加工麩質作為飲食補充；O 型除了攝取大量的纖維水果和蔬菜之外，還
可以補充丁酸鹽（butyrate），它是天然的便量增加劑，可以取代不建
議 O 型人食用的麩質。

克隆氏症和結腸炎

　　克隆氏症和結腸炎會消耗患者的元氣，激發疾病的不確定性，伴隨
疼痛、失血，以及排泄時的痛苦。這些發炎性的腸疾病都和為數龐大的
基因有關，這些基因會改變腸道的免疫反應。許多食物的凝集素都會附
著在消化道的黏膜上，刺激著消化道。由於許多食物的凝集素對血型有

針對性，所以每種血型都可能因為不同食物而引發相同的問題。此外，這類疾病的特徵是因為一種稱之為「異常醣基化」（aberrant glyco-sylation）的過程，在這種情況下，細胞無法將特定的醣正確地附著到蛋白質上，因為這些醣可以指示蛋白質如何正確折疊，以使其發揮功能所需形狀的說明；而折疊錯誤的蛋白質會觸發細胞中的壓力警報系統，然後嘗試糾正蛋白質重新進行摺疊工作。如果任務無法順利完成，細胞就會發出信號使其自我毀滅，這就是所謂的細胞凋亡（apoptosis）過程。

細胞凋亡的狀況就像是為了團體犧牲個人的狀況，如果這個細胞倖存下來，那麼它的殘缺功能可能遺傳給後代細胞。但如果凋亡的細胞數目很多，那麼就會造成大量的組織破壞，例如：發炎性腸道疾病。不過凝激素有時候也會造成異常醣基化，而且更多時候它們會促進並誇大其作用，所以在這種情況下，其它基因也可能是引起發炎性腸道疾病的原因。如果在血型飲食中規避這些會造成醣基化異常的凝集素，就可以益壽延年。

A 型和 AB 型的克隆氏症與結腸炎往往和壓力有關。如果你是這兩種血型而且有發炎性腸道疾病，就要留意你的壓力模式，請仔細閱讀本書關於你的血型壓力的討論。

O 型比較容易罹患潰瘍性結腸炎，導致排泄帶血。這可能是因為他們的血液中缺乏適當的凝血因子或對一般穀物凝集素更明顯的反應。至於 A、B 和 AB 型容易罹患黏液性結腸炎，帶血情形會比較輕微。無論是哪一種疾病，都請遵守你的血型飲食，就能避開許多導致病情惡化的食物的凝集素，同時也會發現病症逐漸減緩。

薇吉妮亞是一位患有慢性結腸問題的二十六歲女性，在她第一次找我看診之前，就已經接受過各種傳統常規胃腸病醫師的治療。她的問題包括慢性大腸激躁綜合症狀；疼痛性便祕以及與不定期、幾乎爆發性的腹瀉交互發生，這些症狀讓她很難走出家門一步。她也有疲勞和輕微的慢性貧血。之前的醫生幫她做了一大堆昂貴的檢查，卻只能建議她服用腸胃解痙藥和每日劑量的纖維。她做過食物過敏檢查，也沒有得到結論。薇吉妮亞是嚴守大自然長壽飲食法的素食者，我立刻從她的飲食中找到造成她痛苦的原因；在她的飲食中缺乏肉是主因，此外她也沒辦法充分的消化她的主食穀類與麵食。

由於維吉妮亞是 O 型，我建議她採取高蛋白質飲食，包括瘦的紅肉、魚類、家禽以及新鮮水果與蔬菜。因為 O 型的消化道不太能忍受大多數的穀類，我建議她完全避開全麥食品，並嚴格限制其他穀物食品的攝取。

剛開始，維吉妮亞不願意接受這些膳食改變，她相信目前的飲食是比較健康的。但我力勸她重新檢視一遍自己的飲食，我問：「薇吉妮亞，這種飲食有幫到妳嗎？妳其實並不健康。」

最後，我說服她在一段期間內試用我的方法。八週後，維吉妮亞回診時健康改善、臉色紅潤。她自豪地說她的腸道問題有90%好轉。血液檢查顯示她的貧血已經完全解決；此外體力也幾乎回復正常。一個月後的複檢，薇吉妮亞不再需要我的照顧，她已經完全擺脫腸道問題了。

我第一次見到耶胡達這位中年猶太人時，當時他患有活動性克隆氏（active Crohn's disease：除了克隆氏症的症狀外，還包含腸道黏膜發炎），已經做過好幾次腸道手術，

切除小腸堵塞的部分。我讓耶胡達採取無小麥飲食，並加強瘦肉和水煮蔬菜。我也開給他強效的甘草萃取物以及丁酸鹽的脂肪酸。

耶胡達的配合度值得學習，這證明他自己和他的家人也都關心他的健康。比方說，他太太是麵包師傅的女兒，特別幫他烘烤不含小麥的麵包。就像他對待每一件事的認真態度，耶胡達也很認真地服用我開給他的保健品，包括甘草在內。

自從採用血型飲食後，耶胡達的狀況獲得持續性的改善，即使他的胃腸科醫師說手術是無可避免的，但至今他已不再需要任何的手術了。他的岳父現在是當地宗教社區最大的無小麥麵包製造商。

> **病例**
>
> 克隆氏症
> 莎拉，35歲，B型

莎拉是東歐裔 35 歲女性，找我為她治療克隆氏症。當時她已經動過幾次手術，移除腸內癒傷組織，她有貧血問題，也忍受著慢性腹瀉之苦。

我開立基本的 B 型飲食給她，並指示莎拉不要吃雞肉和其他含凝集素食物，另外也使用了甘草與脂肪酸的保健品作為治療的一部分。

莎拉非常合作，四個月內，她絕大部分的消化症狀，包括腹瀉在內，都已經消失。因為還想多生幾個寶寶，莎拉最近動了手術，切除附著在子宮上的腸疤痕組織。外科醫生告訴她，她的腹腔中已經看不到任何有活動性克隆氏病的跡象了。

食物中毒

任何人都可能食物中毒，但有些血型天生就比較容易食物中毒，因為他們的免疫系統可能比較脆弱。A 型和 AB 型比較容易有沙門氏菌引起的食物中毒，原因通常是食物長時間未加覆蓋或冷藏。此外 A 型與 AB 型人的體內，一旦被細菌寄宿就會比較難擺脫。

　　B 型基本上比較容易罹患發炎性的疾病，如果他們吃到被志賀氏桿菌（Shigella，志賀菌是在植物上發現的一種引起痢疾的細菌）污染的食物，病情會特別嚴重。

胃炎

　　許多人會把胃炎和潰瘍搞混，它們發生的情況其實是相反的。潰瘍是胃酸過多所造成——比較常見於 O 型與 B 型。胃炎是因為胃酸量過低——常見於 A 型與 AB 型。當胃酸量少到無法發揮微生物障壁功能時，就會有胃炎情況發生。因為沒有適當濃度的胃酸，所以微生物就會寄宿在胃裡，導致嚴重發炎。

　　A 型和 AB 型最好的因應之道，就是加強選擇食用血型飲食中偏酸性食物。

胃潰瘍與十二指腸潰瘍

　　從 1950 年初期我們就知道，胃部的消化性潰瘍比較常見於 O 型，而出現率最高的是 O 型的非分泌型。O 型也有較高比例的胃出血與穿孔，在分泌型與非分泌型之間沒有明顯差異。其中一個原因是 O 型人胃中的胃酸和胃蛋白攜原（pepsinogen）兩種成份濃度較高。

　　科學研究發現 O 型人容易罹患胃潰瘍的另一個原因就是，O 型是目前已知造成潰瘍的細菌比較偏好的目標。而這個細菌就是幽門螺旋桿菌（Helicobacter pylori）。研究發現，這種細菌能自行附著在 O 型胃部的胃襯裡。目前已知 O 型抗原是岩藻醣。因此研究人員發現母乳中有抑制素，顯然能夠阻擋細菌附著在胃表面。這無疑是在人類母乳中發現的眾多岩藻醣之一。

　　墨角藻中的岩藻醣成份對胃螺旋桿菌有極佳的抑制作用。如果你是 O 型，有潰瘍問題或是想要避免潰瘍，墨角藻可以讓你胃中導致潰瘍的胃螺旋桿菌從胃壁中滑落。

病例

慢性胃潰瘍
彼得，34歲，O型

彼得從小就患有胃潰瘍，並且使用了所有常規的潰瘍藥物治療，但效果甚微。我先開立處方箋包括基本的高蛋白 O 型血飲食，並強調他應避免食用全麥食品，因為全麥食品一直是他的主要飲食。此外我還開了墨角藻補劑、甘草和止瀉藥次碳酸鉍錠。

不到六個星期，彼得的健康有了大幅度進展。之後他到腸胃科醫生那邊進行複診，他看到也聽到令人鼓舞的消息，胃壁 60% 看起來都正常。一年後的再次回診檢查顯示彼得的胃潰瘍已完全康復了。

感染

許多細菌會偏好特定血型，有一份研究報告顯示，282 種細菌中，二分之一的細菌都帶有某種血型的抗原。

根據觀察，病毒感染一般來說似乎比較常發生在 O 型身上，因為他們身上沒有任何抗原。這些感染在 A、B 與 AB 型身上比較不常發生，就算感染了症狀也比較輕。

HIV(愛滋病)

AIDS—愛滋病，就是後天免疫缺乏症候群（Acquired Immunodeficiency Syndrome）曾經是致命的疾病，但醫學進步使得愛滋病患者得以和HIV—人類免疫缺乏病毒（Human Immunodeficiency Virus）存活。今天，全球有 330 萬人（其中美國佔三分之一）的愛滋病患，他們之所以可以正常生活，絕大部分要歸功於先進的藥物治療。當前最先進的治療方法是抗反轉錄病毒雞尾酒（antiretroviral drug cocktail），在被診斷出有愛滋病時即服用，一天一錠。

關於血型與愛滋病毒易感受性之間關係的研究尚無定論。然而，發表在《血液》期刊上的一篇論文指出，愛滋病毒是藉由 ABO 血型傳播改良。比較傳播與不當輸血反應，科學家提出，相較於其他血型，O 型個體因為攜帶抗 A 與抗 B 抗原，因此比較不容易感染 HIV。相反地，AB 型因為沒有相反的血型抗原，因此更容易受到該病毒感染，關於此部分還需要更多研究佐證。話雖如此，我們還是要來看看如何利用本書資訊，幫助各位對抗這種病毒。

如果你是 HIV 陽性或患有 AIDS，請依據建議的血型飲食調整你的食物攝取。例如 O 型人，請開始增加飲食中動物蛋白的含量，並且制定運動計劃。遵循血型飲食，利用強調滿足特殊需求的高價值食物，幫助你充分發揮並優化免疫功能；注意減少脂肪的攝入，選擇瘦肉，因為在愛滋病患者中常見的腸道寄生蟲會干擾脂肪的消化並導致腹瀉；此外避免使用小麥等含凝集素的食物，因為這些食物可能會進一步損害你的血液循環和免疫系統。

許多伺機性的 AIDS 感染會引起噁心、腹瀉和口腔潰瘍，對患者來說相當折磨。因為 A 型食物低熱量偏多，因此他們會更辛苦一點，確保攝取足夠的食物熱量。嚴格排除任何會導致消化問題的食物，例如肉類或乳製品；A 型的免疫系統天生就很敏感，不要讓有害的凝集素有機會侵入並進一步削弱你的身體。同時，增加對 A 型有益的食物，例如豆腐和海鮮。

B 型一定要避開明顯的問題食物，如雞肉、玉米和蕎麥，也要忌口針對會讓你消化不良的堅果，減少飲食中小麥食品的數量。如果你有乳糖不耐症，就要避開乳製品；就算你沒有乳糖不耐症，乳製品也會刺激免疫力受損的消化道，這就是疾病與偏好食物形成禁忌的一個情況。

AB 型應該限制攝取富含凝集素的豆類與豆科植物，也要排除堅果類。你的主要蛋白質來源應該是魚類，而且可以吃的種類很多。肉類和

乳製品偶爾吃沒關係，但是要注意脂肪含量不能太高；另外也要限制小麥的攝取量。香蕉可以分離出一種鈍化愛滋病毒能力的凝集素，這是一個鮮爲人知的訊息，O 型和 B 型人可以善用此優勢。

總結來說，不管你是什麼血型，都要避開會破壞免疫系統與血液細胞的凝集素，因爲這些細胞無法像在身體健康時那樣容易再生。血型飲食這種愛惜細胞的觀念，對有貧血或輔助型 T 細胞（T-Helper）功能不好的愛滋病患來說，是非常寶貴的。

支氣管炎和肺炎

大致上來說，A 型和 AB 型比 O 型和 B 型更容易感染支氣管炎。其中原因可能源自於不當飲食，造成他們呼吸道中的黏液過多，這種黏液會促進模擬血型的細菌成長，例如 A 型和 AB 型中的似 A 肺炎球菌，以及 B 型與 AB 型中的似 B 嗜血桿菌（由於 AB 型兼具似 A 與似 B 的特性，風險也因此加倍）。

血型飲食似乎能大大減少各種血型罹患支氣管炎與肺炎的機率。不過，我們目前才正開始探索其他難以療癒疾病的血型連結。舉例來說，A 型父親和 O 型母親生下的 A 型小孩，在幼年因支氣管炎或肺炎死亡的頻率顯然較高。一般認爲，A 型嬰兒和母親的抗 A 抗體，在生產時出現了某種形式的致敏作用，抑制了嬰兒對抗肺炎球菌的能力。雖然尚無具體的資料證實其發生的原因，但這類資訊將會引發潛在疫苗的研究興趣。我們還必須收集更多資料，才能做出確切的科學結論。

念珠菌症（常見的酵母菌感染）

念珠菌有機體似乎是利用自體的凝集素與岩藻醣結合而附著於細胞上。岩藻醣是 O 型的抗原，因此研究顯示 O 型所攜帶的念珠菌含量高於其他血型也就不奇怪了。也許正因爲如此，O 型對念珠菌所導致的過敏

反應更加明顯，特別是攝取過多的穀類製品時；這就是所謂的酵母綜合症和各種念珠菌飲食理論的基礎，他們強調蛋白質的高攝入量並且規避穀物，但是只有對酵母菌敏感的 O 型提出建議。然而酵母菌在不同血型中也是普遍存在的，特別是在使用抗生素之後。A 型和 AB 型個體更容易遭受酵母菌的感染，B 型人只要遵守 B 型飲食，就比較不容易感染這種有機體；但倘若你是有念珠菌病史，還是少吃小麥爲妙。

如前所述，成爲非分泌者會大大增加您對念珠菌病的敏感性。

霍亂

依據美國疾病管制局（CDC）數據顯示，全球每年死於霍亂人數爲300~500 萬。這種感染的特徵是極度的腹瀉、嚴重脫水和礦物質流失。霍亂已被證實和血型有確切關聯，致死率最高的是 O 型。根據英國醫學期刊《柳葉刀》（Lancet）的一篇報導指出，在祕魯大肆流行的霍亂中，O 型的好發性特別高。從歷史上來看，O 型對霍亂的易感性可能是導致許多古代城市人口減少的原因，因爲倖存者爲表現出更能抵抗霍亂的 A 型。

一般感冒與流感

感冒病毒有數百種不同的菌株，要找出所有菌株的血型特性並不可能。不過，英國軍隊在與新兵相關的研究報告中指出，A 型的新兵罹患感冒病毒的整體機率稍微比較低，和之前提過 A 型可對抗這種常見病毒，其結果是一致的。病毒對 AB 型的衝擊也比較小，因爲 A 型和 AB 型都帶有的 A 抗原，會阻斷流感病毒株附著在喉嚨與呼吸道的黏膜上。

流感是一種更爲嚴重的病毒，其嚴重性與血型之間的關聯令人驚訝（本書之前在疫苗章節中已經提出）。

一般感冒或流感的症狀眞的會讓人很不好受，但這其實是免疫系統

正努力嘗試對抗入侵病毒的現象。當免疫系統在對抗病毒時，你可以採取一些行動，讓自己能更從容迎戰病毒，例如：

充分休息和運動，以及學習應付生活壓力的方法，保持總體健康。壓力是免疫系統枯竭的主要因素。學習釋放壓力可以保護你免於遭受頻繁的感染，甚至縮短感冒和流感的持續時間。

遵循基本血型飲食計畫；它將優化你的免疫反應，並有助於你縮短感冒或流感的進程。

服用維生素 C 錠（250 至 500 毫克），或是在飲食中添加維生素 C 的來源。 許多人認為服用小劑量的紫錐菊也能有效預防感冒，或至少能幫助縮短病程。

確保水分充足，使用噴霧器或加濕器增加房間的濕度；防止喉嚨和鼻部組織過於乾燥。

喉嚨痛可以用鹽水漱口。一大杯溫水加入一茶匙的普通食用鹽，可以舒緩和清潔喉嚨。另外一種好的漱口水，尤其對那些容易有扁桃腺炎的體質，將金印草根和鼠尾草等比例泡成草本茶，每隔幾個小時漱口一次。

鼻塞或流鼻水，可以用抗組織胺藥來降低組織對病毒的感染，以及緩解鼻塞的情況。但要特別小心含有麻黃鹼的抗組胺藥（在許多抗組織胺藥中可以發現），這些會導致血壓升高，使你晚上睡不著，也會讓男性的前列腺惡化問題。

抗生素不是萬能的抗病毒劑，所以如果有人給你吃剩的抗生素，或者你家裡有剩餘的藥，都請不要貿然服用。

鼠疫、傷寒、天花與虐疾

鼠疫就是中世紀知名的黑死病，主要是由囓齒類動物所傳播的細菌感染。O 型比較容易感染鼠疫。雖然鼠疫在工業化社會很少見，但它對

第三世界國家仍然是個問題。世界衛生組織最近的一份報告提出警示，濫用抗生素和其他藥物、在以前無人居住的區域定居、國際間的旅行以及貧窮，都可能讓我們面臨出現鼠疫和其他感染疾病的危機。西方社會此類疾病確實罕見，我們也不應該對它會造成社會、經濟、文化與人類成本，有所輕忽。事實上，隨著人們旅行變得更加容易，世界愈來愈小，在任何地方，瘟疫都是一個問題。

儘管天花在病程上可能尚未引起人們很大程度的重視，而且藉由全球廣泛的疫苗接種，天花目前已經被根除，但A型人特別容易感染天花。

傷寒是一種在衛生條件差或戰時常見的感染疾病，通常是血液與消化道會被感染。O型人也最容易受到傷寒感染。傷寒還顯示與Rh血型有關，在Rh陰性個體中更常見。

對西方世界許多人來說，瘧疾是一種陌生的疾病，然而這種疾病對全球的衝擊非常大。根據世界衛生組織的數據，儘管積極的預防措施已大大降低了發病率，但世界上仍有一半以上的人口處於瘧疾風險之中。據說，攜帶瘧疾的瘧蚊比較喜歡叮咬O型與A型個體，勝於AB型與B型。至於一般蚊子則似乎更喜歡O型分泌者（佔83.3%）和A型分泌者（46.5%）。

小兒麻痺症與病毒性腦膜炎

小兒麻痺症（脊髓灰質炎）是一種神經系統的病毒感染，發生在B型的機率比較高；而B型本身就比較容易感染病毒所引起的神經系統失調。在沙克與沙賓疫苗發明之前，小兒麻痺症是流行性傳染病，多半會造幼童癱瘓。這種疾病在世界上大多數地區已經根除，但在阿富汗和巴基斯坦仍然可見。

病毒性腦膜炎是一種日益常見且嚴重的神經系統感染，O型人比起其他血型更容易受到感染，這可能是因為O型對侵襲性感染的抵抗力

較弱。要注意的症狀包括疲勞、發高燒以及腦膜炎的一種特徵——脖子僵硬，亦即頸部肌肉僵直。

鼻竇炎

O 型和 B 型基本上比較容易罹患慢性鼻竇炎。醫生經常且幾乎會不斷地開抗生素給患者，這種作法可以暫時解決這個問題，但鼻竇炎仍無可避免的復發，導致需要服用更多的抗生素，最後的結果就是開刀。

我發現用來治療如靜脈曲張等腫脹問題的草藥——二蕊紫蘇（根）對鼻竇炎很有幫助，可能是因為慢性鼻竇炎就像是一種頭部的痔或靜脈曲張。當我開這種草藥給患有慢性鼻竇炎的病患後，結果常讓人十分滿意。許多病人都不再需要以抗生素來治療他們的感染，因為二蕊紫蘇根根治了鼻竇腫脹的問題。如果你有鼻竇問題，不妨嘗試這種草藥，它可以透過網路或在保健食品中找到這種液態酊劑。典型劑量是在溫水中滴 20 至 25 滴，每天口服 2 至 3 次。無需擔心毒性問題，這是一種安全的草藥。

A 型或 AB 型偶爾會罹患鼻竇炎，不過這幾乎都是因為高黏液的飲食造成的。只要改變飲食，病情通常就會好轉。

寄生蟲（阿米巴痢疾、梨形鞭毛蟲、條蟲及蛔蟲）

只要有足夠的優勢，寄生蟲可以在所有人類的消化道中活得好好的。不過一般說來，它們似乎偏好 A 型和 AB 型的消化道，而且通常會模擬成 A 型抗原以避免被發現。舉例來說，阿米巴痢疾顯示偏好 A 型與 AB 型。如果阿米巴蟲囊腫寄宿在肝臟裡，A 型和 AB 型也比較容易出現併發症。患有阿米巴痢疾的 A 型和 AB 型應該採取強效措施處理感染問題，避免讓寄生蟲有機可趁，移動到身體更深處。

A 型和 AB 型也容易被梨形鞭毛蟲造成的水污染所侵襲，史上著名

的例子莫過於蒙特祖瑪的復仇。這種聰明的寄生蟲會模仿 A 型病毒出現，使其進入 A 型和 AB 型免疫系統，然後迅速進入腸道。這兩種血型的人在旅行當中應該要隨身攜帶金印草或水楊酸鉍片（Pepto Bismol），幫助避開感染；此外在飲用井水時也要對梨形鞭毛蟲保持警覺心。

許多寄生蟲，例如條蟲和蛔蟲，都跟 A 型及 B 型有相似之處，在這些血型的人身上發現的比例也會特別高。由於 AB 型有似 A 與似 B 的特性，所以特別容易遭受感染。

我用一種叫做苦艾（Chinese wormwood：學名：Artmesia Annua，黃花蒿）的草藥來治療寄生蟲，成效相當不錯。你也可以向你的自然療法醫師詢問這種草藥的用法與功效。

結核病與類肉瘤病

曾經幾乎被西方工業化社會完全根除的結核病，現在變得越來越普遍；主要原因是因爲愛滋病和無家可歸的人罹患該病的高發病率。結核病是一種伺機性感染，它會在因爲衛生條件差以及肇因慢性疾病的虛弱免疫系統裡滋生。肺結核常見於 O 型，而身體其他部位的結核病則好發於 A 型個體。

類肉瘤病（Sarcoidosis）或肉狀瘤（sarcoid）是肺和結締組織出現發炎狀況，事實上它可能是對結核病免疫的一種反應形式。曾經有人認爲這種病非裔美國人的罹病率比普通人更高，但最近的診斷發現白人，尤其是在白人女性罹患比例更高。與 O 型相較，A 型的發病率更高；Rh 陰性個體似乎也更容易患結核病和類肉瘤病。

泌尿道感染

有充分的證據顯示，B 型或 AB 型人（特別是非分泌型者）更容易罹患復發性膀胱感染，例如大腸桿菌、假單孢菌和克雷伯氏菌，因爲這

是最常發生的細菌感染。這些細菌具有似 B 外觀，而 B 型和 AB 型都不會產生抗 B 抗體。

B 型也有較高的比例是腎臟感染，例如腎盂腎炎，對 B 型非分泌型來說尤其如此。如果你是 B 型且經常出現泌尿問題，試試每天喝一、兩杯蔓越莓和鳳梨的混合果汁。

肝病

酒精相關的肝臟疾病

酗酒會影響身體的許多系統，但最嚴重的衝擊可能會發生在肝臟。20% 的非分泌型者似乎更容易酒精成癮，但是否會酗酒的易感染度卻和分泌型態關係不大。在一種不幸且可能是隨機的細胞扭轉下，決定您是否為非分泌者的基因與酒精中毒基因位於 DNA 的同一部位。我的父母都是非分泌型，家族中也有不少酗酒與酒精中毒的病史。

說來奇怪，非分泌型的心臟似乎也最能藉由適度攝取酒精得到好處。一份丹麥的研究報告顯示，非分泌型罹患局部缺血性心臟病（狹心症；流入動脈的血液不足）的風險較高，而適度攝取酒精會改變胰島素的流動速率，減緩血管內脂肪的堆積，這個矛盾的訊息至今仍無法充分破解。

答案可能是，每個人的基本條件和血型不同，這些差異決定了酒精在人體內所扮演的角色。不過重點來了，根據酒精對消化與免疫系統造成的效果，不管是誰都不該在飲食中加入烈酒。

壓力明顯也是酗酒的一大成因；一個日本研究團隊發現，接受酗酒治療的 A 型比 O 型或 B 型還要多。他們認為：A 型可能偏好藉由攝取釋放抑制作用的化學物質以求抒發壓力。文件記載，人類一直以來都有利用酒精飲料來享樂、止痛、以及運用於其他領域或藥物的歷史。

人們喝下的酒精中只有約 3% 會透過身體排出體外，其餘的會被肝臟代謝，並在胃和小腸中處理。若長期大量飲酒，隨著時間的流逝，肝臟將開始惡化，導致肝硬化，嚴重的食物吸收不良會造成營養不良，甚至最終走向死亡。

膽結石、肝硬化與黃疸

當然，並非所有的肝臟問題都與酒精有關。感染、過敏及代謝失調都可能造成肝臟的損害。舉例來說，黃疸或皮膚泛黃常見於肝炎患者，膽結石則和肥胖有關，肝硬化可能的起因有感染、膽管疾病或其他會影響肝臟的疾病。

A 型、B 型和 AB 型比 O 型更容易得到膽結石、膽管疾病、黃疸和肝硬化等疾病，其中 A 型的比例是最高的，雖然原因目前還不是很清楚。根據報導，A 型也比較容易感染胰臟癌。

肝吸蟲與其他熱帶性熱病

常見會引起肝纖維化或疤痕形成的熱帶性熱病以 A 型人罹患率較高，B 型和 AB 型患者中出現的程度較輕，至於 O 型因為早就發展出抗 A 和抗 B 抗體，相較之下比較不容易受到這些寄生蟲的入侵。

在我診所裡的團隊人員，利用許多草藥成分，成功治癒許多肝臟疾病個案。大部分的病例都是 A 型或 B 型非分泌型的人。

病例

肝臟疾病
傑勒德，38歲，B型

傑勒德是一位患有硬化性膽管炎（Sclerosing Cholangitis）病史的 38 歲男性，這是一種肝臟膽管的發炎狀況，會產生結疤，通常有這種情況的病人都必須做肝臟移植。初次見到傑勒德是在 1994 年 7 月，當時的他有黃疸，皮膚因為膽紅素（一種膽的色素）沉澱

造成嚴重搔癢病（pruritus）；因為這種狀況，膽固醇也飆高至 325，血清膽汁酸量超過 2,000（正常是為 < 100），膽紅素高達 4.1（正常值為 < 1），所有肝酶都驟升，顯示肝臟組織遭受大規模的損害。傑勒德是個心思敏銳的人，知道自己的命運會是如何，坦白說，他已經準備好接受死亡。

我先讓傑勒德採用基本的 B 型飲食，另外也給他特別能顧肝的植物性抗氧化素，這些抗氧化素會優先沉積在肝臟而非其他器官。傑勒德在接下來的一年情況良好，搔癢和黃疸也只發作了一次。

最近，傑勒德進行了摘除膽囊的手術，外科醫生檢查他的肝臟和主要膽管後告訴他，雖然膽管附近的組織比一般人薄了點，但看起來都很正常。

> **病例**
> 肝硬化
> 艾絲黛爾，67歲，A型

艾絲戴爾是一位 67 歲的女士，因為一種稱為原發型膽汁性肝硬化（primary biliary cirrhosis）的肝臟發炎狀況，導致肝臟被破壞而來到我的辦公室。這種病症大多數情況下都得進行肝臟移植。

艾絲黛爾坦承自己曾經酗酒，但現在不會了。她的病情可能和長期飲酒有關。嚴格來說，她也許不算是個酒鬼，然而每天三到四杯，持續 40 年貪杯也可能導致肝硬化。

艾絲黛爾的肝酶指數高得嚇人，例如鹼性磷酯酶（Alkaline Phosphatase：ALP) 就高達 800（正常值 < 60）。由於她是 A 型非分泌型，我立刻讓她採用 A 型飲食及專門顧肝的抗氧化劑來治療。這些建議幾乎在艾絲黛爾身上立即見效，病情也得到改善。一年後，艾絲黛爾的 ALP 已經降到 500。

自此她的肝臟沒有出現進一步惡化的跡象，但食道周圍的靜脈出現腫脹現象，這是肝病患者常見的情形，可以成功控制。

病例
肝衰竭
珊卓拉，70歲，A型

珊卓拉為了難以診斷的肝病來到我的辦公室。她的肝酶指數全部飆高，還有腹水現象（大量液體囤積在腹部），這種情況常見於許多肝衰竭末期的病例。珊卓拉的內科醫生沒有治療她的肝退化，可能認為她最終還得要做肝臟移植手術。醫生開了利尿劑幫助排除她腹部的液體，但此舉卻導致她失去大量的鉀，或許這就是導致她極度疲勞的肇因。

我開立了 A 型飲食加上針對肝臟的植物性藥材給她服用。四個月內，珊卓拉的腹水現象完全消失，肝酶回復到正常值。珊卓拉起初貧血嚴重，血溶比（Hct，hematocrit；血液中紅血球所佔有的百分比）為 27.1（女性正常值 >38）；不到一年的時間，她的 Hct 指數已經上升到 40.8，而且不再有症狀出現。

皮膚病變

關於皮膚疾病與血型之間的資訊直到目前仍舊很少。不過，可以確定的是，諸如皮膚炎和乾癬（牛皮癬）之類的疾病通常是由血液中的過敏化學物質所引起。值得注意的是，許多針對某一種血型常見的食物凝集素，會和血液與消化組織互相作用，導致組織胺與其他發炎性化學物質的釋放；例如眾所周知的牛皮癬就是被稱為「多胺」（polyamines）的過量生長因子惡化所引起的。

多胺是由腸道細菌作用產生，或是在肝臟中製成，通常做為成長刺激劑對象特別是針對幼兒。此外，多胺也會讓癌細胞增生，在某些食物的凝集素中也會刺激多胺的產生。更有研究顯示，多胺會對牛皮癬施加壓力。

對化學物質或研磨劑過敏的皮膚反應，最常出現在 A 型和 AB 型身

上；牛皮癬則比較常見於 O 型。依我個人的經驗是，許多有牛皮癬的 O 型人都是因為飲食中攝取太多穀類或乳製品的關係。

病例

牛皮癬

梅麗，66歲，O型

蘭伯特醫師提供

我的同事蘭伯特醫生用我的血型方針，治療一位患有牛皮癬複雜病例的老太太。梅麗找上蘭伯特醫生時，她的症狀包括嚴重呼吸短促、行走困難、全身關節活動範圍受限、皮膚表面 70% 出現牛皮癬病變，而且全身灼痛，尤其是肌肉和關節部分。她的就醫歷史宛如一份常見醫學問題的目錄：陰道／膀胱／腸道修復、闌尾切除手術、子宮切除、卵巢囊腫、牛皮癬、因肺炎住院、牛皮癬性關節炎，以及骨質疏鬆症。

梅麗告訴蘭伯特醫生，她的典型飲食中富含乳製品、小麥、玉米、堅果和加工食物，全都是高糖高脂肪成份，她也愛吃甜食、堅果和香蕉。這些食物不管是對誰，影響都很糟，對 O 型的梅麗更是要命的詛咒。

蘭伯特醫生以適度的 O 型血飲食展開了梅麗的治療，該飲食最初是排除紅肉和堅果，並加入維生素和礦物質。梅麗的關節腫脹在兩個月內明顯減少，呼吸也得到改善，她的牛皮癬病變也逐漸痊癒。六月，梅麗全身的牛皮癬只剩下 20%，病變幾乎已經癒合，呼吸也有了明顯的改善，疼痛減輕了一半，關節活動的範圍持續改善。一個月後，梅麗的牛皮癬症狀就不再明顯了，關節間隙僅有輕微腫脹，呼吸也完全順暢。

距離梅麗第一次拜訪醫生七個月後，她的呼吸改善了，而且身上的皮膚也不再發生病變。

梅麗打從生病以來，看過許多醫學專家，也嘗試過各種常規和替代療法，包括專門針對牛皮癬、關節炎和氣喘而設計的飲食計畫。儘管這些膳食設計立意良善，但卻沒有針對梅麗血型的相容性，量身打造。O 型飲食除了能夠提供梅麗營養素之外，同時避免那些和她血型不相容的

食物所造成的健康問題。除了某些中藥能稍微減輕痛苦之外，其他的治療都不成功。所以梅麗認為她的身體能變好，簡直就是一個奇蹟！

婦科與生殖問題

懷孕與不孕症

許多和懷孕有關的疾病都起因於某種形式的血型不相容所引起的——無論是母親和胎兒之間，還是母親和父親之間。我們愈來愈能了解到，血型不相容可能是不孕症的關鍵因素。不相容的 ABO 血型夫婦（A 型男性與 O 型女性受精）容易發生流產狀況，尤其在懷孕初期。一項針對 288 次流產的研究顯明，正常胎兒以 A 型和 B 型比較多。結論證實，ABO 型在母親和胎兒之間的不相容性，可能是造成早期流產的原因，而且都不是正常染色體的胎兒。

一項針對 102 對不孕夫婦的研究指出，87% 的人血型不相容。該項研究還發現，在七對生育力明顯延遲受精的夫妻中，有九個孩子都是 O 型，但胎兒和母親血型是相容的。作者認為，不孕症是因為母親生殖器的分泌物中存在著抗體，或者是因為和父親的精子不相容所致。

不相容的血型也會導致不孕；含有相反血型抗原的食物也會誘導產生對立的血型抗體。因此我們可以得到以下結論：過去的許多案例說明，許多受孕婦女簡單地透過攝取適合自己血型的飲食，降低對立血型的抗體，就能生出健康的下一代。怎麼做？只須避免繼續食用會招致不相容血型的問題的食物就可以了。

妊娠毒血症

早在 1905 年就有人提出某些血型的致敏作用會導致妊娠毒血症——這是一種發生在懷孕晚期的血液中毒，嚴重者甚至會導致重病與死

亡。後來的研究發現，大量的 O 型婦女出現咯娠毒血症可能導因於對 A
型或 B 型胎兒的反應。

先天缺陷

　　O 型母親與 A 型父親之間的血型不相容性，可能會導致數種常見的
先天缺陷：葡萄胎（水泡狀胎塊）、絨毛膜癌、脊柱裂和無腦畸形。有
多項研究指出，這些問題似乎似乎是由 ABO 孕婦與胎兒神經和血液組織
不相容引起的。

新生兒溶血病

　　新生兒的溶血（摧毀血液）疾病是和母親血液之陽／陰性有關的原
發性疾病。它只會傷害 Rh 陰性女性的後代，所以如果妳是 O、A、B 或
AB 型者就不用擔心。

　　70 幾年前，研究人員發現缺乏抗原並懷有 Rh 陽性寶寶的 Rh 陰性
婦女，會出現這種獨特的狀況。Rh 陽性寶寶的血液細胞中帶有 Rh 抗原，
由於不像主要血型系統在出生時即產生對其他血型的抗體，Rh 陰性的
人除非先致敏化，否則不會產生 Rh 抗原的抗體。這種致敏作用通常發
生在母親與胎兒於分娩期間血液交換之時，母親的免疫系統在生第一胎
時沒有足夠的時間反應，因此寶寶不會受影響。但如果這位已經過敏的
母親再度受孕並懷了 Rh 陽性的寶寶，她就會對寶寶的血型產生抗體，
這個潛在性的作用會導致胎兒天生缺陷甚至使死亡。幸好現在已有疫
苗，能讓生過第一胎的 Rh 陰性母親，在以後每一次分娩時使用，如果
了解自己的 Rh 狀態並確實施打疫苗，就不會有太大的問題。

不孕症與習慣性流產

　　五十多年來，科學家都在研究為什麼 A、B 與 AB 型女性無子女的情

形比 O 型女性更常見。許多研究人員推論，不孕症和習慣性流產可能是女性陰道分泌物中的抗體與男性精子上的血型抗原反應的結果。西元 1975 年一份針對 288 個流產胎兒做的研究顯示，A 型、B 型與 AB 型胎兒明顯較多，可能是 O 型母親和他們的抗 A 與抗 B 抗體，產生不相容的結果。

而一項針對大量家庭樣本的研究顯示，當母親和父親的 ABO 血型不相容（例如 O 型母親和 A 型父親）時，流產率最高。在 O 型或 A 型的白人和非裔美國人婦女中，經常在流產中發現不相容的 B 型胎兒。

血型與不孕症之間是否相關目前尚無定論。在我自己的臨床經驗中，我發現導致生育問題的原因很多，包括食物過敏、不當飲食、肥胖和壓力。

病例

習慣性流產
拉娜，42歲，A型

拉娜在長期的連續流產後來到我的辦公室。她告訴我，她是在不孕症醫師的候診室裡跟別人聊天時聽說了我的事。拉娜絕望不已，因為過去十年她流產超過 20 次，她已絕望不打算要有自己的孩子了。我建議她試用 A 型飲食，一整年，拉娜不懈怠地遵守血型飲食，同時服用數種植物藥劑，加強子宮肌肉的緊張度。年尾，她懷孕了，拉娜欣喜若狂，卻也非常緊張。

除了以前多次的流產紀錄外，她也擔心自己的年齡以及胎兒有唐氏症的可能。她的婦產科醫師提議為她進行羊膜穿刺術，這種診斷在四十歲以上的產婦很常見，但是我建議不要，因為這個程序可能造成流產的風險。和先生商量後，拉娜決定放棄羊膜穿刺術，接受天生缺陷的可能性。在求診後兩年，拉娜生下一個非常健康的男嬰。

幾年後拉娜再度到我的診間，但不是請教懷孕相關問題。她身旁坐

著三個小孩，我問：「這些都是妳的嗎？」她回答：「沒錯。」我說：「妳是怎麼辦到的？」她害羞地回應：「我們在事業上遇到了一些問題，所以有很長一段時間都沒辦法出去拜訪客人。所以我就將第一次拜訪您時，您教我的一切，反覆去做啊。」

病例
不孕症
妮芙絲，44歲，B型

妮芙絲，一位四十四歲的南美裔按摩治療師，因為有許多消化上的問題，初次來就診。在開始採用 B 型飲食不到一年，大部分的消化問題都解決了。

有一天，妮芙絲害羞地告訴我：她懷孕了。雖然她之前沒透露，但現在她告訴我，她和先生努力了好幾年想生孩子，但終究放棄希望。她認為 B 型飲食讓她重拾了生育能力。將近九個月後，妮芙絲生下一個健康的女嬰，取名為娜夏，意思是「上天恩賜的禮物」。

性別比例

在歐洲和非歐洲人口中，O 型母親生下的 O 型「男」嬰比例較高；同樣地，母親和小孩都是 B 血型的，也是男生多於女生。但 A 型母親所生的 A 型嬰兒情況則恰恰相反，女性後代更為頻繁。

更年期和月經問題

更年期影響每個中年婦女，無論她的血型如何。兩種女性基本激素，雌激素和黃體素（progesterone）的減少，對許多婦女造成了嚴重的心理和生理問題，包括熱潮紅、性慾減退，抑鬱，脫髮和皮膚改變。

女性荷爾蒙減少也會增加心血管疾病的風險，因為雌激素會增強對心臟的保護，降低膽固醇的指數。缺乏雌激素的另一個後果是骨質疏鬆，骨質一旦變得稀疏，就會導致骨骼脆弱甚至死亡。由於了解荷爾蒙

減少會產生特定的風險，許多醫生會採用荷爾蒙補充療法來提高人體內的荷爾蒙，包括高劑量的雌激素，有時也會使用黃體素。許多婦女也很關注傳統的雌激素替代療法，因為一些研究顯示，使用這些激素的女性罹患乳癌的風險增高——尤其是有乳癌家族病史的人。因此是否要使用這些合成荷爾蒙，實在是個兩難的問題。

了解自己的血型可以幫助你解開這個矛盾，並選擇最適合個人需求的最佳方法。

如果妳是 O 型或 B 型人且進入更年期，可以依照所屬的血型運動建議，選擇適合目前身體狀況與生活形態的方式開始運動，並行採用高蛋白質的飲食。一般的雌激素補充療法基本上對 O 型和 B 型婦女成效良好，除非本身有乳癌的高風險因子，否則危險性不高。

A 型或 AB 型的婦女則應該避免使用雌激素補充療法，因為這兩種血型的人，罹患乳癌的機率異常的高（參見第十二章）。最好改用新發現的植物性雌激素，基本上，它是取自於大豆、苜蓿和山藥等植物的似雌激素與似黃體素製劑；這些製劑大部分都做成乳膏，可以每日擦在皮膚上數次。植物性雌激素多半富含雌激素中的雌三醇，而化學性雌激素是以雌二醇為基本。就醫界的結論顯示，補充雌三醇能抑制乳癌發生。

植物性雌激素的效用雖無化學性雌激素強，但絕對能有效對抗許多停經後的擾人症狀，包括熱潮紅和陰道乾燥。因為它們都是弱雌激素，不會像化學性雌激素那樣抑制自體製造的雌激素。如果有乳癌家族病史而無法使用各種雌激素補充的女性，植物性雌激素可說是更自然的禮物。如有需要，請向婦科醫師請教相關製劑的使用。如果沒有特殊罹患乳癌的風險因子，比較強效的化學性雌激素，能夠更有效的降低心臟病、骨質疏鬆症以及停經的症狀。

有趣的是，在日本，典型飲食中富含植物性雌激素，因此他們沒有一個能夠精準代表「停經」的詞彙。無疑地，廣泛使用含有植物性雌激

素金雀異黃酮（Genestein）及黃豆　元（Daidzein）的大豆食品，有助於調節更年期的嚴重症狀。

> **病例**
>
> 月經問題
>
> 派蒂，45歲，O型

帕蒂（Patty）是一名 45 歲的非洲裔美國婦女，患有多種疾病，包括關節炎、高血壓和嚴重的經前症候群，每次月經來出血量都很多。她在丈夫的陪伴下來到我的辦公室。當時，為了治療這些疾病，她正服用了一種或多種的藥物治療。我了解到派蒂是個素食主義者，因此她有貧血也就不足為奇了。我建議她開始運動並且採用 O 型高蛋白飲食，並開了一些植物性藥材給她。

兩個月內，派蒂有了驚人的轉變。她的關節炎痊癒了，高血壓在控制範圍內，最近兩次經期前的症狀都不見了，月經出血量也恢復正常。

關於血型和常見疾病之間的研究每年都有許多論述；而科學界也對於某些疾病只針對或偏好特定血型的趨勢也愈來愈能接受。這些相關報導都會定期地刊登在我的網站 www.dadamo.com 中，有興趣的讀者可以參考。

了解患病的機率、評估風險因子並掌握情況，都會讓你多學習到一種方法，可以採取積極的行動，去對抗那個經常令人無可奈何的力量。

下一章我們探討的是癌症。癌症是造成死亡與疾病的主要原因之一；各種癌症和血型之間有著非常清楚的連結，以下我將利用整章的篇幅來討論它。

第12章

血型與病毒：爭取治療

每當我檢視血型和癌症之間的治癒關係時，總感覺特別痛苦；因為我母親在飽受痛苦與折磨後死於乳癌。

我母親是一位出色的女性，她純樸的西班牙價值觀，守護我們對抗外在的各種虛偽與浮華。媽媽在家中算是一個奇葩，她是 A 型，一個只挑自己想吃的食物的人，她有加泰隆尼亞人出了名的倔強脾氣。在她家（我父母離異），她大多吃肉、沙拉和一些加工食物所組成的地中海飲食。儘管我父親長期鑽研血型，當我們住在母親家時，從不曾看到適合 A 型人吃的大豆或豆類食品。

看過家人或朋友勇敢、辛苦，卻終究無力打敗癌症的人，都知道抗癌是件最令人心碎的事。看著我母親從乳房切除後進行化療，短暫的緩和到復發，我似乎可以想像那些看不到的入侵軍團，偷偷溜進她健康細胞的景象。這些癌細胞找到一個強大的據點，然後橫掃她的免疫系統，像野蠻人一樣展開偷襲。最後，什麼也阻止不了它們，它們贏了。

母親死後的幾年，我發現自己一再回顧癌症的奧祕。我常常在想，如果母親遵守 A 型人飲食有沒有可能可以逃過一劫？或者她的基因早就被預選了要和癌細胞作戰並輸掉這場戰疫？為了她，我致力於尋找這些問題的答案。而在所有癌症當中，我和乳癌甚至存在著有一種「加泰隆尼亞式」的世仇。

癌症是否會在特定血型個體內，找到原本就比較肥沃的基地生長、茁壯？答案是肯定的。

不可否認地，相較於 O 型和 B 型，A 型或 AB 型癌症的總體發病率比較高，存活率也較低。

事實上，早在 1940 年代，美國醫學會就指出，在所有血型中 AB 型罹患癌症的比例最高，不過這則新聞並沒有上頭條，可能是因為 AB 型的人口比例非常低。就統計觀點來說，AB 型的高發病率不會像人口較多的 A 型，在出現高數值時，能引起更大的警訊。然而從個人角度來看，這個研究數據肯定讓 AB 型的人不太舒服。研究人員或許只將癌症視為數字遊戲，但我卻認為這是攸關個體性命的議題。

O 型和 B 型的致癌率相對低，但目前尚未有足夠資訊支持箇中原因。其中一個重要的線索就是：我們可以探索不同血型抗原和抗體的活性。

話雖如此，血型與癌症的關係相當複雜，而且在很多方面仍有待釐清。但你必須知道，不是身為 AB 型或 A 型就代表一定或很可能會罹患癌症；同樣地，O 或 B 型人也不意味著就能倖免於罹癌。癌症的成因很多，為什麼有些似乎沒有風險因子的人卻仍然罹癌，類似的謎團依舊難解。

血型慢慢地成為了解癌症的其中一項要素，但它只是拼圖中的一片。癌症的成因很多——化學致癌物質、輻射和其他遺傳因素等，這些原因多半和血型沒有關聯，所以不會在人口上產生顯著的差異性。比如抽菸就很容易掩蓋或削弱它與血型之間的關聯，因為香菸本身就是威力十足的致癌物——這和你天生是否具有易感性無關。

關於血型與癌症之間的分子關係的科學研究的確很多，但是研究中卻忽略了這些血型的人是否有更好的機會可以倖存於特定癌症的問題。

誰生誰死？誰能倖存？誰又不能？在我看來，這是癌症與血型研究缺失的一大環節。**真正「血型與癌症」的連結應該在於不同血型的解決率而非發生率；而關鍵可能就是凝集素的黏合。**

癌症凝集素的連結

莎士比亞在《亨利五世》中提到，「一些不好的事情中，亦可能存在好之契機。」某些情況下，例如使用化療來對抗癌症，這個毒藥既方便也有效。而關於癌症，凝集素可以發揮積極的作用，它們可以用於凝集癌細胞，從而充當免疫系統的催化劑——喚醒身體開始忙碌並保護好細胞。

但要怎麼讓這件事發生的呢？正常情況下，細胞表面醣的產生是非常獨特而且是受控制的，但癌細胞卻非如此。由於基因物質被擾亂，癌細胞無法控制表面醣的產生，通常會製造出比正常細胞還要多的數量，一旦遇到合適的凝集素，它就會比正常細胞更容易陷入糾結。

1963 年，麻薩諸塞州總醫的研究員約瑟夫・奧布里（Joseph Aub）偶然發現正常細胞和癌細胞之間，表面存在著許多差異，這個想法在當時被認為很怪異，以一位傳記作者的話來說就是「狂妄自大」。

奧布里認為，這些差異會讓癌細胞在正常細胞不擴散時，脫離其主要部位並擴散到全身。最初他試圖使用攜來消化癌細胞表面的某些部分，看看是否有變化。

接著，就像許多醫學發現一樣，運氣之神降臨了。在他使用的所有攜之中，只有一種源自於小麥胚芽的攜顯示出能使癌細胞產生凝集的作用。當他從豬胰臟中取出一種可以取代小麥胚芽的相同攜時，卻什麼事都沒有發生。顯然地，小麥胚芽中有奧布里所關注的攜以外的其他物質正在凝集癌細胞。奧布里和他的同事很快就發現，小麥胚芽攜被一種小蛋白所污染，而該蛋白就是負責凝集的活性。奧布里在小麥胚芽中發現了一種可以凝結癌細胞的凝集素。

惡性腫瘤細胞對凝集素黏結作用的敏感度，比正常細胞高出上百倍。如果準備兩片載玻片，一片放上正常細胞，另一片則是惡性細胞，

之後加入相同劑量的適當凝集素，惡性細胞的載玻片上會呈現一個糾結
的大團塊，而正常細胞的載玻片只會出現微小的變化。

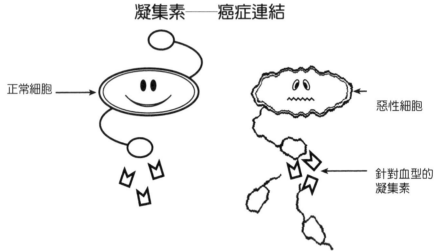

凝集素──癌症連結

正常細胞

惡性細胞

針對血型的
凝集素

為什麼凝集素會黏結癌細胞。圖左繪製的細胞代表非惡性細胞。由於表面醣的產生受
到完好遺傳物質的控制，正常細胞壁會讓表面醣以規律的模式排列。但惡性細胞有更
多的表面醣，因為它們的遺傳物質有瑕疵，導致惡性細胞產生的表面醣無法控制數
量。一個針對血型的食物凝集素若加掛到「正常」與「惡性」細胞上，凝集素會對
「比較毛躁」的惡性細胞，造成比正常細胞更具侵略性的互相作用。

　　當惡性細胞凝結成數百、數千或數百萬個癌細胞的巨大糾結時，免
疫系統就會復甦。抗體可以瞄準癌細胞團塊，將其標識為可摧毀的。這
個搜索殲滅敵人的任務通常是由肝臟內強大的清道夫細胞執行。

　　如果你進入醫學資料庫，輸入關鍵字「凝集素與癌症」，那麼印表
機可能需要跑個好幾天。凝集素被廣泛地運用在癌症的分子生物研究
上，因為它們是絕佳的探針，能幫助辨識癌細胞表面上獨特的抗原，稱
之為「標記」（marker）。但除此之外，凝集素的運用卻很有限，這一
點非常的可惜，因為它們在一般食物中無所不在。透過確認患有特定癌
症病人的血型，並採用源自血型飲食的適當凝集素，任何癌症患者都可

以使用這強大的新工具來提高生存機率。

深入血型看癌症

人的一生會出現數不清的細胞分裂，在這樣的機率下，沒有出現更多癌症實在很神奇。**這可能是因為免疫系統有特殊能力，基本上大都可以偵測並消滅每天所發生的突變。與癌症可能起因於這個監督功能的故障，癌細胞成功的模擬成正常細胞，騙過免疫系統讓它無能為力。**正如前面所提過的，視入侵者的形狀與形態而定，血型皆帶有獨特的監督能力。

許多腫瘤抗原（腫瘤標標記）顯示出血型抗原特徵。其中許多是類A，或許這就解釋了A型和AB型在癌症中顯著的原因。但這還不是全部。

看到這裡，你應該對血型、凝集素黏結和癌症之間的相互作用關係有了粗略的概念。接下來的問題就是：這些關係又代表了什麼呢？如果你個人擔心癌症，這些認知對你又有何意義？

研究工作仍持續進行；當我們了解愈多，存活機率就愈高。現在，讓我告訴你，我對癌症的發現，以及你可以採取的行動。

乳癌

幾年前，在翻閱新病患的病歷時，我開始發現許多以前罹患乳癌，後來完全康復的女性都是O型或B型。她們的康復率令人印象特別深刻，因為她們之中大部分的人都告訴我，她們並沒有接受特別積極的治療，最多就是手術切除，只有極少數人有接受放射線治療或化療。

怎麼會這樣？統計顯示，即使使用最積極的乳癌治療也只有19%~25%的婦女，能在診斷後存活五年到十年。然而這些平均活得更久

的婦女，卻也只接受最基本的治療，這當中有可能是因為她們的血型 O 型或 B 型，幫助了她們對抗乳癌的擴散或復發嗎？

多年來，我也慢慢地發現，罹患乳癌的 A 型和 AB 型婦女有明顯趨勢，儘管我能觀察到的案例並不是很多，她們的細胞惡化得程度更高，存活率也較低，即使之前取自淋巴結的切片檢驗，顯示她們體內沒有癌細胞。但根據我個人的臨床經驗，以及科學界的研究，結論是：**乳癌存活率和血型之間大有關聯。**

1991 年，英國醫學期刊《柳葉刀》的一篇研究報告或許能為我們證實了部分答案。研究人員報告指出，如果使用可食用的羅曼蝸牛所含的一種凝集素菌株做治療，或許可以藉由它的特性，預測出乳癌是否會擴散到淋巴結。其中報告指出，攝取蝸牛凝集素與隨之移轉至淋巴結之間的關係強烈。換句話說，原發型乳癌細胞表面的抗原在改變，而這種變化會讓癌症擴散進入淋巴結。**重點來了：羅曼蝸牛凝集素對 A 型有很高的特異性。**

乳癌研究人員發現，隨著癌細胞變化，它們會變得更似 A 型。如此一來，癌細胞就能繞過身體的所有防禦，長驅直入無防禦性的淋巴系統。

然而我的 O 型病患倖存下來，單純就因為她們是 O 型嗎？同樣的，B 型病患存活下來，也是因為她們的 B 血型嗎？答案顯然如此。

我們對癌症的科學理解得到了證實。許多腫瘤細胞表面上都有獨特的抗原或標記。比方說，乳癌病患的癌抗原 15-3 指數比較高（CA15-3；一種高分子量醣蛋白，對乳癌有高特異性，臨床作為偵測乳癌與治療追蹤），是乳癌的標記；而卵巢癌病患則有顯示高 CA125 指數；至於前列腺癌患者的前列腺特異性抗原（PSA）則飆升；依此類推。這些抗原稱之為腫瘤標記，通常被用來追蹤病情發展與治療功效。許多腫瘤標記都具有血型活性。有時候腫瘤標記就是不完整或是已經損壞的血型抗原，

如果在正常細胞中，就會繼續形成血型系統裡的一份子。

理所當然地，這些腫瘤標記中，許多都有似 A 特質，讓它們能輕易通過 A 型和 AB 型的系統，被當成自己人而受到歡迎──最終的目標如同特洛伊木馬。相反地，似 A 的入侵者如果溜進 O 型或 B 型系統裡，將更容易被偵測與消滅。

許多乳癌標記極度似 A，這就解答了我的疑問：為什麼這些病患的復發率會有所不同。儘管我的 O 型與 B 型的病患罹患了乳癌，但她們的抗 A 抗原比較能夠作戰，包圍早期的癌細胞並將之摧毀。另一方面，我的 A 型和 AB 型病患在抗乳癌的作戰力就顯得頹弱，因為它們看不到自己的敵人。無論它們轉向哪裡，細胞看起來都跟它們一樣──它們無法偵測到隱藏在狡猾面具下突變的癌細胞。

病例

乳癌預防

安妮，47 歲，A 型

安妮到診間進行例行性健康檢查，沒有任何實際的身體不適。但是當我檢視她的病歷，發現安妮父母雙方家族罹患乳癌機率都很高，而且因乳癌死亡的比例也很高。

安妮很清楚自己有遺傳上的風險因子，但她很訝異自己的 A 血型也是風險因子的一種。她說：「我想血型對我也沒什麼差別了。得不得乳癌不是我能控制的。」

我向安妮建議幾種她能做的措施。首先，由於她的家族史，她需要高度警覺可疑的胸部腫塊，經常做乳房自我檢查並且定期照乳房 X 光攝影。

我問：「妳上一次照乳房 X 光是什麼時候？」。安妮害羞地回答是 7 年前的事了。原來安妮強烈表示不願意使用任何常規性的醫學技術，她自修草藥與維生素的知識，用這些方式有效的自療。但當涉及

較具侵入性的醫療，她就會迴避。不過她還是答應我會去安排照乳房 X
光。

安妮的乳房 X 光結果沒問題，她開始執行密集的防癌計畫。A 型
飲食對安妮來說不難調適，因為她原本就以素食為主。我用抗癌食物對
飲食進行了微調——特別提高大豆的攝取量以及特殊的自然療效草藥；
此外，安妮也開始學習瑜伽。她承認，這是她自成年以來，第一次不用
一直擔心惹癌上身。

一年後，安妮進行了第二次乳房 X 光攝影。這次她的左胸被發現
有一個可疑的標記。活體組織切片（活檢）檢查顯示那是癌前症狀；基
本上，腫瘤形成表示突變細胞的存在，但它不算是癌症，但如果細胞持
續質變和惡化，那麼就可能變成癌症。在做活檢期間，安妮的醫生完全
除去了癌前組織。

多年來雖然都沒有再發現新的腫瘤，但我們還是謹慎地觀察安妮的
狀況。她持續嚴格遵守 A 型飲食，她說自己從來沒覺得這麼健康過。

就一個醫生的能力範圍，最美好也最有價值的事莫過於能成功的預
測與預防疾病。我很高興安妮當時有來找我，並且採取了所有正確的步
驟。

乳癌免疫療法

乳癌依然是個棘手的問題，而且致命率高。但有些跡象顯示，血型
可能在治療上扮演一個關鍵的角色。免疫療法是抵禦所有癌症（包括乳
腺癌）最具希望的研究領域。當前，許多臨床試驗研究就以疫苗來檢驗
是否能有效治療癌症，這是一個充滿希望的方向。早期採用這種方法的
開拓者之一就是使用血型來作為疫苗的基礎。

已故的喬治‧史普林格醫師（Dr. George Springer）是芝加哥大
學醫學院布萊癌症中心（Bligh Cancer Center）的研究學家，他研究
了一種以 T 抗原分子為基礎的疫苗功效。自 1950 年開始，史普林格一

直是血型在疾病上的重要研究者之一。他在 T 抗原領域的貢獻非凡，也是該研究界的翹楚。

T 抗原是在許多癌症（尤其是乳癌）中發現的常見腫瘤標標記（泛癌抗原）。它與抗 A 型抗原具有某些相似之處。身體健康、沒有癌症的人帶有反制 T 抗原的抗體，所以不會在體內發現它們。T 抗體實際上是自體攜帶反制自體的少數抗體之一，儘管事實證明 A 型人本身所製造的抗體較其他血型來得少。T 抗原結構在 1960 年初期由德國科隆大學免疫學家傑拉德‧歐布萊克（Gerhard Uhlenbruck）從花生的凝集素中發現。

史普林格認為，用 T 抗原和幾種稱為助劑的輔助分子所做成的疫苗，有助於刺激並喚醒癌症患者被抑制的免疫系統，幫助它們攻擊並摧毀癌細胞。史普林格和他的同事們一直使用原自 T 抗原的疫苗（該疫苗與另一種常用於傷寒治療的疫苗），作為對抗末期乳癌復發的長期治療方法。雖然研究團體只有 25 位婦女不到，結果卻令人驚豔。所有患有嚴重疾病的乳癌患者，其中有 11 位（III 期和 IV 期）均存活超過五年（在所謂的終末期癌症中特別顯著），其中 6 名患者存活超過 10 年。這些結果簡直就是奇蹟。

史普林格持續研究著血型系統與癌症的關係，這些研究讓我深信，對血型自然進化的了解，最後不但能提供人們相關的風險因子資訊，也將會是治療疾病表現的方法。不幸的是，史普林格死後研究的工作停滯不前，但我很高興地向大家報告，近年來對 T 抗原有興趣的研究已逐日激增。

血型還可以透過其他方式影響乳癌的病程和結果；其中有一種機稱為「血管內皮生長因子」（VEGF：vascular endothelial growth factor）的分子，該分子參與人體血管網絡的發展，這一個過程稱為血管新生（angioggenesis：由已經存在的血管形成新血管）。一些證據認為，

血型 A 抗原與 VEGF 受體之間可能存在著直接的相互作用，增加血管生成，而這一個過程可以幫助癌細胞擴散。甚至還有非癌性證據的關係：VEGF 導致巨大的「**葡萄酒色斑**」（wine-stains；一種血管瘤 hemangi-oma）的生長現象，這在 A 型個體中也極為普遍。

其他癌症

癌症的病理學——如同瘋狂搶匪夜襲小鎮——基本上其變化都一樣，但依照病因及血型還是有所差異。身體免疫系統對癌症侵入與成長的反應方式，似 A 或似 B 腫瘤標記都能發揮驚人的控制。

同樣地，幾乎所有癌症都顯示偏好 A 型和 AB 型，不過偶爾也有似 B 的形態，例如女性生殖系統和膀胱癌。我相信應該是 O 型血中偏狹又有警覺的岩藻醣——成份較簡單，讓它們能夠甩掉 A 或某些似 B 的癌細胞，而發展出抗 A 或抗 B 的抗體。

遺憾的是，除了乳癌之外，我們對血型和其他癌症之間的關係所知甚少。不過，它們很可能都有類似的模式。以下探討一些常見的癌症。

腦瘤

大部分的腦部和神經系統癌症，如多形膠質瘤和星細胞瘤，都好發於 A 型和 AB 型個體；它們的腫瘤標記是類 A 的。

女性生殖癌

女性生殖系統（子宮、子宮頸、卵巢和陰唇）相關的癌症，顯示好發於 A 型和 AB 型女性；然而也有為數眾多的 B 型婦女罹患此症，這意味著，不同的腫瘤標記會因為情況不同而產生。卵巢囊腫和子宮肌瘤通常是良性的，但也有可能是對癌症的易感性跡象，所以也會產生大量的

A 型和 B 型抗原。

結腸癌

　　血型不是決定各種結腸癌最強的因素，飲食、生活型態及性情，才是導致大腸癌的風險因子。潰瘍性結腸炎、克隆氏症以及大腸激躁症，其病情如果無法減緩，最終都會讓身體系統衰竭，爲癌症敞開大門。此外，高脂肪飲食，加上抽煙、喝酒，也爲消化系統相關的癌症建立了理想的環境。如果有大腸癌家族病史，風險將會更大；也就是說，A 型和AB 型個體處於相對高的風險。

口腔癌及上消化道癌

　　唇癌、舌癌、齒齦癌、頰癌、唾液腺癌和食管癌均與 A 型和 AB 型血液有密切關係。因爲這些癌症大多數屬於自發性的，因此，只要戒菸、節制飲酒並注意飲食，則可將風險降至最低。

胃癌和食道癌

　　胃癌是因爲胃酸水準較低，而這正是 A 型和 AB 型的特色。在 6 萬3000 多件胃癌個案研究中，A 型和 AB 型占大宗。胃癌在中國、日本與韓國很常見，主要是因爲這些國家的典型飲食含有高比例的煙燻、醃漬及發酵食品。這些亞洲膳食把大豆可能帶來的好處都抵銷掉了，因爲一些有益的營養都被致癌的硝酸鹽給包覆了。B 型亞洲人的胃酸濃度比較高，即使他們吃了上述同樣的食物，也不容易罹患胃癌。

胰臟癌、肝癌、膀胱癌及膽囊癌

　　O 型具有堅強的消化系統，因此很少罹患這些癌症。根據丹娜‧法伯癌症研究所（Dana-Farber Cancer Institute）的一項研究顯示，與O 型相比，A、B 和 AB 型人更可能罹患胰腺癌；其中又以 A 型和 AB 型風

險最高。B 型則具有一定的敏感性，特別是在食用某些不合適的堅果和種籽時。

　　早期治療這些癌症會從大型動物，如羊、馬和水牛取得新鮮肝臟，這對病情似乎有幫助，但卻沒有人知道其中原因。後來發現，肝臟裡所含的凝集素能減緩胰臟、肝臟、膀胱和膽管癌細胞的成長與擴散。

病例
肝炎
凱西，49歲，A型

　　凱西首次求醫時，是因為腹部出現可疑的腫瘤，後來變成侵略型的肝癌。她在麻州波士頓的哈佛提康尼斯醫院接受治療，最後進行肝臟移植手術，之後有人介紹她來找我。

　　隨後兩年，我的焦點多半都放在利用自然療法的技術，取代她為了保住移植的肝臟而必須服用的免疫抑制抗排斥藥。凱西的病情進步到可以停止藥物治療。

　　不過，兩年後凱西出現嚴重的呼吸急促現象。她到哈佛做檢查，醫生在她的胸部 X 光片上發現可疑的病變，這些後來轉變成了癌症。

　　凱西和她的醫生陷入左右為難的難題。她的肺布滿了癌細胞，勢必要動手術（她的外科醫生說「那就像是摘櫻桃一樣」），而她因為肝臟移植無法接受化療。

　　我們利用基本的 A 型凝集素癌症飲食，和其他能增強免疫的植物藥，繼續努力。我也建議凱西口服鯊魚軟骨做成的製劑，當作灌腸使用。

　　藉著一連串的信件往來，凱西在哈佛的外科團隊一直讓我了解她的病情的最新進展；包括她肺部的損傷縮小了，看起來好像結痂了。後續的信件也確認了這些發現，隨著時間流逝，甚至連瘢痕組織也開始消失。

　　凱西又驚又喜，她告訴我：「當他們告訴我，癌症似乎慢慢減輕了，我覺得自己好像中了樂透一樣。」凱西又過了沒有異狀的三年。不幸的是，她的癌症再次復發，後來她便與世長辭了。

這件個案特別值得深思，理由有兩個：第一，這段時間凱西除了自然療法之外，沒有接受其他治療。第二，她在哈佛的團隊對於她找的自然療法醫師，都抱持開明且支持的態度。或許在這裡我們看到了未來整合醫療的一線希望：所有醫療系統都能屏除成見，攜手努力改善病人的情況。

順道一提，凱西自然療法的總支出不到美金 1500 元，相對的，她在一般療法上卻花費數萬美金。

淋巴瘤、血癌與何杰金氏症

O 型容易罹患淋巴瘤、血癌（白血病）和何杰金氏淋巴癌（HODGKIN's DISEASE）。雖然這些血液和淋巴疾病喜歡攻擊 O 型，但它們可能不是真正的癌症，而是橫行的病毒感染。以我們對 O 型的了解來看，這是有點道理的：O 型其實很能對抗大部分癌症，但 O 型的抗原不是精心設計用來對抗病毒的。

肺癌

肺癌基本上沒有針對性，它是少數沒有特殊血型連結的癌症之一。肺癌最常見的起因就是抽菸。沒錯！許多其他因素也會造成肺癌，有些從來不抽菸的人卻死於肺癌。然而，抽菸是肺癌壓倒性的肇因。煙草是很強的致癌物，它可以大搖大擺地繞過任何阻礙，為所欲為。

前列腺（攝護腺）癌

分泌型的人罹患前列腺癌的比例似乎比較高。我個人的經驗是 A 型和 AB 型男性罹患前列腺癌的人數，遠多於 O 型或 B 型的男性。也就是 A 型或 AB 型分泌型的人罹癌風險最高。

皮膚癌及骨癌

　　惡性黑色素瘤是最致命的皮膚癌形態，A 型和 AB 型罹患的風險最大；但 O 型和 B 型也不能倖免。骨癌似乎始終較偏好 B 型，不過 A 型和 AB 型也存有一定風險。

尿道，腎臟和膀胱癌

　　膀胱癌不分男女，最常出現在 A 型和 B 型身上。AB 型因為同時具備 A 和 B 的特性，可能是所有血型中風險最大的。如果膀胱或腎臟感染有復發狀況，B 型要比 A 型更加小心處理，因為它非常有可能會導致更嚴重的疾病。有一個令人費解的關係尚未釐清：小麥胚芽，它的凝集素可以用來對抗乳小葉和乳管原位癌，卻自相矛盾的增加膀胱癌細胞的生長。

反擊癌症

　　癌症就像是一幅令人沮喪的圖畫。如果你是 A 型或 AB 型，我想你可能會因為你對癌症的易感性感到鬱悶；但是別忘了，易感性不過是眾多因素中的其中一個。我相信，若能理解個人罹癌的難易度，進一步知道如何運作自己的血型，一定就有更多反擊癌症的機會。以下策略提供給每個人為自己努力，尤其是 A 型或 AB 型的人，許多推薦的食物都是為這兩種血型量身打造的。目前研究的主要焦點放在乳癌的似 A 標記，對似 B 癌症做的研究調查不多，這也意謂著在此推薦的抗癌食物，可能對 A 型 AB 型非常有效，卻不一定能幫到 B 型或 O 型。事實上，大部分的食物，諸如花生、大豆、扁豆和小麥胚芽等食物，反而都會對者 B 和 O 型人造成其他問題。

　　持續的研究，相信有一天我們將更深入了解針對所有血型有關的癌

症和飲食之間的關係。以下將特別對 A 和 B 型提供一些建議。

怎麼吃怎麼活

A 型人的消化道不容易分解動物性脂肪和蛋白質，因此 A 型和 AB 型的人應該遵守高纖維、低動物性食品的飲食原則。

下列特定的食物，請慎思後，在針對自己的體質用來預防癌症。

黃豆

每一塊豆腐有介於 3% 至 11% 是由黃豆凝集素組成的。黃豆凝集能力可以選擇性地辨認 A 型抗原的早期突變細胞，並將它們掃出體外，只留下正常的 A 型細胞。雖說大豆食品來源唾手可得，但少量攝取就足夠凝集所需。

黃豆的凝集素對乳癌細胞的辨識能力特別好；效果好到從骨髓中抽取，並且去除癌細胞。實驗組的乳癌患者，她們的骨髓被取出，然後接受高強度的化療和放射線轟炸，這些腫瘤學工具一般來說會摧毀骨髓，取而代之的是抽取骨髓——用大豆凝集素清洗過——再重新放回病患身上；這種治療顯示出良好的成效。

黃豆凝集素也含有與雌激素相關的成分金雀異黃酮及黃豆　元，這些成份不但能幫助影響女性雌激素的平衡，也有助於減少血液供給腫瘤細胞的特性。

各種形式的黃豆製品，對 A 型和 AB 型來說，皆具有良好的防癌效果。對這兩種血型來說，大豆的植物性蛋白質比較容易利用，所以強烈建議討厭豆腐及豆腐食品的 A 型和 AB 型人，可以試著接受豆類製品；不但要把豆腐當成食物，還要把它當成強力的藥物。

日本女性罹患乳癌的比例很低，因為在整體的日本飲食中，豆腐和

其他大豆食品占有重要的地位。隨著飲食愈來愈西化，這類癌症出現的比例也隨之上升。一份針對住在舊金山的日本女性移民所做的研究顯示，她們罹患乳癌的比率，比她們在日本的親戚要高出兩倍——這無疑是飲食習慣改變所造成的結果。

花生

花生凝集素也被發現含有一種對乳癌細胞——尤其是髓質形式癌細胞——敏感的特殊外源凝集素。花生凝集素對於管內癌（原位管癌）、小葉癌，及硬癌等形式乳癌活性比較弱；這種連結可能也適用在其他「似 A 癌症」的治療上。

最好能吃帶皮（不是去殼）的新鮮花生；花生醬並非好的凝集素來源，因為市售多數產品都過度加工並均質化了。

莧菜

莧菜籽所含的凝集素對結腸癌細胞具有特定的親和力；它可以對癌細胞進行編輯以殺死自己，這一過程稱為細胞凋亡。

蘑菇和蠶豆

市面上的（蕈菇）蘑菇和蠶豆含有能反應並抑制 T 抗原的凝集素。如果患有大腸瘜肉病史（通常是癌前症），則可能需要增加這些食物的攝取量。有一系列驚人的研究顯示，這些凝集素實際上可以逆轉結腸中許多的癌前變化，從而對細胞進行重新編輯，以使其回復正常的狀態。

扁豆

在常見的棕色或綠色小扁豆中所發現的凝集素對乳癌中的小葉、髓質、乳管內和基質形式顯現出強烈的特定吸引力，並可能影響其他似 A 癌症。

利馬（皇帝）豆

利馬豆凝集素是所有 A 型細胞（無論是否癌變）中最強的凝集劑之一。當身體健康時，利馬豆會傷害你，所以它不應該列入預防策略的一部分；但是，如果患有似 A 癌症，食用利馬豆，其凝集素會黏結集大量的癌細胞。此外，雖然它也會摧毀一些無辜且正直的 A 型正常細胞，但兩權相害取其輕，也是值得的。

小麥胚芽

小麥胚芽凝集素對於 A 型癌症具有相當的親和力。小麥的凝集素集中在種籽的外膜上，一般常被剝除的外皮。未經加工過的麥麩具有相當顯著的凝集素，但市售處理過的小麥胚芽也是一種選擇。

蝸牛

A 型或 AB 型的人，有機會到高檔法國餐廳用餐時，請盡情享用蝸牛吧！把它當作是用魅力與美味包裝的藥物。食用蝸牛（羅曼蝸牛）具有強大的乳癌凝集素來源，能決定癌細胞是否轉移到淋巴結。

除非吃蝸牛讓你感到噁心（事實上，它們很美味），不然試試又何妨？我的一位義大利同事曾經給我看過一部十五世紀的手稿，上頭建議中世紀的醫生「如果婦女的乳房有蟹狀的疤痕，那就讓她吃蝸牛吧！」

其他策略

善待肝臟和結腸

女性應該注意，肝臟和結腸可能是讓雌激素降低的兩大部位；如果它們的功能受到影響，則體內的雌激素指數即可能上升。雌激素活性升高有可能刺激癌細胞的生長。

採用高纖維飲食來增加結腸壁細胞內的丁酸鹽（Butyrate），它會

促進組織的正常化。

抗氧化劑

研究證實維生素抗氧化劑能應用於乳癌，但它對於疾病預防效果卻有限。維生素 E 和 β-胡蘿蔔素在乳房組織沉澱的濃度不夠高，沒有辦法做出正面的影響。而以植物為基底的抗氧化劑似乎確實有其效用，但必須結合維生素 C 使用，才能產生最佳效果。

黃洋蔥含有豐富的槲皮素，是一種特別有效的抗氧化劑。槲皮素沒有維生素 E 的雌激素活性，而且比維生素抗氧化劑強數百倍。許多保健食品商店都可以找得到。

有乳癌風險因子，且正打算或已經接受雌激素補充療法的女性，應使用取自天然食品的植物性雌激素而非合成雌激素。植物性雌激素含有豐富的雌三醇，在雌激素中是比雌二醇更弱一點的形態，雌二醇是人工合成製造，雌三醇能降低罹患乳癌的機會，合成的則會增加風險。諾瓦得士錠（Tamoxifen）是種雌激素阻斷藥物，一般會開給有雌激素敏感乳房腫瘤的乳癌病患服用，所以本身的雌激素形態較弱。金雀異黃酮是在大豆凝集素中發現的一種與雌激素有關的化合物，這種植物性凝集素會抑制血管生成，能干擾癌腫瘤成長所需的新血管產生。

發芽蔬菜

發芽蔬菜能夠釋放出其中隱藏的強大藥效，其中以十字花科蔬菜特具優勢；這些蔬菜發芽時會釋放出大量的抗癌分子，稱為蘿蔔硫素。蘿蔔硫素對 DNA 的作用有深入的研究，除了可促進 DNA 的適當修復之外，還能控制基因對環境刺激予以適當的回應。

日常保健

經常運動，充分休息。在生活中要有足夠的創造力表達。避免使用

已知的污染物和農藥。多攝取水果和蔬菜。不要濫用抗生素。如果不幸生病了，請讓自體的免疫系統去抵抗疾病，唯有這麼做，才能讓自己更健康；不要過度依賴流感疫苗或抗生素，它們會抑制免疫系統的自然反應，給自體一個機會，它們能表現出強大威力！

病例

乳癌末期
珍妮，50歲，AB型

珍妮第一次到我辦公室時，她的乳房已切除，為了治療浸潤性乳腺管癌轉移至淋巴結，也進行過幾次化療。珍妮初診時，左邊乳房有兩顆獨立的腫瘤，一顆 4cm，另一顆 1.5cm，沒有人對她的生命延續抱持希望。

我讓珍妮採用調整過的 AB 型癌症飲食並強調大豆（富含 A 凝集素），幫她接種紐蒙肺（多價性肺炎鏈球菌疫苗），讓她採用針對 A 型乳癌患者的植物性藥材。她的腫瘤標記 CA15-3 值原本是 166（正常值 < 10），兩個月後掉到 87，四個月後更降到 34。我建議她去芝加哥的喬治‧史普林格研究中心，看能不能加入他的疫苗研究，她也加入了。

直到今天，珍妮生理上的所有跡象包括骨頭掃描，看起來情況都良好。由於珍妮是 AB 型，我目前還不敢貿然宣布她是否已痊癒，留待時間證明了。

預防癌症和增強自然免疫系統，為未來健康提供了光明和希望。基因研究帶領我們更加了解──或許有一天甚至能控制──人體這個驚人機器中的細胞工作。

長久以來，癌症是人類最恐懼的疾病之一，我們無力保護自己和所愛的人躲過它殘酷的魔爪。血型分析能讓我們更深入了解自己的易感染度。透過對環境和飲食致癌物暴露的下意識警覺，並改變生活方式和食

物的選擇，我們可以讓細胞損傷的影響降至最低。

血型分析也提供加強免疫系統能力的方法，趁著癌細胞與突變細胞數量還很少的時候，把它們找出來並加以摧毀。癌症病患可以利用對自己的血型知議，充分發揮免疫系統的能力一起抗癌。他們還可以好好了解癌症成長與擴散的整個機制。

儘管許多人都因為最先進的療法和醫學知識而救回性命，但治療癌症的方法仍待繼續努力。對於已經罹癌及有癌症病史的患者，我的建議很明確：改變飲食，改變態度，並且開始使用抗氧化物保健品。如果你按照這些建議去做，就能得到更好的控制，心情也會更加平靜。我們都懼怕這種可怕的疾病，但是我們可以採取更積極行動。

攜手發展下一個領域

人類之旅始於一個免疫系統的成功案例——O型。**雖然不一定是第一個分子設計，但肯定是最有效的早期倖存血型。**至於首位分子型態的A型為何消失，然後為何又在四萬年前復活，這是個無法解釋的謎；但毫無疑問的，飲食、疾病、地理位置和行為的變化，會產生非常強烈的影響。隨著這些影響力的進一步發展，世界某些特定地區的不同情況，似乎對B型的發展更有利。最末階段，AB型的發展意義不在於它存在的真實結構，而是只有人類才能夠透過結合兩種基本元素，來製造不同血液的奇特屬性。

人類一直在學習，感謝基因計畫的創舉，人體基因圖譜——按照名稱、基因、染色體排序；這些偉大的建構者為了宏偉計畫中的每個活體細胞所繪製的結構圖譜。至今，我們對巨大細胞網絡的理解已經有所突破，其中也包含對乳癌巨型遺傳結構的發現。相信不久的將來，人類將能以前所未有的方式控制基因遺傳的命運。

或許我們可以？

過去，我們對遺傳演化的理解是，基因將長時間的發展。但是現在我們知道它會不斷地改變，除了自我重新排列外，還能彼此打開或關閉。在適當的條件下，這些基因的日常變化還可以代代傳承。儘管人類已經累積了龐大的遺傳百科知識，但我們還發現鮮少有基因可以獨自完成任何事情；相反地，它們存在並運作於大型網絡之中，其方式到比較像是計算機運算，而不是單純的化學反應。

然而，**有一種基因系統仍在挑戰簡單的特徵：血型。**當我開始對血型化學感到興趣時，許多同事建議我為何不找些更新穎的產品來研究？

他們說：「彼得，血型可以了解的內容還剩下多少？」甚至其中一位同事說得更乾脆：「彼得，對血型的興趣就是來自於女人的高跟鞋。」

當前，一份探討血型與新疾病的關係、微生物組的新發現，或者是生理學的新面貌的相關論文並不是短時間就內能完成並公布發表的；在我撰寫此書的同時，血型已經成為熱門的研究主題了。

有時在某文章聲稱發現了血型與某些疾病之間的新關聯時，我會搖頭；因為這些結論常常是幾十年前就已經知道的。我們從血型中發現新的醫學，似乎忘了這些偉大的工作先驅們早已經完成了。

革命尚未成功，同志仍須努力

生命的力量從何而來？推動並迫使我們生存的是什麼呢？

是我們的鮮血，我們的生命力。

新近爆發的罕見病毒和傳染病，例如伊波拉病毒，在在地對人類提出新的挑戰。相較於以前，如今我們似乎更能警覺到這些疾病似乎無視於醫學的介入。

對於未知事物所帶來的挑戰，我們的身體會給出答案嗎？

人類面臨的問題包括：

· 臭氧層空洞造成紫外線強度增加……

· 空氣和水污染日益嚴重……

· 全球水資源枯竭……

· 食物遭到汙染態勢嚴峻……

· 人口過剩與飢荒……

· 無法控制的傳染病……

· 從各方湧入的未知疫病……

人類會活下去，我們總是能僥倖存活下來。未來面對的生存型態為何？倖存者即將面對的世界和壓力又是如何？我們沒有答案。

或許未來，科學知識終將讓我們在人類最惡劣的衝擊中獲得統治權，文明將能喚醒自己免於走向滅亡的自殺衝動。

人類所擁有的知識浩瀚，我們有充足的理由懷抱著希望，當代最偉大無私的心智會致力於解決這個世界的各種現實問題——暴力、戰爭、犯罪、冷漠、偏執、仇恨與疾病——然後讓我們擺脫這個毒害漩渦。

沒有什麼是完成就緒的。這個世界以及我們存在這個世界的目的，都是一道永遠在改變的方程式，每個人暫時都在這其中，是不可分割的一部分。不管有沒有我們，革命都會持續下去。時間轉瞬即逝，也正因為它的無常，所以生命愈發顯現它的珍貴。

藉著分享我父親對血型飲食的執著以及我的科學知識，希望這本書能對每一位讀者的人生，帶來正面積極的衝擊。讓我們花點時間盡情享受我們的個性：學習和讚頌促使我們與眾不同的原因，將我們原本簡單、一體適用、過份誇大和概括式的思維和視野向外發展；這將需要更多的努力，但這種願景是打開自我實現之門的關鍵。

和父親一樣，我們都是執業的自然療法醫師。我致力於追求自然療法的知識與研究，多年來我對這份工作的熱情不減，它原本是父親給我的天賦，但現在它是我送給父親的禮物。血型飲食是一個革命性的突破，希望它能改變你的飲食與生活方式。

【附錄一】 血型圖譜

O 型：狩獵者：強壯 / 自力更生 / 領導人

優勢	強壯，強健的免疫系統，抵抗感染的自然防禦力，因應有效代謝和營養儲存的身體系統設計
缺點	無法適應新的飲食和環境條件，免疫系統可能過度活躍且會自我攻擊
健康風險	凝血障礙，發炎性疾病（關節炎），甲狀腺低下，潰瘍，過敏
飲食計畫	高蛋白（肉、魚），蔬果；禁忌：穀物，豆類，豆科植物
減重金鑰	不宜：小麥、玉米、腎形豆、海軍豆、扁豆、高麗菜、孢子甘藍、白花椰、芥菜 有益：海帶、海鮮、鹽、肝臟、紅肉、羽衣甘藍、菠菜、綠花椰
保健品	維生素 B，維生素 K，鈣，甘草，海帶
運動指南	劇烈運動，例如：有氧運動、武術、接觸運動、跑步

A 型：耕耘者：安定 / 合作 / 井然有序

優勢	飲食和環境條件變更適應良好，免疫系統受到保護和營養代謝容易
缺點	消化道敏感，免疫系統脆弱，易受微生物侵襲
健康風險	心臟疾病，癌症，貧血，肝膽疾病，第一型糖尿病
飲食計畫	蔬菜（青菜、豆腐、豆類、豆科植物、穀物），海鮮，水果
減重金鑰	不宜：肉類、乳製品、腎形豆、利馬豆、小麥 有益：蔬菜油、大豆食品、蔬菜、鳳梨
保健品	維生素 B_{12}，葉酸、維生素 C，維生素 E，山楂，紫錐菊，懈皮素，奶薊
運動指南	鎮定和集中型運動，例如：瑜珈、太極拳

B 型：遊牧民族：平衡 / 彈性 / 富創造力

優勢	強健的免疫系統，對飲食和環境變化適應力強，均衡的神經系統
缺點	沒有天生的弱點，然而一旦失衡將導致自體免疫力下降和罕見病毒侵襲
健康風險	第一型糖尿病，慢性疲勞綜合症
飲食計畫	均衡的雜食動物，肉 (不包含雞肉)，乳製品，穀物，豆類和豆科植物，蔬菜，水果
減重金鑰	不宜：玉米、扁豆、花生、芝麻籽，蕎麥，小麥 有益：穀物、蛋、鹿肉、肝臟、甘草茶
保健品	鎂、甘草、銀杏、卵磷脂
運動指南	舒緩身體與精神協調的運動，例如：登山、騎腳踏車、網球、游泳

AB 型：謎樣的人：稀有 / 有魅力的 / 神秘

優勢	為現代條件設計而成，免疫系統具高度容忍性，兼具 A 型和 B 型優點
缺點	消化道敏感，免疫系統可能過度活躍容易讓微生物入侵，對似 A 和類 B 疾病產生負面反應
健康風險	心臟疾病，癌症，貧血
飲食計畫	適度的混合飲食 (肉、海鮮，乳製品，豆腐，豆類和豆科植物，穀物)，蔬菜，水果
減重金鑰	不宜：紅肉、腎形豆、利馬豆、種籽，玉米，蕎麥 有益：豆腐、海鮮、乳製品、青菜、海帶、鳳梨
保健品	維生素 C，山楂，紫錐菊，纈草，檞皮素，奶薊
運動指南	鎮定和集中型運動，例如：瑜珈、太極拳；結合舒緩身體運動，例如：登山、騎腳踏車、網球

【附錄二】 經驗分享

當我開始在網站 DADAMO.COM 建立「血型飲食反饋資料庫」，讓大家可以用自己的文字記錄飲食中所產生的結果時，我發現沒有什麼能夠比真實故事和體驗更具說服力了。以下內容從資料庫中擷取，或許你可能也會在這些故事中找到自己的故事！

O 型 --

年輕男性

血型飲食進行之前，我是個體重過重，容易疲勞的素食主義者，並經常罹患各種疾病。在聆聽和閱讀了一些關於血型飲食的知識之後，我開始吃肉（尤其是瘦肉）和魚，並根據計劃改變其他的飲食習慣。在過去調整飲食的一年半中，我沒有生什麼大病，體重也減輕了，感覺精力源源不斷，更有幸福感，甚至可以感受到更大的荷爾蒙驅動力。改變飲食之後，我的生活確實發生了一百八十度的轉變。

年輕女性

過去，我曾認為所有食物對我而言都是有毒的。我病得很重，每天兩顆樂必寧（止瀉藥）才能讓我順利度過一天的工作時間，因為健康也接受過幾種傳統的醫學療法。我的膽囊已經摘除、高血壓失控、甲狀腺功能低下。改為 O 型飲食之後的一周內，我能明顯感受到其中的變化；所有的腸道疼痛／大腸激躁症都消失了，雖然現在我還在治療高血壓和甲狀腺功能低下的病症，但兩者終於能夠同時調節了。體重雖然沒有下降很多，但整體健康和精神狀況改變很大。那些日復一日看著我努力尋找不會讓我生不如死的食物，感覺我總是虛弱、精神不濟的那些好朋友，對於我各方面的正向改變感到震驚。我覺得自己又像個真正的年輕人了。

中年女性

奉行素食主義已經一段時間了，直到現在我仍無法理解為什麼我的健康狀況無法改善，體重也不見明顯下降。一年多前我被診斷出患有第二型糖尿病，控制血糖對我而言是個艱鉅的任務。用罄各種方法之後，我決定給戴德蒙博士所建議的飲食一個機會；勵行 O 型飲食幾個星期之後，我對自己的精神狀態和血糖下降結果感到興奮不已；此外，避開小麥和玉米製品之後，消化不良、胃灼熱和腸胃脹氣症狀全都消失了。

年輕男性

尚未進行血型飲食之前，我患有胃食道逆流、水腫和排便灼痛病症。除了咖啡和偶爾小酌的調酒之外，我排除或減少所有 O 型不宜的食物，並進行每周三至五次的舉重和有氧運動。執行飲食計畫以來，體重已經掉了將近二十公斤（由 107 公斤變成 89 公斤），胃食道逆流的現象也消失了（我認為這可能是因為自己曾經是起司狂熱份子的關係）。現在我不需要再愚蠢地把白花花的鈔票浪費在抗真菌製劑上；這本書改變了我的生活。

年輕女性

飲食調整之後我可以感受到身體所發生的立即性變化。長期以來每日反覆性的腹瀉和便秘交替情況已經恢復正常；胃腸氣（放屁）和腸胃不適的症狀也全部消失。打從二十歲歲開始我就被診斷出罹患「活動性結腸」的慢性病，但自從採取 O 型飲食計畫後，近一年來所有症狀都不見了。

中年男性

奉行素食主義十多年的結果留在身上的就是高血壓、高血糖和超級

肥胖。我對食物衝動但卻食慾不振;比方說,我希望可以優雅地吃下一片蘋果派,但坐下後最終結果卻是吞完一整個蘋果派和半桶的香草冰淇淋。我也可以獨自坐下來後就將整個家庭號厚片披薩一次嗑光。在拜讀完您的大作之後,我痛下決心克制自己的飲食和改變飲食習慣之後,短短七個月內我的體重就掉了將近三十二公斤。這段時間我堅持只吃對自己有幫助的肉類、魚和家禽,碳水化合物幾乎不碰,晚餐改以少量沙拉或二至三湯匙的米飯。我希望的理想體重大概是七十二到七十七公斤左右,所以還要再努力鏟個二十七公斤的肉。

年輕女性

我的消化問題困擾了我好幾年,而且情況愈來愈糟,朋友推薦我看您寫的書;老實說起初我是懷疑且不抱希望的。我去看過醫生但狀況沒有改善,因為不確定哪些食物讓我生病。然而自從飲食中排除穀物和麵包之後,我發現體重下降了,腹脹情況也減緩很多。我打算寫信給我的醫生,請他好好拜讀您的大作。

年輕女性

我的體重已經減輕二十五公斤了,感覺很好。胃痛不再復發,也不再需要服用必舒胃錠,晚上睡得很安穩。因為腰小了幾吋,所以改穿二號裙子。《不同血型 不同飲食》已經成為我生活的一部分,同事和家人也對這種生活方式感到興趣。

年輕女性

過去的我經常一次頭痛可以持續二到五天,感謝這本書讓我的生活品質再度回復正常水準。因為患有關節炎,所以在跳有氧舞蹈不到半刻鐘就投降了。當時我甚至認為自己可能要放棄最愛的大部分活動,包括遛狗。現在的我頭痛幾乎不再發作,就算發

生也能控制；早上起來不再需要彎腰駝背。記得第一次和我的狗寶貝一起大步快跑，感覺真的很痛快！我幾乎忘了上一次的美好感受是多久以前的事。人們常問到底什麼改變了我？我的回答是：正確的飲食的確能夠影響生活。感謝您讓我能改變自己！

中年男性

過去的我體重逼近一百公斤，腰圍四十二吋，高血壓，而且患有嚴重的睡眠呼吸中止症，多種過敏病症和系統功能異常。採取血型飲食計畫後的第一周內，血壓在沒有服用任何藥物情況下恢復到正常值120/80，過敏的情況也消失了。幾個月過去了，現在我的體重八十一公斤，腰圍三十七吋，血壓保持 120/80 水準，告別了嚴重的睡眠呼吸中止症，也不再需要借助 CPAP（continuous positive airway pressure；持續正壓呼吸器）來幫助睡眠。多年來，流感、感冒和其他疾病在冬天我也不再受到侵犯了。

A 型 --

中年女性

我發覺遵循血型飲食計畫後，哮喘得到了控制，也擺脫了藥物治療。現在就算深呼吸也沒有喘鳴聲，這一點我的朋友和家人也都發現到了。整體而言，我的精神更充沛，也沒有排泄問題。我的女兒說我的情緒也不再像以前那樣陰晴不定。遵循 A 型飲食讓我不費吹灰之力就減輕了多餘的體重。對於這個生命的新契機，我由衷感激！

年輕女性

我患有類風濕性關節炎已經一年半了。遵行血型飲食之後，我停止服用了所有的藥物。兩個月後，我發現即使沒有吃抗炎藥和免疫抑制劑，我的肘關節腫脹消失了（服藥也無法減緩腫脹）。我是個非常謹慎

的人，常常一次只做一件事情，所以可以確定除了飲食改變外，沒有其他因素可以促成這一次的變化。我非常高興，有樂意將這種方法推薦給每一位在健康上有問題的人。

中年男性

我是紐約的一名脊醫（脊椎治療師），兩年前我開始推薦患者採取血型飲食，當時純粹只是想研究是否有適合個人的實用基礎飲食。因為建議受到正面迴響，自此我謹慎地推薦給病患們，以評估後續相關的反饋和效益。幾年來，這些正面評價排山倒海而來，至今超過三百名患者將這種飲食做為自己的營養基礎計畫，也看到各種疾病都可以藉由應用其原理獲得解決。無論就個人或專業方面，我都非常謝謝這本書中所提到的觀點，感謝您提供這些寶貴的資訊。

中年女性

我患有哮喘和頻繁的呼吸道感染。自從接受 A 型飲食以來，我的哮鳴在夜間幾乎消失了，醒來後明顯感受獲得充份的休息。透過小小的努力—謝絕所有乳製品和停止吃肉—就讓我瘦了四公斤。偶爾我還是會丟一小撮火雞肉在炒鍋中，但通常會堅持使用各種大豆製品來作為蛋白質來源。整體來說，遵行 A 型飲食計畫之後，我感覺好很多。過去兩個月中，我的膽固醇指數從 200 降為 170，高密度（好）膽固醇是 59（正常值 >50）。

年輕男性

我發現這種飲食非常容易遵循，而且獲得多項結果，包括不僅在 8 個月內瘦了十五公斤以上，氣喘和過敏症也得到了控制，最重要的是無需服用任額藥物。我對這種飲食真的很滿意，很樂意隨時將我的經驗分享給大家。

年輕女性

我擺脫了可怕的過敏；經過一周的飲食，它們完全消失了。我在兩個月內瘦了十一公斤。感覺很好，自尊心一天比一天高漲。

中年男性

我覺得自己不再被飲食所毒害；隨著脂肪的燃燒，我的體重持續穩定下降。事實上我發現以前的飲食習慣對我的 A 型都是錯誤的。

老年男性

手指和髖關節的疼痛完全得到緩解，肌肉緊繃的程度也明顯降低，感覺一切順心如意。即使不再需要服用安樂普諾錠，我的痛風也不再復發。

B 型 ---

中年男性

成為素食主義者已經超過二十年了。在此之前，我偶爾會有消化系統問題，但在過去這些年裡頭，情況只是變得更糟。許多好心人建議我嘗試不同的食物，但都沒有用。我一生都住在加州，玉米、番茄和鱷梨相當普遍。十八個月前，我捨棄了這些食物並添加了凱菲爾乳酪。現在我的生活翻轉過來了！『顯著』不足以充分表達我的感受，這簡直就是『奇蹟』！

中年女性

我曾因為膝蓋和和髖關節疼痛劇烈尋求過風濕科醫生，但最糟的是，其他部位關節情況也是如此。在規避了不宜攝取並專注於推薦食物後的三十天中，我開始注意到疼痛明顯獲得緩解。現在的我不再被關節疼痛所困擾，體重也下降不少（之前我的體重曾經掉下來過，但關節炎依舊存在。對我來說，能夠享受免於痛苦折磨，才是最大的幸福！）

中年女性

我丈夫和我都是 B 型。我的低血糖症幾乎在一夜之間消失了；老公的鼻竇炎狀況清除了，也不再打鼾。我們的飲食中充滿了麥麩、穀物、義大利和雞肉（亦即食物指南的金字塔）。我們製作了自己的金字塔，但是看起來更像一個矩形！我是一位合格的營養師，專業於輔助療法，我發現相同的治療方式對於許多慢性疼痛和發炎性疾病患者並沒有幫助。但我的客戶在不到一個月的時間裡就得到了極大的改善—大多數患者疼痛在七到十天內就減輕不少！他們的醫生詢問要怎麼樣減少止痛藥，或者怎麼做才能讓膽固醇指數降低 150 點（！），這些成果著實讓他們感到訝異；當然也包含我。我將繼續關注並向所有人推薦這本書。我父親今年六十五歲，他說他對現在的一切美好感到有點不好意思（他辦到了！）。

中年男性

自一年前開始遵行血型飲食以來，我再也沒有胃灼熱的感覺，而這只是我所體會的許多好處之一。感謝上帝，感謝您為身體健康所做的所有研究。

年輕女性

我的子宮內膜異位症（巧克力囊腫）已經九個多月沒有出現任何問題。只有當我節食時才會發作；此外我也減輕了十八公斤以上。

中年男性

十二月下旬以來，我的體重從 138 下降到 129 公斤，感覺精神更充沛，更有衝勁。胃灼熱消失了（可惡，那些番茄曾經是我的最愛！）。我在兩餐之間也沒有慾望再進食了，食物的份量也變少了。抱歉，我只

有遵守百分之九十的飲食，另外百分之十我偷懶了（你知道的，有時候冰淇淋也是一種『心靈上的良藥』）。

中年女性

我的主治醫生告訴我有關您寫的書，並且引印了「行動」與「禁忌」相關摘要給我。自戒菸以來，我嘗試減肥已經八個年頭了。現在我了解到，因為我所吃的所有食物都含有雞肉和義大利麵，難怪體重降不下來！自元月以來，我已經減掉約十四公斤，最重要的是，我並沒有感受到有任何的剝奪感。事實上，戴在手上的戒指現在很容易滑落；因為過去的衣服對現在的我來說都太大件了，迫使我得重新買過衣櫥。力行血型飲食之後，因為有很多美妙和有益的事情在身上發生，因此我可以毫無負擔的堅持下去。我的姊姊和姊夫上周也買了這本書，並且依照上頭指示將不適宜的食物捨棄，重新採購屬於自己血型的食材。兩天後，姊夫說他可以感覺身體狀況有比較好。現在辦公室也有四位女性同事也加入了血型飲食計畫，我們彼此分享經驗，大家的體重都減輕了，感覺也更好。

AB 型 --

年輕女性

過去五年多來，我飽受健康問題的困擾，尤其是最後兩年，狀況更急轉直下。其中之一就是中度至重度的消化系統疾病；即使是採取最極端的節食計畫和激烈運動，體重始終降不下來，而且常常把自己搞到筋疲力竭。我花很多時間和醫生嘗試各種方法，對於減重完全束手無策（我的醫生總認為我的努力總比不上嘴上所說的那樣）。至於消化系統疾病方面，我被診斷出患有大腸激躁症和微型結腸炎。遵循血型飲食已經超過六個星期了，感覺自己是全新的一個人（其中幾餐還是不免加入了「不宜」的食物）。過去，因為不了解自己的體能和精力貿然進行減

肥；但現在的我喜歡再度展開減肥計畫，是因為我很清楚這是一個健康的減肥方式，感覺真的很好；一點都不累，沒有負擔，而且很健康。

中年男性

遵循血型飲食後的三到四個月中，從未曾感到飢餓或疲累，但最顯著的改變（改善）就是順利「剷脂」九公斤；周遭的朋友也明顯感受到了這個變化。除此之外，讓我深刻感受到的是心理健康狀況獲得改善，擺脫過去經常服用的制酸劑，腹部變小，腫脹的感覺也消失了，餐與餐之間也不再感覺飢餓。過去在準備晚餐之前，我和老婆兩人會先分吃半條麵包充飢，但現在也不需要了。我認為，飲食的改變也是讓我改變其他生活方式的主要原因，這些改變讓我能夠「調整」身體的過程和狀態，而這是我之前從未意識到的。

年輕女性

效益：體重減輕。第一個月 6.8 公斤，捨棄雞肉和減少玉米攝取。終身的粉刺，因為不吃雞肉而終結了這個困擾。花粉熱：第一個月雖然情況有稍許改善，但完全遵循飲食之後九個月完全消除；十年來第一次不再服用任何過敏藥了！對健康重要性有直接影響的食物：雞肉、玉米、奶油、椰子、鴨肉和蝦（我來自菲律賓）。現在我維持自己的理想體重約莫在 48 公斤左右，除了遵循飲食之外，不需要其他特別努力的地方，對我來說這種方式沒有壓力，很輕鬆。當我擺脫鼻竇炎時，當下我樂瘋了。這本書，我至少已經幫你推銷出去十本以上了。謝謝您。在觀察過遵循血型飲食計畫之後的其他人，我發現其中最大的優點是改善『過敏』（花粉熱和氣喘），而不是減重。我知道推廣血型飲食最實用的理由就是『減肥』，但其中最大的影響當屬『促進健康』！

中年女性

過去兩年來，我的體重超重十八公斤以上，氣喘持續惡化。嘗試過各種藥物，但都沒有效。我也試過中藥和針灸，但效果有限。您提供的飲食建議和天然保健品提升了我的免疫力，改變了我的生活。截至目前我已經減掉十三公斤以上，沒有服用任何藥物，四個月內氣喘也不再發作。對我而言，一開始調整飲食時確實有點困難，但後來發現其實它能輕鬆遵循。現在的我對自己感到很滿意，也就是說，我不再有時時刻刻想餵飽自己的衝動了。感謝您所做的一切，真的讓我感到驚訝！

年輕女性

對我來說最大的改變就是血糖均衡。在尚未遵循飲食計畫之前，水果對我來說就是天敵，因為它們會讓我的血糖像坐雲霄飛車一樣直衝向上；現在，只要堅持飲食計畫，血糖就能漂亮維持，而且精力是雙倍加分。至於另外一個益處就是我的雙手和指甲狀況獲得很大改善，指甲變得比較堅硬，角質層和指甲狀況也改善了。

【附錄三】 常見問題 Q & A

根據我的經驗，大部分的人在得知血型與健康的關係後，都會感到很興奮也很好奇。但是接受一個爭議性的想法，遠比潛心鑽研細節來得容易許多。

血型飲食是革命性的行動，需要做很多根本上的調整。執行起來的輕鬆與困難程度，端看每個人原本的生活模式有多少符合其本身血型的需要。大家問我的問題多半都有類似的主題。我把最常見狀況整理如下，或許能幫助你更清楚了解血型飲食對你的意義。

Q：我的血型從何而來？

A：血液是共通的，也是獨特的。如同你的眼珠或頭髮顏色一樣，血型是由兩組基因所決定—亦即你父親與母親的遺傳。就在成就你的那一刻起，這兩組基因混合起來，成為你的血型。

和基因一樣，有些血型比其他血型更加強勢。在新人類的細胞創造中，A型和B型都是顯性，O型是隱性。如果胎兒從母親得到A型基因、從父親得到O型基因，寶寶就會是A型，不過他的DNA中還是帶有父親隱性的O型基因。長大之後，他會把這些基因傳給他的後代，一半形成A型，另一半形成O型。

因為A型和B型基因一樣強勢，如果你從父母雙方各自得到一個A型和一個B型，你就會是AB型。最後，因為O型基因是隱性，所以只有當雙親都是O型時，你才會是O型。

雙親都是A型也有可能生下O型小孩，也就是說，父母各帶有一個A型基因和一個O型基因，而同時將O型基因傳給了後代。這就像雙親雖都是棕色眼珠，若各自帶有一個藍眼的隱性基因，則可能生下藍眼的後代。

血型基因可以幫助判斷小孩父親的身份。值得注意的是，血型只能證明某個男性不是小孩子的父親，卻無法證明他就是孩子的父親（不過最新的 DNA 科技已經可以辦到了）。來看以下這個決定父親身分的例子：有個嬰兒是 A 型，母親是 O 型，被指稱的父親是 B 型。由於 A 型基因和 B 型基因都比 O 型更突出，因此孩子的父親不可能是 B 型。想想看，孩子的 A 型基因不可能來自父親，因為他是 B 型，他若不是有兩個 B 型基因、就是帶有一個 B 型一個 O 型。A 型基因也不可能來自母親，因 O 型人永遠都帶有兩個 O 型基因，A 型基因一定是來自於別人。這正是一九九四年著名的「卓別林父子關係訴訟案」的情形。卓別林深陷這場喧騰的官司，因為當時加州法庭還無法接受利用血型來判定父親身分的方法，即使血型清楚證實卓別林不是孩子的父親，但陪審團還是做出對母親有利的判決；卓別林因而被迫支付小孩的教養費。

Q：我該如何知道我的血型？

A：你可以經由驗血或捐血知道自己的血型，或者也可以打電話問你的醫生，查看你的病歷表上登錄的血型。如果你想檢測血型，可以到各大醫療院所做指尖血糖檢測。或者你也可以預約唾液檢測發現自己的分泌狀態，詳見附錄六。

Q：我需要立刻遵從所有的血型健康飲食，改變所有的飲食習慣，以期健康成效嗎？

A：不，事情正好相反。我建議你一開始先慢慢、逐步的減少那些對你不好的食物，增加高度有益的食物。其他許多飲食計畫都會勸人立刻激烈地改變生活型態，我卻認為若能採取一邊學習、一邊進行的方式會更加實際，也比較有效。然而你不只是要聽我說，更要自己親自學習。

在你展開血型飲食之前，哪些食物對你好或對你壞，你可能知道得很少。你習慣了按照味蕾的喜好、家族傳統和一時流行的飲食書籍去選擇食物。你吃的這些食物裡，有些可能對你有好處，但「血型飲食」提供你有力的工具，讓你每一次都能做出有根據的選擇。

一旦確認自己的最佳飲食計畫，偶爾也能自由的鬆綁自己的飲食，若太墨守成規，生活也會變得毫無樂趣。血型飲食的設計是要讓人感到舒服，而不是難受和感到剝奪。有些時候，像是你到親戚家用餐時，可以適時把規則放鬆一點。

Q：我是Ａ，老公是Ｏ型。我們該如何兼具一起共餐，但烹調兩種不同的血型健康食譜？Ａ：我跟我太太瑪莎也有一模一樣的狀況。瑪莎是Ａ型，我是Ａ型。我們發現每一餐通常可以共享其中的三分之二。主要差別在於蛋白質來源。比方說，在炒菜時，瑪莎可能會另外準備一些雞肉，而我的則加入豆腐。我們也發現許多Ｏ型和Ａ型食物對我們兩個都有益，所以我們會加強那些食物。比方說，菜色可能加入鮭魚、米飯和青花椰。這對我們來說相較之下比較容易，因為我們對彼此血型飲食的重點都很清楚。花點時間熟悉另一半的食物清單是有幫助的。甚至你也可以把你兩位能共享的食物列成一張表，屆時你會感到驚訝，其實可以選擇共享的食物種類很多。

大家很擔心自己害怕的東西會變成血型飲食中唯一可吃的食物。但是請想一想：每種飲食都列了超過兩百種食物—其中許多是全面相容的。事實上每個人平均只吃二十五種食物左右，而血型飲食其實是提供了更多的選擇。

讀者如果需要關於四種不同血型客製化的食譜提示，可以參考我的其他作品，《血型健康煮》(Cook Right 4 Your Type)、《血型健康吃》

（Eat Right 4 Your Type）或者網站 4yourtype.com。

Q：我們是義大利人，你也知道我們喜歡吃哪些食物。我是 A 型，若照血型飲食去吃，我看不出來我還能怎樣享用我最愛的義大利食物—尤其是不能吃番茄醬！

A：我們很容易把民族性的食物和一、兩個最常買得到的東西連結在一起—像是義大利麵加肉丸與番茄醬。但義大利飲食和其他大部分民族的飲食一樣，都包含了種類廣泛的各式食物。許多南義小菜通常會以橄欖油而非濃稠的醬汁調配，這就是 A 型和 AB 型絕佳的選擇。除了搭配紅醬或複雜的香蒜通心麵，不妨試試更精緻的橄欖油加大蒜、青醬或清淡的白酒醬。各種酥餅搭配新鮮水果或爽口輕淡的義大利冰淇淋，也是另一種好選擇。

Q：我先生七十歲，患有長年的心臟毛病，也做過繞道手術。他還是很難避開不對的食物。他是 B 型，雖然我知道 B 型飲食對他最好，但他非常抗拒。有沒有什麼好辦法，能夠採用血型飲食又不會引起一堆爭執？

A：要一個七十歲的人徹底改變飲食確實不容易，這可能是因為他在術後的健康飲食方面遇到了麻煩。與其絮絮叨叨（通常會有反效果），不如逐步地將有益的 B 型食物融入到他的飲食裡，同時循序漸進的剔除那些對 B 有害的食物。妳先生可能會因此對好的食物產生好感，因為他的消化道會感受到這些食物帶給他的正面能量。

Q：為什麼你要根據祖先或種族，列出不同食物的攝取份量？

A：根據祖先或種族列出的份量，只是對飲食做出更有益的細微調

整。同樣地，男性、女性和兒童也有不同的份量標準；根據個體的體型、體重、地理上與文化上的食物偏好，也會有所不同。這些建議能幫助你，直到你習慣這些飲食，能夠自然而然的吃對適當的份量為止。

　　份量的建議也針對不同祖先的人，容易對食物產生的特殊問題考慮進去。比方說，非裔美國人往往有乳糖不適症，而大多數亞洲人也都不習慣吃乳製品，所以他們必須慢慢的加入這些食物，才能避免負面反應。

Q：我是 A 型，對花生過敏，但你說花生對我的血型來說是高度有益的食物。你的意思是我應該吃它們嗎？

　　A：果真如此，就請你別吃花生，除了花生之外，A 型還有很多絕佳的蛋白質來源。過敏反應通常是免疫系統引起的，抗體對食物的抗拒，和血型無關。你若真的對花生相當敏感，那麼就不要去吃它，吃下去反而對健康不利。不過你可能會發現，一旦適應 A 型飲食之後，未來吃花生就不會有問題了。

Q：我是 B 型，但我覺得我的肉類選擇很奇怪。看起來好像我只能吃羔羊、羊肉、鹿肉和兔肉—這些我從來都不曾吃過。為什麼沒有雞肉？

　　A：不吃雞肉，是我在治療 B 型患者中最難做到的食物調整。雞肉不但是許多民族主要的蛋白質來源，傳統上大部分人也都認為雞肉比牛肉及其他肉類更健康。不過，我需要再度強調，天底下沒有一體適用的規則；但是雞肉裡頭包含一種對 B 型很不利的凝集素，這是不爭的事實。往好處想，你可以吃火雞肉和種類豐富的海鮮，這些食材也很棒啊！

Q：「中性食物」是什麼意思？這些食物對我有益嗎？

A：血型食物是根據血型對某些凝集素的反應，強調出對你最有益及有害的三種等級的食物。高度有益的食物作用就像藥物，反之，不宜就像是毒藥；至於中性食物就單純扮演食物的角色。中性食物或許不像其他某些食物那樣有特殊的健康益處，但它們含有許多人體需要的營養素，對每個人來說絕對是好的。

Q：我一定要吃所有標記「高度有益」的食物嗎？

A：要吃食材清單上所有食物是不可能的！把你的血型飲食想成畫家的調色盤，你可以選擇不同濃度和組合的顏色。不過要盡可能試著達到各種食物群每週的量。飲食的頻率或許比單一食物單次份量更重要，所以如果你是O型而且身形很嬌小，試著一週吃五到七次的動物性蛋白質，但是每次的份量不要太多，例如每次攝取 58-85 公克取代 110-140 公克。確保最重要的營養素可以以固定頻率持續地輸送到血液中。

Q：食物組合（FOOD COMBINING）對血型飲食有幫助嗎？

A：有些飲食計畫建議做食物組合，也就是結合某些食物群一起吃，以取得更好的消化與吸收。這些書很多都充滿了噱頭與空話，外加一堆不必要的規定和條例。真正食物組合的規定可能只有一個，便是要避免同時吃動物性蛋白質（如肉類）和大量的澱粉（如麵包和馬鈴薯）。這點很重要，因為動物性蛋白質在胃裡消化時需要高酸的環境，相反的澱粉在腸道的消化則需要高鹼。當這些食物結合在一起，身體一下子要顧蛋白質，一下又要顧澱粉，然後又要回到蛋白質然後又澱粉，這顯然不是一個很有效率的方法。把這些食物群分開，胃才能專一它的功能，處理當下的工作。所以最好改用低澱粉、高纖維的蔬菜來做搭配，例如綠色蔬菜。但請注意，「蛋白質與澱粉」的迴避規則不適用於豆腐和其他

植物性蛋白質，這些食材基本上都很容易被腸胃所消化。

Q：如果食譜中包含有少量「不宜食物」時，我該怎麼辦？

　　A：這要看個人健康情況，或是自己想如何遵守血型飲食而決定。如果你對食物過敏或患有結腸炎，最好可以完全迴避。許多病患會高度遵守，完全避開這些食物，我個人認為這樣可能太極端了。除非會出現特殊的過敏症狀，不然大多數的人偶爾吃一種不宜的食物也無傷大雅。

Q：血型飲食計畫能幫助我減重嗎？

　　A：血型飲食計畫有針對每種血型提供相對應的減重推薦。客製化的血型飲食是量身訂製，消除任何可能導致體重增加的不均衡。如果你能遵守屬於你的血型飲食，那麼就能更有效燃燒熱量，消化系統也會更適當地處理營養素，減少水腫情況發生。健康狀態變好了，體重自然就會減輕。

　　在我的臨床經驗中，我發現大部分有體重問題的病人，都有長期節食的紀錄。人們總認為持續節食就能減輕體重；然而這種想法是錯的，因為如果這套飲食方法的結構及其內容物會讓身體產生抗拒，那麼體重是降不下來的。

　　目前一般人還是習慣提倡「一體適用」的減重計畫，然後才來納悶為什麼方法不管用？答案很明顯：不同血型對食物產生不同的反應。遵循血型飲食再搭配推薦的運動計畫，應該很快就能看到效果。

Q：熱量在血型飲食中重要嗎？

　　A：只要遵守你的血型飲食，自然不用擔心熱量問題。大部分遵守飲食與運動指南的新病患，在改用血型飲食後體重都會減輕一些，有些人甚至抱怨自己瘦得太多。這種飲食需要一段調整期，時間一久，你就

能找到適合自己需要的食物量。你可以參考書裡的食物分類份量表，作爲自己最開始的需要量。

　　注意！份量是很重要的。不管你吃什麼，只要份量太多，體重就會增加，這一點是毋庸置疑的。「飲食過量」，已成爲美國人最難解決也最危險的健康問題之一。幾百萬美國人都因爲吃太多而有脹氣和消化不良的問題。當你吃得過多，胃壁就會像充氣的氣球一樣被撐開。雖然胃的肌肉有彈性，可以收縮與擴張，但是當胃被撐得過大，腹壁細胞就會承受莫大的壓力。如果你都要吃到有飽足感，飯後經常感到遲鈍，請試著減少每餐的份量。學習傾聽身體要傳達給你的訊息。

Q：我有心臟毛病，人家叫我完全不要碰脂肪和膽固醇。我是O型。我該怎麼吃肉？

　　A：首先要弄清楚，造成O型心血管疾病的殺手不是肉類，而是穀類。這一點特別有趣，因爲幾乎每個已經罹患或者想預防心臟疾病的人，都被建議採用大量複合式碳水化合物爲基礎的飲食！

　　對O型來說，高度攝取某些碳水化合物，通常是小麥麵包，它會增加三酸甘油和胰島素的濃度。爲了做出回應，身體就會儲存更多脂肪在組織裡，血液中的脂肪濃度也會升高。對O型人來說，相較於高膽固醇，高三酸甘油脂才是造成心臟病風險更高的主因。

　　此外，還請銘記在心的是，限制攝取富含膽固醇的食物對於控制血液中的膽固醇水準影響不大。事實上，大約九成的膽固醇是由肝臟所製造和代謝的膽固醇所控制。

Q：我是O型，我並不想在飲食方面攝取太多脂肪。請問有什麼建議？

　　A：高蛋白質飲食不代表就是富含脂肪。如果你對肉類攝取敬謝不

敏，不妨試試放養或有機的肉類，價格雖然高些，但是飼養過程沒有使用過量抗生素和其他礦物質。我們祖先吃的都是比較瘦的獵物，或是家裡用牧草與青草飼養的動物；然而目前高脂肪的肉類，大多是利用大量玉米畜養的。

如果你買不起或是找不到放養肉類，可以選擇最瘦的肉塊，在烹調之前去除多餘的脂肪。O型也有許多其他不錯的蛋白質選擇，例如雞肉和海鮮等食物本身脂肪就比較少。多脂魚類的脂肪是 Omega-3 脂肪酸組成的，它能降低膽固醇以及維護心臟健康。

Q：我該如何確定自己買到的是最天然和最新鮮的食物？

A：天然和新鮮食材在過去十幾年中只能在健康食品店看到的，如今很幸運的在超市中也愈來愈方便取得。此外，天然食品市場和農夫市集也在社區中雨後春筍的出現。在地、新鮮食物就是最適合家庭的正確食材。健康食品店中的商品經過嚴選，可以提供大眾多元和美味的食物。甚至網路發達的今天，利用線上購物也能完整採購滿足你的所有食物。

Q：有機食物真的比非有機食物更健康嗎？

A：如果不是貴得離譜，使用有機蔬菜當然最好。有機食物確實更可口、更健康。若收入有限，也找不到價格相對合理的有機產品，那麼高品質、正確清洗，新鮮非有機食物也不錯。

愈來愈多的超市也會販售有機產品，而且多半是來自美國加州，因為該地對於『有機』這個名詞標示具有明確的法律規範。有趣的是，我家附近的一間超市，把有機蔬菜水果就擺在非有機區的旁邊，而且價格一樣！我想市場壓力會持續鼓勵更多的農作者朝有機方式栽種。如果不

是因爲現今石化肥料成本仍舊占優勢外，人們總有一天都會朝向有機耕種的。

Q：罐頭食品會對我的飲食造成傷害嗎？

A：市售的罐頭食品經過高溫高壓處理，造成大部分維生素成份的流失，特別是像維生素 C 的抗氧化物；但對熱不敏感的維生素 A 則不受影響。相較於新鮮食材，罐頭食品所含的纖維比較少，鹽分也相對較高，鹽通常是添加來彌補在製造過程中喪失的香味。罐頭食品通常是浸泡型態，沒有太多像是在新鮮水果和蔬菜中可以找到的「生命」，天然酵素也很少（在罐頭製程中被摧毀了），因此建議少吃爲妙。另外，罐頭食品比較貴，但你從中得到的健康卻不多。

除了新鮮食物之外，冷凍食物是你次佳的選擇。冷凍不太能改變食物所含的營養素（但冷凍前的準備則可能會），只是味道和口感會變差。

Q：為什麼烹調採用大火快炒比較好？

A：東方式料理的大火快炒比油炸更健康。除了用的油量比較少之外，油品多半選用芝麻油，它比紅花油或芥花油更能抵抗高溫。大火快炒爲的是要讓食物外層快熟，鎖住食物本身的香味。

大部分肉類都可以用炒鍋做以下方式的料理。炒菜鍋的圓錐狀設計，能把熱集中在底部的小區塊中，讓食物先於此區受熱，然後再移到溫度較低的鍋緣。炒鍋料理通常會將蔬菜與海鮮或肉類混合炒。先炒比較不容易熟的肉類和蔬菜，炒熟後移到鍋外，之後再放入易熟的蔬菜。

蒸蔬菜也是一種迅速又有效的烹飪方法，有助於保留食物營養素。用蒸籠，裡面放一個大碗，水加到蒸籃底部的標線。放入蔬菜，蓋上蓋子加熱。不要蒸得太爛，脆脆的表示更美味、口感更好、營養素也更多。

Q：除了遵循血型飲食之外，每天還需要額外攝取多種維生素嗎？

A：如果你很健康並且遵守血型飲食，應該就不需要額外補充營養品了，不過某些情況例外。孕婦在飲食中還需要補充鐵質、鈣質和葉酸。大多數女性也需要額外的鈣質—尤其當她們的飲食中缺乏乳製品時。

此外，需要消耗大量體力人、工作壓力大的人、老年人、生病的人、老菸槍—都應該採用保健品計畫。細節請參考各血型計畫裡的「保健品建議」。

Q：草藥和草本茶有多重要？

A：取決條件在於血型。O型對舒緩性草藥反應良好；A型則需要帶刺激性的草藥；而B型則不大需要仰賴它們；AB型的人則要遵守為A型設定的草藥方針，並同時避開不適合A型和B型的草藥和草本茶。

Q：血型飲食推薦的油品為什麼這麼有限？我以為所有的植物油都是好的。

A：市面上販售的植物油廣告中總標榜「不含膽固醇」，但只要是對營養學稍有常識的人都不會覺得這有什麼了不起，因為植物和蔬菜本來就不含膽固醇；膽固醇只見於動物產品。所謂的「無膽固醇植物油」根本不值得一提。

每一種血型都有其相對應的油，因此需要諮詢適合的油類推薦。我個人則偏好烹調時盡可能使用橄欖油，而且它也經過證實，被公認是最有益健康的油，其單元不飽和油對心臟和血管有正面效益，市面上有各種調和橄欖油，但品質最好者當屬初榨等級，其顏色是淺綠色，幾乎沒有味道—稍微加熱後，即可聞到橄欖的香味。橄欖油通常是冷壓，而非利用高溫或化學物質萃取。食用油製造處理過程愈少，品質就愈好。

Q：豆腐似乎是種很不討喜的食物。我是 A 型，一定要吃嗎？

　　A：我承認豆腐對西方人而言並不是討喜的食物，許多 A 型和 AB 型人都反對將它作為飲食的主角。事實上，在我還是個虛弱的 A 型大學生時，每天都吃豆腐配蔬菜與糙米飯。豆腐很便宜，但我真的很喜歡。

　　我認為一般人之所以不喜歡它是因為它在市場裡「出現」的模樣—躺在大塑膠冷水盆中，一塊塊軟軟或堅硬的糕狀食物。幸虧豆腐在現在食材中已經愈來愈常見，而且餐廳也總能呈現出以豆腐為主角的佳餚，保留其主要蛋白質成份。

　　烹調豆腐時最好的方式就是搭配蔬菜，再加上個人喜歡的重口味，像是大蒜、薑和醬油。豆腐經濟實惠，是一個具飽足感且富含營養的食物。A 型人請注意：通往健康的道路，就是用豆腐鋪的喔

Q：你提到的穀類有好多我都沒聽過。我要到哪裡去找？

　　A：一般健康食品店應該都可以找到這些穀類食品。許多古老的穀類食品大多都被遺忘，近年來卻重現江湖被製作成商品。比方說墨西哥的莧菜籽，還有斯佩耳特小麥，這種小麥沒有全麥造成的問題。試試看吧！它們真的不錯。斯佩耳特麵粉做出來的麵包很香，而且飽滿有嚼勁；現在有多種穀物早餐都也加入莧菜籽了。另外一個選擇是使用發芽小麥做成的雜糧麵包，有時候也稱以瑪拿或埃森麵包。它們之所以對人體比較好，主要因為其種皮的麩質凝集素，在發芽過程中被摧毀了。這種麵包很快就會變質，通常會放在健康食品店的冷藏櫃裡。它們是活的食物，許多有益的酵素都依然完好無缺。市售的發芽小麥麵包，通常是以小比例的發芽小麥麵粉加上大比例的全麥麵粉，對人體的好處絕對不如以純發芽小麥粉做成的麵包。發芽小麥麵包吃起來會有種香甜味，因為小麥發芽過程會釋放醣，比一般麵包更可口、更有嚼勁。這種麵包也

可以做成風味絕佳的吐司。

Q：我 A 型，我跑步跑了好多年，跑步似乎是降低壓力的好方法，但你建議我不應該採取劇烈運動，這讓我很困惑。

　　A：很多證據顯示每種血型都有獨特的壓力反應，臨床觀察，A 型人做比較不激烈的運動，效果會比較好。我父親在長達三十五年的研究期間，已觀察此種情形不下數千次。然而，我們不知道的東西還有很多，所以我不會斷然要你停止跑步。

　　我會請你重新檢視自己的健康和體力指數。我常聽到病人說「我一直都有在跑步」，或是「一直以來我都是吃雞肉的」，好像那就是他們需要的證據，證明某種運動或食物是有益的。這些人往往就是有某種生理問題和壓力，但卻從沒想過這和特定的運動或食物有關。你可能是變形的 A 型—激烈運動讓你活力十足；或者，也有可能在審視身體狀況後發現：劇烈的跑步運動對你並無好處。

Q：我是否應該避免基因改造（GMO）食物？

　　A：的確！基因工程通常涉及將某一物種的凝集素移到另一物種中；因為凝集素是和我們血型產生交互作用的分子，因此某一種合適的食物就會容易變成不合宜的食物。因為目前並沒有明訂食品成份一定要標示基因改造的內容，因此最安全的做法就是選擇有機食品，避免基因改造食物。

Q：為什麼所有血型的人都要避免食用豬肉？

　　A：豬在免疫學上非常像A，如果你和 B 和 O 型一樣具有對 A 型抗原的抗體，那麼這就會造成列在不宜的食物群中了。矛盾的是，豬的組

織中的抗體（isohemagglutinnin：同族血球凝集素）還會對 A 抗原產生作用，因此 A 型和 AB 型的人也應該避免食用。血型中所攜帶的豬肉食品抗體的人數龐大到還真讓人咋舌呢！

Q：您提到美洲原住民（印地安人）大部分都是 O 型。我對玉米的使用感到好奇，因為玉米是許多部落的主食。

　　A：玉米是許多美洲原住民文化中的神聖食物；但對於健康來說，它並不是一個好的選擇。O 型美洲原住民將玉米放在飲食中的例子，可以從印地安納州土墩遺址的骨骸中一窺究竟；透過先民骨骼結構的顯著改變，我們可以明確的追蹤到，他們是經過很長的狩獵採集時間後，才將玉米引進到飲食之中。在玉米尚未成為主食之前，他們的骨頭鮮少有關節炎或變薄的狀況；然而當玉米作為主食之後，包含牙齒結構和顎骨產生重大變化（牙周病）。除此之外，玉米對於血糖的刺激非常快速和強大，因此獵人—採集者糖尿病急遽增加的原因，也可能和轉變為以玉米作為基礎飲食有關。如果玉米對 O 型人會造成麻煩的話，那麼它們在 B 型和 AB 型個體中作為血凝素的問題會更加嚴重。

Q：除了血型原則外，就一般健康角度來看，在選擇食物時還有其他秘訣嗎？

　　A：建議採用有機製造、有機的乳製品，以及自由放牧的肉品。避免基因改造食物（包括所有的非有機黃豆）、氫化油（人造奶油）、部分氫化油和人工添加劑（調味劑、色素、化合香氣和香精）等。煙燻和油炸食物也不建議。購買的食用油應該儲存於不透光容器中，打開後最好放入冰箱保存。如果可以，白麵粉和糖盡量少吃；味精當然要拒絕。避免使用鋁製的炊具（因為它會汙染你的食物）和微波爐（它們以未知

方式改變食物的分子結構）烹調食物。

Q：我的一位朋友看到某個自然療法醫生宣稱：自然療法的原理就是基於純素飲食。

A：這種觀念甚至和一些人的信仰產生根深蒂固的連結；所以當我提出有些人攝取部分動物性食物可以促進健康的觀點時，這讓我成為他們的頭號公敵和眼中的魔鬼。此外，素食主義迅速普及，特別是在Ｙ世代中尤其突出，他們拒絕包含蛋和乳製品的所有以動物為基底的食物。

通常我們要問的一個好問題是：證據說明了真相是什麼？自然醫學是從歐洲的水療法運動發展而來的。奧托‧哈恩（Theodor Hahn）被公認為是第一個將素食飲食原則納入水療運動的人。他堅信無肉飲食能夠延長壽命；事實上，他對素食的價值深信不疑，以至於他終其一生都在撰寫有關該主題的書籍和宣傳冊，此外他也是《素食》雜誌的編輯。他死於結腸癌，享年五十九歲。關鍵在於，在決定採取某種飲食習慣之前，請先了解自己為何採取這種飲食的原因（撇開含糊不清的宣稱），以及查看證據。如果你的目標是長壽和健康，那麼就不要追隨某人提出的哲學，而是要取決於可以幫助你實現該目標的因素。我喜歡《塔木德》（Talmud；字義為『學習』，就是一般所謂的猶太法典）上頭所寫的一句古老的阿拉伯語經文，幾乎可以總結為：「用可以說服我的方式餵飽我吧！」

Q：小麥對所有人都不好嗎？人類幾千年來不都以它作為主食嗎？

A：眾所周知，今天的小麥與人類最初食用的小麥已經不同。小麥的遺傳學說明其發展相當複雜。現在的穀物來自三類的小麥：自然雜交、變異和物競天擇，這些演化已經變成全世界種植的各種小麥品種。

基本上，硬粒小麥（hard wheat）中的蛋白質含量高達 13%，而古代的小麥含量不超過百分之二。蛋白質含量的提升也讓全球許多人將小麥做為攝取蛋白質的主要來源，而這也提高了包含醇溶性蛋白（gliadin-）、麩質（gluten-）、凝集素的致敏性，促炎（proinflammatory）以及阻止植物代謝的部分幾乎增加了七倍。

　　除了小麥凝集素有關的調查還不是很充分之外，在許多嬰兒和成人中都發現了典型的小麥超敏反應，反應部位都在胃腸道。一項針對氣喘的患者透過 Pharmacia CAP System 過敏測試（一種針對吸入性過敏症的體外螢光酵素免疫分析試驗）中研究發現，46%的兒童和 34%的成年人對小麥具有免疫球蛋白 E（IgE）；而使用同樣的檢驗系統的另一項研究也發現小麥過敏原的特異性為百分之九十八。小麥的致敏會導致高達七成五的異位性皮膚炎患者持續性的食物超敏反應，而在 102 位患有花粉熱的兒童中，其中則有百分之十二對小麥過敏。

Q：我顯然對高度有益的食物過敏或產生反應，該怎麼辦？

　　A：那麼就不要吃這些食物。如果你的身體因為藥物、手術或疾病而發生變化，那麼你對食物的耐受性可能就有所不同；在此情況下，最好的做法就是避開這些引起你過敏，以及不適合你血型有關的食物。盡可能選擇有益和中性食品。對食物的靈敏度可能會隨時間而有所變化。

Q：有沒有適合我血型的糖類或甜味劑？

　　A：精製糖被視為與藥物一樣容易上癮，並且可能對健康有害。根據美國農業部的數據，美國人平均每年消耗六十八到七十七公斤的精製糖！顯然的，大家要認真面對剔除這個壞習慣。當然，市面上有很多無糖的甜味劑替代品，但是那些化學製造的人工甜味劑比精製糖更具毒

性。結束糖癮並不意味著你要停止享受甜味，而是要找到更健康的替代品。 幸運的是，有一些純天然，對血型友善的選擇。

龍舌蘭花蜜是一種由龍舌蘭植物核心中的汁液提煉而成的甜味劑，它有蜂蜜般的香味，但比食用糖更甜，因此可以減少使用以獲得相同效果；此外它裡頭也含有每日允許攝取的建議量維生素和礦物質鈣、鐵、鉀和鎂。食用龍舌蘭花蜜的血糖指數也低於食用糖，因此不會引起血糖飆升。對於所有血型的人，或者分泌者還是非分泌者，它都是中性的食物。

此外，未經過加工的有機蜂蜜含有微量的菸鹼酸、核黃素（B2）、硫胺素、維生素 B 和抗自由基的抗氧化劑。一些研究顯示，這種蜂蜜可能有助於減輕季節性過敏。如果你想減肥，這絕對是個好消息。蜂蜜的低血糖指數有助於保持血糖水準，而且它的甜度比精製糖甜少二分之一，因此可以減少一些負擔。它對所有血型分泌者都是中性的，但 O 型和 AB 型非分泌者建議應該避免。

烘焙時可以用純楓糖漿代替糖，研究顯示它也可以促進心血管健康和增強免疫系統，對身體健康有幫助。純楓糖漿對所有血型的分泌型都是中性食物，但 O 型和 AB 型非分泌者則應避免使用。

糖蜜是甘蔗和甜菜精製的產物，從這些植物中壓榨出來的汁煮沸成糖漿混合物，並從中萃取精煉成糖晶體。剩下的棕黑色液體則是糖蜜。糖蜜被廣泛作為烘烤食物的甜味劑，也能當作鬆餅和威化餅中的糖漿。它的健康益處包括高鐵含量，維生素 B、鎂和鈣；比任何其他天然甜味劑有更多的抗氧化劑，這對 A 型分泌者有益，對其他血型則是中性。

甜菊糖是由植物甜葉菊（Stevia rebaudiana；巴西和巴拉圭的草藥）粉末提取物。雖然甜菊糖的味道就像食用糖、零卡路里，也不會引起血糖飆升，但使用時請注意它的甜度是糖的兩百至四百倍，所以使用

在烘焙時，或是攪拌於咖啡或茶中，僅能小量攝取。甜菊糖的植化素成份對健康的益處包括控制血糖、膽固醇和血壓。它對大多數血型的人都是中性的，B型分泌者和 O 型非分泌者應避免食用。

【附錄四】 詞彙表

ABO 血型系統（ABO Blood Group System）：最重要的血型鑑定，ABO 血型決定了輸血反應和器官移植的因素。不同於其他血型鑑定，ABO 血型除了輸血或移植之外，還扮演其他舉足輕重的角色，包括決定身體許多消化與免疫的特性。ABO 血型群由 O、A、B 和 AB 四種血型組成。O 型沒有真正的抗原，卻帶有對 A 型和 B 型的抗體。A 型和 B 型帶有以各自血型為名的抗原，也會互相產生抗體。AB 型對其他血型不會製造任何抗體，因為它同時具有 A 抗原和 B 抗原。人類學家廣泛利用 ABO 血型，作為早期人類發展的指引。許多疾病，尤其是消化毛疾病、癌症和感染，都顯示在 ABO 血型中有所偏好與選擇。

凝集（Agglutinate）：源自拉丁文 " to glue " ；是指細胞彼此連結的過程，通常是透過凝集素的作用，例如抗體或外源凝集素。有些病毒和細菌也能黏結血球。許多凝集素，特別是食物凝集素，都有血型上的針對性。某些食物只會和某一種血型細胞凝塊，卻不會和另一種血型的細胞起作用。

對偶基因（Allele）：又稱等位基因；基因的另一種形式，例如血型的對偶基因為 A、B 及 O。

人類學（Anthropology）：關於人類種族分佈、起源與階級的研究。人類學家研究人類進化、生理特徵、種族關係、環境與社會的互動，以及現代文化。ABO 血型被人類學家廣泛的應用在早期人口的研究上面。

抗體（Antibody）：免疫系統製造的一種化學物質，稱為免疫球蛋白，專門標出或辨識宿主體內的外來物質。抗體結合特有的標記—抗原—找出病毒、細菌或其他有毒物質，然後和它們凝集。免疫系統可以製造數百萬種不同的抗體，對抗種類繁多的潛在入侵者。O 型、A 型或 B 型都帶有其他血型的抗體。AB 型是全盤接受者，不會對其他血型製造

抗體。

抗原（Antigen）：凡是會引起免疫系統產生抗體的化學物質都叫抗原。決定血型的化學標記被認為是血型抗原，因為其他血型可能對它們帶有抗體。抗原常見於病菌表面，被免疫系統用來偵測外來物質。癌細胞往往會產生特殊抗原，這些被稱為腫瘤抗原。許多病菌和癌症抗原都是聰明的變裝者，會模擬宿主的血型，想辦法躲過偵測。

抗氧化劑（Antioxidant）：一般相信維生素能趕走攻擊細胞的有毒物質（自由基），藉以強化免疫系統、預防癌症。維生素 C、E 和 β-胡蘿蔔素，被認為是最有效的抗氧化物。

克羅馬儂人（Cro-Magnon）：第一個真正的現代人類；大規模從非洲遷移到歐洲和亞洲。克羅馬儂人是精明的獵人，大多過著狩獵與採集的生活。O 型人的消化特性絕大部分源自於克羅馬儂人。

差異性（Differentiatiom）：細胞發展出自己專屬特性與功能的轉化過程。差異性由細胞的基因機構所控制。癌細胞是有缺陷的基因，通常是不成熟的，並且無法發揮與正常細胞相同的功能，通常可以溯及到早期胚胎階段就被長期壓抑。

基因（Gene）：細胞內的一個成份，藉由指定某種蛋白質或酵素的結構，來控制遺傳特性的傳送。基因是由細胞核染色體內的長鏈狀去氧核醣核酸（DNA）所組成。

印歐民族（Indo-European）：早期的白人，於西元前七千至三千五年間，從最早的亞洲和中東的家園西移到歐洲。印歐民族可能是西歐 A 型人的祖先。

酮症（Ketosis）：高蛋白質、低碳水化合物飲食會造成的現象。早期 O 型祖先的高蛋白質飲食，迫使脂肪燃燒成體力而產生酮類─高速代謝作用的象徵。酮症現象讓早期人類保持高能量、有效代謝和充沛的體力，這些都是狩獵需要的特質。

凝集素（Lectin）：自然界中發現任何可以和身體細胞表面抗原互相作用、導致凝集的成份，通常是蛋白質。凝集素常見於一般食物，許多都有血型針對性。由於癌細胞的表面往往會製造大量抗原，因此許多凝集素反而會和它們凝集，而不是凝集正常細胞。

微生物群（Microbiome）：構成體內生態系統的微生物集合體。微生物群的健康取決於大量的健康細菌。

黏液（Mucus）：由專門的組織（黏膜）所製造出的分泌物，用來潤滑並保護身體的細緻內層。黏液含有抗體，可以對抗病菌。分泌型的人，黏液中含有大量血型抗原，可以幫忙過濾掉和血型特性相反的細菌、真菌和寄生蟲。

自然療法醫師（Naturopathic Doctor, N.D.）：接受自然療法訓練的醫師，需要在合格的學院或大學完成四年研究所訓練，於醫療機構照護病患。

新石器時代（Neolithic）：早期人類發展的一個時期，特徵是農耕的發展、使用陶器與拋光工具。人類生活型態的重大改變，從之前的狩獵與採集活動轉化為農耕生活，可能是刺激 A 型發展的一大要素。

泛血球凝集素（Panhemaglutinans）：能和所有血型黏結的凝集素；例如番茄凝集素。

多態性（Polymorphism）：字面上是「許多形態」的意思。活的有機體透過基因影響而產生變化的各種物理現象即為多態性。血型就是一種眾所周知的多態性。

植化素（Phytochemical）：有特殊健康效果的天然產物。大部分植化物都是傳統的草藥和植物。

三酸甘油酯（Triacylglycerides）：儲存於人體脂肪，也存在於血液中。高三酸甘油酯或高血脂，被認為是心臟病的一大風險。

【附錄五】 人類學裡的血型摘記

人類學研究人類發展、文化和生物的差異。有鑑於這個目的，我們可以將其分成兩個領域：文化人類學，研究文化的表現形式，例如語言和儀式；生物人類學，針對物種進化─智人的研究。生物人類學家試圖透過嚴謹的科學方法（例如檢查血型）來追捕人類的歷史發展；他們的主要任務是記錄人類如何從早期的非人類靈長類祖先進化而來的序列。早期利用血型的研究稱之為古生物學，即古代血液研究。

生物人類學也關注人類如何適應環境壓力。傳統的生物人類學非常依賴頭骨形狀、身材和其他身體特徵的測量。1950 年代，由於重點轉移到遺傳特徵上，例如血型和其他遺傳標記，血型成為分析的有力工具。醫師和人類學家莫倫特（A. E. Mourant）發表了兩本重要的著作，《血型與疾病》（＂Blood Groups and Diseases＂；1978）和《血緣關係：血型與人類學》（＂Blood Relations: Blood Groups and Anthropology＂；1983），兩本書中收集了許多關於血型的資料。

除了莫倫特之外，我在書中也使用了許多其他來源的資料，包括較早的人類遺傳學資料來源，例如威廉 ‧ 波德（William Boyd）的《基因與人種》（＂Genetics and the Races of Man＂；1950 年），以及 1920 年至 1945 在各種醫學雜誌上的發表研究。

透過從墳墓挖掘出來遺骸中血型，可以繪製出古代人類各種血型的分佈狀況。從遺體和確定的血型中，可以重建少量的血型資料。透過研究人類的血型，人類學家可以了解人類的當地歷史、遷徙、通婚和差異化。

在美國，B 型人的比例也比西歐國家高，這反映出有比較多東方人移入的事實。

為了方便做這項分析，我們可以把人類分成兩個基本種族─衣索比亞人和古北人。古北人又可以再分成蒙古人和高加索人，不過大部分的人都位在兩者之間。每個人種都有環境造成的生理特徵，各自占據不同的地理區塊。衣索比亞人可能是最古老的種族，是黑皮膚的非洲人，居住在三分之一的南阿拉伯半島和撒哈拉沙漠以南的非洲。古北區人占據撒哈拉沙漠以北的非洲、歐洲、大部分的亞洲（南阿拉伯半島除外）、印度半島、東南亞以及中國南部。

　　最難做的推測就是人類在約一百萬年前開始從非洲移往亞洲。現代人種很可能是在亞洲，從古代的衣索比亞人分支出來，變成高加索人和蒙古人，但我們幾乎不知道發生的時間或原因。每個基本人種都有自己的家園─其最顯著的地理區塊。衣索比亞人的家園在非洲，高加索人在歐洲和北亞，蒙古人在中亞與南亞。非洲人與其他種族之間可能存在更多身體上的差異，但是高加索人和蒙古人之間的血型差異則更為明確─這是重新審視種族刻板印象的一個很好的理由。

　　雖然我們將 O 型的基因遺傳回溯到早期的史前時代，它還是留下了一種很有可塑性的性格，多半是因為它的單純，而且動物性蛋白質飲食在全球目前的飲食習慣中，還是占了很大的比例。

　　一九一八年，赫茲菲德夫婦（Hirszfelds）率先嘗試利用血型描述種族與民族特性。在第一次世界大戰期間，他們兩人都是同盟國軍隊的醫生，主要在希臘的薩洛尼卡服務。跟多國軍隊共事，加上大量來自不同民族背景的難民，赫茲菲德夫婦有系統的記錄了大量人數的血型，同時也記錄下他們的種族與國籍。每個族群都有超過五百筆以上的資料。

　　比方說，他們發現 B 型的比例，在英國人低到百分之七‧二，在印度人卻高到百分之四十一‧二，西歐人整體上 B 型的比例低於巴爾幹斯拉夫人，後者又低於俄羅斯人、土耳其人和猶太人；而這三個人種的比

例又低於越南人和印度人。AB 型的分配基本上也有同樣模式，在西歐低到百分之三至百分之五，在印度則高到百分之八‧五。

在印度次大陸（又稱南亞次大陸或印巴孟次大陸），AB 型占人口的百分之八‧五，對一個全球平均占百分之二到百分之五的血型來說，算是相當高了。AB 型有這個普及率，或許是因為印度次大陸位於西方發展殖民地與東部蒙古人家園的入侵路線上。

O 型與 A 型基本上和 B 型與 AB 型相反。A 型在歐洲人、巴爾幹斯拉夫人和阿拉伯人中，都保持一定比例（百分之四十）；但在西非人、越南人和印度人就很低。受測的英國人中百分之四十六是 O 型，而印度人只有百分之三十一‧三。

今日，我們可以分析（多半是存在血液銀行的紀錄）包含全球超過兩千萬人的血型，但這麼大的數字也只是證實了赫茲菲德夫婦最初的觀察。當時，沒有一家科學期刊覺得他們的文章適合發表，於是夫婦倆的研究，在一本默默無名的人類學期刊委屈了好一陣子，三十幾年來這項出色且重要的研究都被忽略了。

很顯然的，沒人有興趣利用血型這個知識作為人類學的探針，去探索人類的歷史。

史丹佛大學魯吉‧卡瓦利－斯福札博士（Luigi Cavalli-Sforza）近期的研究，根據新的 DNA 科技，使用更加精密的方法，追蹤古代人類遷移的基因動向。他的許多發現都證實了莫朗特、赫茲菲德夫婦、史奈德及博伊德，以前對全球血型分佈的觀察。

【附錄六】　血型支援社區

知道你的血型

　　如果你不了解自己的血型，就很難根據血型開始節食。在歐洲，幾乎每個人都知道自己的血型，但是在美國，除非透過輸血，否則一生都不會知道自己是什麼血型。以下是知道自己血型的幾個簡單方法。

1. 捐血。這方法不僅能夠對社會付出些許貢獻，而且是免費且簡單獲知血型的方法。要查詢當地捐贈中心，請上美國紅十字會關於「捐血」的網站頁面（redcrossblood.org）。
2. 從戴德蒙個性化營養（4yourtype.com）的「書籍和測試」（books and tests）中購買血型測試包。該測試包價格低廉，可以輕鬆在家中使用。
3. 下次看醫生進行血液檢查時，可以請他或她在驗血計畫中增加血型測試項目。

分泌物狀態

　　如果你不知道自己的分泌物（唾液）狀態，並希望進一步讓自己的個性化文件更加完善，那麼可以從 ID'Adamo 個性化營養（Ayourtype.com）中購買「分泌物狀態收集工具盒」（Secretor Status Collection Kit）。

生殖醫學卓越中心

　　生殖醫學卓越中心（COEGM）是彼得・戴德蒙與布里奇波特大學（UB）共同合作創辦；目的在於建立一個以技術為重點的生物醫學計劃，這是其他醫學院所無法比擬的。COEGM 為大學健康科學計劃的學生提供了患者護理、臨床研究和動手教學的機會，它也是戴德蒙博士臨

床實踐的所在地，並使用他最先進的生物資訊軟體程式，例如 SWAMI GenoType 和 Opus23。有關私人執業患者或輪班患者的資訊和預約，請聯繫中心：

生殖醫學卓越中心

1I5 Broad Street
Bridgeport，CT 06604
203-366-0526
generativemedicine.org

對於戴德蒙博士的 dadamo.com 網站

dadamo.com 在網際網路中運作時間最長的網站之一，是社區「網民」關注博士工作的主要管道。這個易於瀏覽的網站充斥著各種有用的工具，部落格，以及最熱絡的聊天論壇。歡迎新手加入，成為這個溫暖家庭友善的社區成員。

戴德蒙個性化營養 - 北美製藥有限公司

有關血型飲食、個性化補給品和測試工具，請透過以下方式與戴德蒙博士聯繫：

149 Water Street
South Norwalk, CT o6854
203-761-0042
203-761-0043 FAX
免付費電話：1-877-A BO-TYPE（226-8973）
4yourtype.com

官方版血型飲食 App

官方版的血型飲食條列出四種血型相關的高度有益、中性和不宜的食物，安卓和蘋果系統皆適用。這些資料方便你在商品採買、餐廳用餐和進行飲食規畫。你只需在自己的血型項下，挑選各類食材，做為你的

飲食清單。想要知道你的分泌狀況或者希望更進一步了解當中奧秘，
App 應用程式中還有一些選項：

1. 血型和分泌物狀態選擇器。
2. 特定血型的食物清單。
3. 家庭食物清單，該清單結合了多種血型的常見食物，方便家庭
   準備食材。
4. 購物清單，可以選擇自己或家庭多種血型組合成員的食物清單。
5. 直接透過 App 和電子郵件發送購物清單。
6. 食物搜尋功能。
7. 每種血型的相關資訊。
8. 膳食補給品相關資訊。
9. 處方連結（需要連接網路）。

個性化生活部落格：northamericanpharmacal.com/living
　　在這個唯一支持個性化生活的部落格中可以幫助你找到靈感、食
譜、實用的工具、技巧以及成功案例。

血型飲食社區相關社群媒體
Facebook: facebook.com/drpeterdadamo
Twitter:@peterdadamo
Instagram: @eatright4yourbloodtype
Pinterest: pinterest.com/right4yourtype

【 附 錄 七 】　科 學 佐 證

　　比起採用無數個註腳來填滿這本書，我收集和這項工作相關的重要影響力主張；以下就主題類別，並按作者字母順序排列之。

RATHER THAN FILL THIS BOOK WITH ENDLESS FOOTNOTES, I'VE COLlected the most important influences on the work and listed them here where they might be most easily referred to. They are grouped into several categories and listed alphabetically by author.

血型，基本概念
Blood Types, General Information

American Association of Blood Banks. *Technical Manual.* 10th ed. 1990.

D'Adamo, P. "Gut Ecosystems III: The ABO and Other Polymorphic Systems." *Townsend Letter for Doctors*, August 1990.

D'Adamo, P., and G. Kelly. "Metabolic and Immunologic Consequences of ABH Secretor Status." *Alternative Medicine Review*, August 6, 2001, pp. 390–405.

Marcus, D. M. "The ABO and Lewis Blood-Group System." *New England Journal of Medicine* 280 (1969): 994–1005.

血型與人類學
Blood Types and Anthropology

Boyd, W. C. *Genetics and the Races of Man: An Introduction to Modern Physical Anthropology.* Boston: Little, Brown, 1950.

Brues, A. M. "Stochastic Tests of Blood Selection in the ABO Blood Groups." *American Journal of Physical Anthropology* 21 (1963): 287–99.

Childe, V. G. *Man Makes Himself.* London: Watts, 1936.

Coon, C. S. *The Races of Europe.* New York: Macmillan, 1939.

Gates, R. R. *Human Ancestry.* Cambridge: Harvard University Press, 1948.

Hirszfeld, L., and H. Hirszfeld. "Serological Differences Between the Blood of Different Races" *Lancet* 2 (1919): 675–79.

Livingstone, F. R. "Natural Selection, Disease and Ongoing Human Evolution, as Illustrated by the ABO Groups." n.d., n.p.

McNeill, W. H. *Plagues and Peoples*. New York: Doubleday/Anchor, 1975.

Mourant, A. E. *Blood Relations: Blood Groups and Anthropology*. Oxford: Oxford University Press, 1983.

Mourant, A. E., A. C. Kopec, and K. Domaniewska-Sobczak, *Blood Groups and Diseases*. 4th ed. Oxford: Oxford University Press, 1984.

Muschel, L. "Blood Groups, Disease and Selection." *Bacteriological Review* 30, no. 2 (1966): 427–41.

Race, R. R., and R. Sanger. *Blood Groups in Man*. Oxford: Blackwell Scientific, 1975.

Sheppard, P. M. "Blood Groups and Natural Selection." *British Medical Bulletin* 15 (1959): 132–39.

Soulsby, E. J. L. "Antigen-Antibody Reactions in Helminth Infections." *Advances in Immunology* 2 (1963): 265–308.

Wyman, L. C., and W. C. Boyd. "Blood Group Determinations of Prehistoric American Indians." *American Anthropologist* 39 (1937): 583–92.

Wyman, L. C., and W. C. Boyd. "Human Blood Groups and Anthropology." *American Anthropologist* 37 (1935): 181–200.

血型與凝集素

Blood Types and Lectins

D'Adamo, P. "Gut Ecosystems II: Lectins and Other Mitogens." *Townsend Letter for Doctors*, 1991.

Freed, D. L. J. "Dietary Lectins and Disease." *Food Allergy and Intolerance* (1987): 375–400.

Freed, D. L. J. "Lectins." *British Medical Journal* 290 (1985): 585–86.

Helm, R., and A. Froese. "Binding of the Receptors for IgE by Various Lectins." *International Archives of Allergy and Applied Immunology* 65 (1981): 81–84.

Macholz, R. *The Lectins: Properties, Functions and Applications in Biology and Medicine*. New York: Harcourt Brace Jovanovich/Academic Press, 1986.

Nachbar, M. S., et al. "Lectins in the United States Diet: A Survey of Lectins in Commonly Consumed Foods and a Review of the Literature." *American Journal of Clinical Nutrition* 33 (1980): 2338–45.

Nachbar, M. S., et al. "Lectins in the U.S. Diet: Isolation and Characterization of a Lectin from the Tomato (*Lycopersicon esculentum*)." *Journal of Biological Chemistry* 255 (1980): 2056–61.

Norn, S., et al. "Intrinsic Asthma and Bacterial Histamine Release via Lectin Effect." *Agents and Action* 13, nos. 2–3 (1983): 210–12.

Sharon, N., and H. Lis. "The Biochemistry of Plant Lectins (Phytohemaglutinins)." *Annual Review of Biochemistry* 42 (1973): 541–74.

Sharon, N., and H. Lis. "Lectins: Cell-Agglutinating and Sugar-Specific Proteins." *Science* 177 (1972): 949–59.

Shechter, Y. "Bound Lectins That Mimic Insulin Produce Persistent Insulin-Like Effects." *Endocrinology* 113 (1983): 1921–26.

Triadou, N., and E. Audron. "Interaction of the Brush-Border Hydrolases of the Human Small Intestine with Lectins." *Digestion* 27 (1983): 1–7.

Uhlenbruck, G., et al. "Love to Lectins: Personal History and Priority Hysterics." *Lectins and Glycoconjugates in Oncology.* New York: Springer-Verlag, 1988.

Ulmer, A. J., et al. "Stimulation of Colony Formation and Growth Factor Production of Human T Lymphocytes by Wheat Germ Lectin." *Immunology* 47 (1982): 551–56.

Wagner, H., et al. "Immunostimulant Action of Polysaccharides (Heteroglycans) from Higher Plants." *Arzneimittelforschung* 34 (1984): 659–61 [German abstract in English].

Waxdal, M. J. "Isolation, Characterization and Biological Activities of Five Mitogens from Pokeweed." *Biochemistry* 13 (1974): 3671–75.

Zafriri, D., et al. "Inhibitory Activity of Cranberry Juice on Adherence of Type 1 and Type P Fimbriated *Escherichia coli* to Eucaryotic Cells." *Antimicrobial Agents and Chemotherapy* 33 (1989): 92–98.

疾病與血型的關係
Disease Associations with Blood Type

Addis, G. J. "Blood Groups in Acute Rheumatism." *Scottish Medical Journal* 4 (1959): 547.

Aird, I., et al. "The Blood Groups in Relation to Peptic Ulceration and Carcinoma of Colon, Rectum, Breast, and Bronchus." *British Medical Journal* (1954): 315–42.

Alexander, K., L. McClure, V. Wadley, et al. "ABO Blood Type, Factor VIII, and Incident Cognitive Impairment in the REGARDS Cohort." *Neurology* 83 (2014): 1271–76.

Allan, T. M., and A. A. Dawson. "ABO Blood Groups and Ischaemic Heart Disease in Men." *British Heart Journal* 30 (1968): 377–82.

Billington, B. P. "A Note on the Distribution of ABO Blood Groups in Bronchiectasis and Portal Cirrhosis." *Australian Annals of Medicine* 5 (1956): 20–22.

"Blood-Groups and the Intestine." *Lancet* 7475 (1966): 1232–1233 [Editorial].

Buchanan, J. A., and E. T. Higley. "The Relationship of Blood-Groups to Disease." *British Journal of Experimental Pathology* 2 (1921): 247–55.

Buckwalter, J. A., et al. "ABO Blood Groups and Disease." *Journal of the American Medical Association* (1956): 1210–15.

Buckwalter, J. A., et al. "Ethnologic Aspects of the ABO Blood Groups: Disease Associations." *Journal of the American Medical Association* (1957): 327–29.

Camps, F. E., and B. E. Dodd. "Frequencies of Secretors and Non-Secretors of ABH Group Substances Among 1,000 Alcoholic Patients." *British Medical Journal* 4 (1969): 457–59.

Camps, F. E., and B. E. Dodd. "Increase in the Incidence of Non-Secretors of ABH Blood Group Substances Among Alcoholic Patients." *British Medical Journal* 1 (1967): 30–31.

D'Adamo, P. "Blood Types and Diseases, A Review." Clinical Rounds Presentation, Bastyr University, 1982.

D'Adamo, P. "Combination Naturopathic Treatment of Primary Biliary Cirrhosis." *Journal of Naturopathic Medicine* 4, no. 1 (1993): 24–25.

D'Adamo, P., and E. Zampieron. "Does ABO Bias in Natural Immunity Imply an Innate Difference in T-Cell Response?" *Journal of Naturopathic Medicine* 2 (1991): 11–17.

De Marco, M., and A. Venneri. "'O' Blood Type Is Associated with Larger Grey-Matter Volumes in the Cerebellum." *Brain Research Bulletin* (2015).

Fraser Roberts, J. A. "Blood Groups and Susceptibility to Disease: A Review." *British Journal of Preventative & Social Medicine* 11 (1957): 107–25.

Fraser Roberts, J. A. "Some Associations Between Blood Groups and Disease." *British Medical Bulletin* 15 (1959): 129–33.

Harris, R., et al. "Vaccinia Virus and Human Blood-Group-A Substance." *Acta Genetica* 13 (1963): 44–57.

Havlik, R., et al. "Blood-Groups and Coronary Heart-Disease." *Lancet* 7614 (1969): 269–70.

Hein, H. O., et al. "Alcohol Consumption, Lewis Phenotypes, and Risk of Ischaemic Heart Disease." *Lancet* 341 (1993): 392–96.

"An Insight Is Gained on How Ulcers Develop." *New York Times*, December 17, 1993.

Koskins, L. C., et al. "Degradation of Blood Group Antigens in Human Colon Ecosystems." *Journal of Clinical Investigation* 57 (1976): 74–82.

Langman, M. J. S., et al. "ABO and Lewis Blood-Groups and Serum-Cholesterol." *Lancet* (1969): 607–9.

Lim, W., et al. "Association of Secretor Status and Rheumatic Fever in 106 Families." *American Journal of Epidemiology* 82 (1965): 103–11.

McConnell, R. B., et al. "Blood Groups in Diabetes Mellitus." *British Medical Journal* 1 (1956): 772–76.

McDuffie, F., and E. Kabat. "The Behavior in the Coombs Test of Anti-A and Anti-B Produced by Immunization with Various Blood Group A and B Substances and by Heterospecific Pregnancy." *Journal of Immunology* 77 (1956): 61–71.

Martin, N. G., et al. "Do the MN and JK Systems Influence Environmental Variability in Serum Lipid Levels?" *Clinical Genetics* 24 (1983): 1–14.

Myrianthopoulos, N. C., et al. "The Relation of Blood Groups and the Secretor Factor to Amyotrophic Lateral Sclerosis." *American Journal of Human Genetics* 19 (1967): 607–16.

"O! My Aching Stomach!" *Witby Republican*, December 12, 1993.

Ratner, J. J., et al. "ABO Group Uropathogens and Urinary Tract Infection." *American Journal of Medical Science* 292 (1986): 84–92.

Roath, S., et al. "Transient Acquired Blood Group B Antigen Associated with Diverticular Bowel Disease." *Acta Haematologica* 77 (1987): 188–90.

Saarloos, M. N., T. F. Lint, and G. T. Spear. "Efficacy of HIV-Specific and 'Antibody-Independent' Mechanisms for Complement Activation by HIV-Infected Cells." *Clinical and Experimental Immunology* 99, no. 2 (1995): 189–95.

Springer, G. F. "Relation of Blood Group Active Plant Substances to Human Blood Groups." *Acta Haematologica* 20 (1958): 147–55.

Springer, G. F., and R. E. Horton. "Erythrocyte Sensitization by Blood Group-Specific Bacterial Antigens." *Journal of General Physiology* 47 (1964): 1229–49.

Struthers, D. "ABO Groups of Infants and Children Dying in the West of Scotland (1949–51)." *British Journal of Preventive & Social Medicine* 5 (1951): 223–28.

Young, V. M., H. C. Gillen, and J. H. Akeroyd. "Sensitization of Infant Red Cells by Bacterial Polysaccharides of *Escherichia coli* during Enteritis." *Journal of Pediatrics* 60 (1962): 172–76.

血型與癌症
Blood Types and Cancer

Aird, I., et al. "The Blood Groups in Relation to Peptic Ulceration and Carcinoma of Colon, Rectum, Breast and Bronchus." *British Medical Journal* 2 (1954): 315–21.

Aird, I., et al. "A Relationship Between Cancer of the Stomach and the ABO Blood Groups." *British Medical Journal* 1 (1953): 799–801.

Aird, I., et al. "ABO Blood Groups and Cancer of Oesophagus, Cancer of Pancreas, and Pituitary Adenoma." *British Medical Journal* 1 (1960): 1163–66.

Bazeed, M. A., et al. "Effect of Lectins on KK-47 Bladder Cancer Cell Line." *Urology* 32 (1988): 133–35.

Boland, C. R. "Searching for the Face of Neoplasia." *Journal of Clinical Gastroenterology* 10, no. 6 (1988): 599–604.

Brooks, S. A., and A. J. C. Leathem. "Predictive Value of Lectin Binding on Breast-Cancer Recurrence and Survival." *Lancet* 1, no. 8541 (1987): 1054–56.

Brooks, S. A., and A. J. C. Leathem. "Prediction of Lymph Node Involvement in Breast Cancer by Detection of Altered Glycosylation in the Primary Tumor." *Lancet* 8759, no. 338 (1991): 71–74.

Cameron, C., et al. "Acquisition of a B-Like Antigen by Red Blood Cells." *British Medical Journal* 2, no. 5140 (1959): 29–32.

D'Adamo, P. "Possible Alteration of ABO Blood Group Observed in Non-Hodgkin's Lymphoma." *Journal of Naturopathic Medicine* 1 (1990): 39–43.

Dahiya, R., et al. "ABH Blood Group Antigen Expression, Synthesis, and Degradation in Human Colonic Adenocarcinoma Cell Lines." *Cancer Research* 49, no. 16 (1989): 4550–56.

Dahiya, R., et al. "ABH Blood Group Antigen Synthesis in Human Colonic Adenocarcinoma Cell Lines." *Proceedings of the Annual Meeting of the American Association of Cancer Research* 30 (1989): A1405 [Abstract].

Davis, D. L., et al. "Medical Hypothesis: Xenoestrogens As Preventable Causes of Breast Cancer." *Environmental Health Perspectives* 101, no. 5 (1993): 372–77.

Feinmesser, R., et al. "Lectin Binding Characteristics of Laryngeal Cancer." *Otolaryngology Head Neck Surgery* 100, no. 3 (1989): 207–9.

Fenlon, S., et al. "Helix Pomatia and Ulex Europeus Lectin Binding in Human Breast Carcinoma." *Journal of Pathology* 152 (1987): 169–76.

Kvist, E., et al. "Relationship Between Blood Groups and Tumors of the Upper Urinary Tract." *Scandinavian Journal of Urology and Nephrology* 22, no. 4 (1988): 289–91.

Langkilde, N. C., et al. "Binding of Wheat and Peanut Lectins to Human Transitional Cell Carcinomas." *Cancer* 64, no. 4 (1989): 849–53.

Lemon, H. "Clinical and Experimental Aspects of Anti-Mammary Carcinogenic Activity of Estriol." *Frontiers of Hormone Research* 5 (1978): 155–73.

Lemon, H. "Pathophysiologic Considerations in the Treatment of Menopausal Patients with Oestrogens: The Role of Oestriol in the Prevention of Mammary Carcinoma." *Acta Endocrinologica Supplementum* 233 (1980): 17–27.

Marth, C., and G. Daxenbichler, G. "Peanut Agglutinin Inhibits Proliferation of Cultured Breast Cancer Cells." *Oncology* 45 (1988): 47–50.

De Marco, M., and A. Venneri. "'O' Blood Type Is Associated with Larger Grey-Matter Volumes in the Cerebellum." *Brain Research Bulletin* 116 (2015): 1–6.

Morecki, S., et al. "Removal of Breast Cancer Cells by Soybean Agglutinin in an Experimental Model for Purging Human Marrow." *Cancer Research* 48 (1988): 4573–77.

Motzer, R. J., et al. "Blood Group-Related Antigens in Human Germ Cell Tumors." *Cancer Research* 48, no. 18 (1988): 5342–47.

Murata, K., et al. "Expression of Blood Group-Related Antigens, ABH, Lewis A, Lewis B, Lewis X, Lewis Y, Ca19-9 and CSLEX1 in Early Cancer, Intestinal Metaplasia and Uninvolved Mucosa of the Stomach." *American Journal of Clinical Pathology* 98 (1992): 67–75.

Osborne, R. H., and F. V. DeGeorge. "The ABO Blood Groups in Neoplastic Disease of the Ovary." *American Journal of Human Genetics* 15 (1963): 380–88.

Renton, P. H., et al. "Red Cells of All Four ABO Groups in a Case of Leukemia." *British Medical Journal* (1962): 294–97.

Roberts, T. E., et al. "Blood Groups and Lung Cancer." *British Journal of Cancer* 58, no. 2 (1988): 278 [Letter].

Romodanov, S. A., et al. "Efficacy of Chemo and Immunochemistry in Neuro-Oncological Patients with Different ABO System Blood Group." *Zhurnal Voprosy Neĭrokhirurgii Imeni NN Burdenko* 53, no. 1 (1989): 17–20.

Stachura, J., et al. "Blood Group Antigens in the Distribution of Pancreatic Cancer." *Folia Histochemica et Cytobiologica* 27, no. 1 (1989): 49–55.

Springer, G., et al. "Blood Group MN Antigens and Precursors in Normal and Malignant Human Breast Glandular Tissue." *Journal of the National Cancer Institute* 54, no. 2 (1975): 335–39.

Springer, G., et al. "T/Tn Antigen Vaccine Is Effective and Safe in Preventing Recurrence of Advanced Breast Cancer." *Cancer Detection and Prevention* 19 (1995): 374–80.

Tryggvadottir, L., et al. "Familial and Sporadic Breast Cancer Cases in Iceland: A Comparison Related to ABO Blood Groups and Risk of Bilateral Breast Cancer." *International Journal of Cancer* 42, no. 4 (1988): 499–501.

Tzingounis, V. A., et al. "Estriol in the Management of the Menopause." *Journal of the American Medical Association* 239, no. 16 (1978): 1638–41.

Wolf, G. T., et al. "A9 and ABH Antigen Expression Predicts Outcome in Head and Neck Cancer." *Proceedings of the Annual Meeting of the American Association of Cancer Research* 30 (1989): A902.

國家圖書館出版品預行編目資料

不同血型不同飲食法： 血型不只決定人格，更決定你吃什麼才能更健康！／彼得・戴德蒙博士（Peter J. D'Adamo）、凱薩琳・惠妮（Catherine Whitney）合著. 王幼慈、劉秋枝 譯. -- 三版. -- 臺中市：晨星, 2024.06
面； 公分. --（健康與飲食；137）

譯自：Eat Right 4 Your Type : The Individualixed Blood Diet Solution

ISBN 978-626-320-845-2（平裝）

1.CST: 營養 2.CST: 血型 3.CST: 健康法

411.3   113005894

健康與飲食 137

不同血型不同飲食法【最新增訂版】
血型不只決定人格，更決定你吃什麼才能更健康！

作者	彼得・戴德蒙博士（Peter J. D'Adamo）
	凱薩琳・惠妮（Catherine Whitney）
譯者	王幼慈、劉秋枝
主編	莊雅琦
美術設計	王大可
封面設計	吳文馨
創辦人	陳銘民
發行所	晨星出版有限公司
	台中市西屯區工業30路1號1樓
	TEL：(04)2359-5820　FAX：(04)2355-0581
	行政院新聞局局版台業字第2500號
法律顧問	陳思成律師
初版	西元2012年01月31日
二版	西元2021年01月01日
三版	西元2024年06月01日
總經銷	知己圖書股份有限公司
	106台北市大安區辛亥路一段30號9樓
	TEL：02-23672044／23672047　FAX：02-23635741
	407台中市西屯區工業30路1號1樓
	TEL：04-23595819　FAX：04-23595493
	E-mail：service@morningstar.com.tw
	網路書店 http://www.morningstar.com.tw
訂購專線	02-23672044
郵政劃撥	15060393（知己圖書股份有限公司）
印刷	上好印刷股份有限公司

定價 450 元
ISBN 978-626-320-845-2